中　药　学

主　　编　窦昌贵

编　　者　（以下均以姓名拼音字母为序）

陈立军　耿义红　黄　芳

祁公任　王　秋　赵志英

主　　审　胡　烈

东南大学出版社

南京

内 容 提 要

本书总论部分共四章，介绍中药学的历史和基本理论、基本知识。各论部分按药物功效分为二十章，共收载常用中药380味，重点介绍了188味最常用中药的性能、配伍、功效和应用，另列表简介192味较常用中药。附录中药功效术语简释、选方简介和药名索引。本书内容丰富，层次分明，深入浅出，便于自学，适合于各类医药专业中药学课程的函授教学或自学选用，并可用作药学或医学从业人员执业资格考试复习应试之参考。

图书在版编目(CIP)数据

中药学/窦昌贵主编.—南京：东南大学出版社，2008.6(2019.3重印)
ISBN 978—7—5641—1277—6

Ⅰ.中… Ⅱ.窦… Ⅲ.中药学—医学院校—教材
Ⅳ.R28

中国版本图书馆CIP数据核字(2008)第095355号

东南大学出版社出版发行
(南京四牌楼2号 邮编210096)
出版人：江建中
江苏省新华书店经销 南京玉河印刷厂印刷
开本：787mm×1092mm 1/16 印张：13.25 字数：339千字
2008年7月第1版 2019年3月第7次印刷
ISBN 978—7—5641—1277—6/R·112
印数：32001～35000册 定价 24.00元
(凡因印装质量问题，请直接向出版社读者服务部调换。电话：025－83792328)

前　言

中药学是医药院校的必修课程，对于学生认识或掌握我国医药学的基础理论和应用知识具有重要意义。

本教材按照《中药学教学大纲》的要求组织编写，全书包括总论和各论两部分。总论分四章，介绍中药学历史和基本理论、基本知识；各论按药物功效分为二十章，收载常用中药 380 味，重点介绍 188 味最常用中药的性能、配伍、功效和应用，又列表简介 192 味较常用中药；附录中药功效术语简释和选方等。内容丰富、层次分明、深入浅出。为便于函授和自学，每章首尾列出“学习要求”和“复习思考题”，书末附以“教学日历”供参考。本书适合各类医药专业中药学课程的教学或自学选用，也可用于药学或医学从业人员专业学习或工作之参考。

本书由中国药科大学中医药学教研室组织编写，编委成员均为从事中医药学教学和研究工作多年的教师。初稿于 2003 年完成，经过 5 年教学使用，获得好评。现根据教学实践中的经验和反映进行修订，参照新版《药典》和其他资料，吸收近年来医药事业发展的新成就，增添了部分内容，使之更能适应中药学课程教学的要求。

在本书编写、修订过程中，承南京中医药大学胡烈教授审阅指教，并得到中药学研究生姜洁、来庆勤、李聪、李娜、柳燕、彭蕴茹、沈鸿、王红平、韦佳、张建伟、周小龙等同志协助文字工作，谨此致以衷心感谢。

编者

2008 年 2 月

目　录

总　论

各　论

绪　论

中药是中华民族传统药物的总称。中药学是研究其基本理论以及中药的来源、采制、性能、功效和临床应用等知识的一门学科，是祖国医药学的重要组成部分。

中国是世界文明古国。中国医药学有着数千年的发展历史，对于中华民族的繁衍昌盛发挥了重要作用。中药的认识和使用是以中医药理论为基础，具有独特的理论体系和应用形式，充分反映了中华民族历史、文化、自然资源等方面的特点。

中药大多来源于自然界，包括植物、动物和矿物，因此多数中药属于天然药物范畴，但在采集、加工、生产过程中，天然植物（动物、矿物）采集后初步加工成为中药材，进一步加工炮制为中药饮片，再经一定的工艺过程才成为中药制剂，药材、饮片、制剂的形式和性质，与其来源的天然植物（动物、矿物）已有很大区别。同时，国外其他民族也有自己的天然药物，但不具有中华民族传统特色，不能称为中药，因此，中药与天然药是两个相关而不同的概念。

古代记载药物的书籍，大多称为“本草”。“本草”一词，始见于《汉书》，已有两千多年历史。之所以称为“本草”，是因中药以植物来源为主，正如韩保升所说：“云本草者，为诸药中草类最众也。”（《蜀本草》）本草数量众多，所记载的内容不尽相同，反映了中药学的发展过程。其中，各个时代均有反映当代中药学主要成就、记载内容较为全面的本草，可称综合本草，或称源流本草、主流本草。其他如专门记载药物性能的药性本草，专门记载加工炮制的炮炙本草，专门记载食物性中药或饮食疗法的食疗本草，以及图谱本草、地方本草、单味药本草、本草便读或歌诀等。研究古今本草，是了解中药学发展历史的主要途径。

“中药”一词产生较晚。古代本草概称为“药”。近百余年西方医药传入，为了加以区别，才将我国传统药物称为“中药”，“本草”也相应的被称为“中药学”。中药与西药，均用以防治疾病，有其共通之处。有时同一药物，既是中药，又是西药，如大黄、硫黄、炉甘石之类。但就整体来说，中药与西药的来源、历史、名称、作用、应用方法等有很大区别，分别置于中、西两个不同的医药体系之中。凡是按照中医药理论用以防治疾病的，就是中药。中医药理论赋予中药的基本特征。

总　论

第一章　中药学发展概况

【学习要求】

1. 了解中药学发展概况。
2. 掌握《神农本草经》、《本草经集注》、《新修本草》、《证类本草》、《本草纲目》的主要成就。

中药的发现和应用，以及中药学的形成和发展，与中华民族的经济、文化和社会发展同步，是一个漫长而悠远的历史过程。这个过程大致可分为起源、奠基、充实、成熟和现代发展几个阶段。在这个过程中，古代的中药学著作——“本草”发挥了重要的作用，并成为记载中药学发展历史的珍贵资料。

一、中药的起源(先秦)

从远古时期到秦皇朝建立，人们通过生产、生活和医疗实践活动逐步发现、认识和使用药物，从感性的经验过渡到理性的认识，从最初的口耳相传到形成文字记载，是中药的起源阶段，也是中药学的萌芽时期。

原始社会生产力低下，人类依靠采食植物和渔猎维持生活。在寻找食物的过程中，难免误食有害的“食物”以致产生呕吐、腹泻等反应，甚至中毒，偶然也因吃了某些“食物”而使原有的腹痛、便秘等病痛得到缓解。通过长期实践经验的积累，人们逐渐对有关自然产物的药效或毒性有了一定的了解，并在觅食时有意识地辨别、选择，以避免中毒或用以解除某些病证，药物就因此而产生。有关神农“尝百草之滋味，一日而遇七十毒”的传说，生动而形象地反映了人们认识药物的过程。古人通过反复积累，从无意识的偶然体验到有意识的试验、观察，逐步形成了最初的药物知识。

药物的发现与寻找食物有关，饮食方式的改进，如火的应用，烹调术的进步，酒、醋的发现，催生了早期药物加工、应用技术，出现炮炙、配伍和汤剂、酒剂等。“药食同源”是对中药起源的概括。

药物知识的流传，最初仅靠口耳相传。从原始社会进入奴隶社会以后，开始有了早期文字——甲骨文、金文。最早的“药”字见于金文，《说文解字》训释为“治病草也”，明确提出了“药”乃治病之物，并以植物类居多。

先秦时期关于药物的知识已有文字记载，但尚未出现本草著作。《诗经》为西周至春秋时代的作品，记载有50多种植物名称，为后来本草所收载。《山海经》成书于战国至西汉时期，载有动物、植物和矿物药120余种，并明确提出了它们的功用。1973年长沙马王堆汉墓出土的帛书《五十二病方》，可能为战国时期所作，在52个病名下，载方280首，涉及药物247种，对药物的炮制、制剂、配伍、禁忌等亦有记述。

先秦时期药物的发现与使用，药物知识的积累和流传，为本草的出现和中药学的形成准备了条件。

二、本草学的奠基(秦汉至南北朝)

春秋战国至秦汉时期，随着治病经验的积累，受当时经济、文化、哲学的影响，我国医学理论体系逐步形成，出现了《黄帝内经》、《难经》、《伤寒杂病论》等重要医学典籍。与此同时，药物知识更加丰富，药物理论初步形成，出现了专门记载药物的著作——本草，以及通晓药物知识的专业人员。秦汉至魏晋南北朝是奠定中药学发展基础的重要时期，已有多种本草著作问世，其中影响最大的是《神农本草经》和《本草经集注》。

《神农本草经》(简称《本经》)，作者不详，可能非一人一时之作，而是经历了较长时期的撰写、流传、补充、完善的过程，大约成书于东汉年间，是中国现存最早的一部本草。该书先以"序例"简述了本草学基本理论，包括五味、四性、有毒无毒及随证的用药原则，药物配伍的"七情"，药物的剂型选择、服药法以及药物产地、采集等内容，初步奠定了药学理论的基础；继而用上、中、下三品分类药物，"三品"是按药物的有毒与无毒、养生延年与祛邪治病的不同，对药物的粗略分类。该书共载药物365种，其中包括植物药252种，动物药67种，矿物药46种，每一药物记述了性味、有毒无毒、主治功用、别名、生境等。全书基本上分成了总论、各论两大部分。所收载的药物功用大多朴实有验，如常山截疟、黄连治痢、大黄泻下、麻黄平喘、当归调经、阿胶止血、人参补虚、乌头止痛、半夏止呕、茵陈退黄等。《本经》总结了汉以前的药学成就，奠定了中药学发展的基础，对后世本草学具有深远的影响。历史上影响较大的综合本草，都源于《本经》而后有所发展。

《本经》原书早佚，现在见到的各种版本均为明清以降本草学家根据《本草经集注》残卷、《新修本草》残写本及《证类本草》、《本草纲目》和其他著作中保存的《本经》文字辑复而成。最早辑复者为南宋王炎《本草正经》(已失传)。现存10多种辑复本中流传较广者有二孙本(清·孙星衍、孙冯翼辑)、顾本(清·顾观光辑)、森本(日本森立之辑)。历代医家除了辑复《本经》外，还作了大量的考证、校勘、注释和发挥，形成了为数众多的《本经》系统本草，其中影响较大的有：明·缪希雍《本草经疏》，清·徐大椿《神农本草经百种录》，清·陈念祖《神农本草经读》，清·邹澍《本经疏证》等。近年则有尚志钧、王筠默、马继兴、曹元宇等的辑复、校注本出版。

《本草经集注》作者陶弘景，为南北朝时期著名的学问家、道教人物，晚年隐居茅山，时人敬为"山中宰相"。《本草经集注》以陶弘景整理、订正的《本经》365种药物为基础，并增补"名医副品"365种，加上陶弘景本人的注解和评议而成。"名医副品"又称"名医别录"，为陶弘景收集、整理汉代、魏晋诸名医在多种《本经》传本中新增补的药物资料撰写而成。陶弘景在撰写《本草经集注》时，把辑入该书的、除《本经》以外的有关资料称为"名医副品"，待该书撰成后，将这些新增补的资料全面汇集成书时则称《名医别录》。《本草经集注》分上、中、下三品收载药物，一般称730种(实际当在此数以上)，除补充、订正《本经》365种外，其余均为新增。记述药物的内容比较广泛，除正名、性味、有毒无毒、主治、别名外，还记有产地、生境、采制等，少数药物简述药材性状或用法。对药物性味、主治的记载更切合实际，还最早在药物条目中记载了方剂，有较高的临床实用价值。全书分序例和药物两部分。序例注释了《本经》的序例，并增补了许多药物采收、鉴别、炮制和配制方法、诸病通用药等，大大增强了对临床用药的指导意义。首创药物自然属性分类法，将药物分为玉石、草木、虫兽、果、菜、米食及有名未用 7 类，各类仍依《本经》分为三品。而诸病通用药按所治 81 个病证列举药物，实际上是对上述分类的补充，对药物的功效分类方法有重要意义。陶弘景把《本经》和“名医副品”的药物条文放在同等重要的地位，并以朱、墨分写，朱写《本经》文，墨写“名医副品”文，仅以小字注文补充作者增添的内容。这种朱墨分书、大小结合的编写方式在综合本草中一直延续到明代。它使有关本草文献得以保持原貌。《本草经集注》较全面地搜集、整理了古代药物学的各种知识，条理分明，考订严密，是汉魏以来本草学的一次较为全面的总结，并且标志着综合本草模式的初步确立，对本草学的发展影响很大。

《本草经集注》原书已佚，仅存残卷。今人尚志钧根据残存本及《证类本草》、《本草纲目》等辑复。

秦汉至南北朝时期，我国医学理论体系形成，与之相应，本草出现，并为药学的发展奠定了基础。《神农本草经》为现存最早的药学专著，已具备了综合本草的雏形；《本草经集注》补充、发展，确立了较为完善的综合本草模式。至此，本草学从基本理论、药物分类和药物知识内容均有了一定规模，初步形成体系，为本草学的发展充实打下了基础，对后世影响极大。同期的其他本草，如《淳于意药论》、《胎胪药录》、《李当之本草》、《李当之药录》、《吴普本草》、《药对》等逐渐湮没。

这一时期生产技术的发展带动了制药技术的进步。南朝刘宋时期雷敩著《炮炙论》，叙述药物通过适宜的炮制，可以提高药效，减轻毒性或烈性，系统总结了药物的加工炮制技术，收录了 300 种药物的炮制方法，后世所称“炮制十七法”即渊源于此。该书是我国第一部炮制专著，也标志着本草学新分支学科的产生。

制药化学，随着炼丹术的盛行，其发展引人注目。东晋炼丹家葛洪所著《抱朴子》对炼丹的方法与所取得的成果作了全面、系统的阐述，对硫、铅、雄黄、丹砂、硝石作了认真的研究，不仅展示了许多化学反应，还介绍了烧灼、升华、结晶、蒸馏、水浴等操作技术。后来的陶弘景也精通炼丹术，并有许多专著。有许多炼丹术的成果反映在本草学中，一些药物如铅膏药、丹药来源于炼丹术。中国古代炼丹术可谓是现代制药化学的先驱。

三、本草学的整理充实(唐宋)

唐宋时期，由于政权统一，社会长期安定，经济文化繁荣，科学技术进步，促进了医药的发展。这一时期中药学的发展有两个特点：一是政府参与，颁行了《新修本草》等官修本草和建立了国家药局；二是重视药学资料的整理研究，出现了文献巨著《证类本草》。

《新修本草》又称《唐本草》，由苏敬、李勣等主持编纂，它是在《本草经集注》的基础上修订、增补而成的。全书由本草、药图、图经三部分组成。本草部分共载药 844 种，分玉石、草、木、禽兽、虫鱼、果、菜、米、有名未用等 9 类，记述药物的性味、主治功用及产地、采制等内容。另有药图、图经两部分，对药物形态加以描述对照。这种图文并行的编写方式，开创了世界药学著作的先例。药图资料主要来自当时首次开展的全国性药物普查，较为真实可靠。对于药物功用的描述，采取了详细考察、实事求是的态度。该书对《本草经集注》所载的 400 多种药物进行了考证，对唐代以前的本草进行了整理修订。其新增的 114 种药物，如郁金、薄荷、蒲公英、豨莶草、刘寄奴等，至今仍是常用的疗效确切的药物。该书收载了 20 多种外来药，如龙脑香、安息香、诃黎勒、阿魏、胡椒等，丰富了中国药学宝库。《新修本草》于唐显庆四年(公元 659 年)颁行全国，有较高的权威性，它不仅开创了官修本草的历史，而且具有药典性质，与1542年欧洲纽伦堡政府颁布的药典相比，要早出880多年。此后，宋代刘翰、马志等编撰的《开宝本草》，掌禹锡、林亿等编撰的《嘉祐补注本草》（下称《嘉祐本草》），苏颂编撰的《图经本草》，王继先、高绍功等以《证类本草》为依托编撰的《绍兴本草》，以及明代刘文泰等编撰的《本草品汇精要》等，均为著名的官修本草。

《新修本草》的完成，依靠了国家的行政力量和充分的人力物力，在本草规模、内容和形式上均具有特色，不仅反映了唐代的药学成就，而且对后世药学的发展有深远影响。随着中外交流，很快传到国外，并广为流传。

然而，《新修本草》作为法典，内容经过较为严格审慎的选择，对于一些当时使用尚少的药物（如某些民间药、外来药）或新的理论、治法未能收入，故而有所缺漏，不能反映当时的全部药学成就。为弥补《新修本草》之不足，唐代陈藏器著《本草拾遗》广为搜罗，做了大量增补。陈氏将药物功用概括为十类，即宣、通、补、泄、轻、重、滑、涩、燥、湿十剂，为中药功效分类的发端。

除了国家颁行官修本草外，北宋时期国家药局的设立也是我国以至世界药学的重要创举。1076年，在京城开封开设由国家经营的熟药所，以后发展改名为“和剂局”、“惠民局”，颁行《太平惠民和剂局方》，为最早的制剂范本。药局的产生，促进了药材检验、成药生产的发展，带动了炮制、制剂技术的提高。

《经史证类备急本草》（下称《证类本草》）为北宋名医唐慎微所撰。本书以《嘉祐本草》、《本草图经》为基础，旁征博引，广泛搜集经、史、子、集中的大量药学史料，参以民间和作者自己的经验。全书30卷，载药1 746种，分为玉石、草、木、人、兽、禽、虫鱼、果、米谷、菜、有名未用共11类，附方3 000余首，对药材的产地、品种鉴别等亦有贡献。《证类本草》集北宋本草学之大成，为现今完整流传之最早的综合本草，具备了本草学较为完善的规模。其体例严谨，注意保留文献原来面目，因而保存了大量药学史料，其功甚巨。由于宋以前本草大多散佚，其文字多在《证类本草》中保存。《神农本草经》、《本草经集注》、《新修本草》等的辑复，多依赖于《证类本草》，雷敩《炮炙论》、陈藏器《本草拾遗》以及北宋初年流行的《日华子本草》的主要内容，均可从《证类本草》中见到。本书问世后，多次校定刊行，如大观本、政和本、大全本等，至今仍有重要的文献价值。

唐宋时期其他著名本草还有：唐·甄权《药性论》，记载药物性味、主治，结合实际加以论述，并举方例印证，对后世影响较大；唐·李珣《海药本草》，所载100余种药物，大多从海外传入或移植，以“香药”居多；唐·孟诜、张鼎编著《食疗本草》，开辟了本草学的又一个分支。五代时，韩保升著《蜀本草》，对《新修本草》增补注释，新增药物10余种，统计了本草中七情畏恶的药物，后世“十八反”之说即源于此。宋·寇宗奭所著的《本草衍义》，载药472种，对药材品种的考订、辨正，对性味、功效、用量和药性理论的阐述，颇多发明，影响很大。南宋·陈衍《宝庆本草折衷》载有“十九反（十八反）歌”和“六陈歌”，为现存最早的记载，对药性理论和应用有诸多讨论。

四、本草学的发展成熟（金元明清）

金元明清时期，本草学日趋成熟，在药性理论、大型综合本草和各类专题本草方面，获得全方位的发展。

南宋末年至金元时期，战争频繁，社会动乱，医学上出现学术争鸣，金元医家通过临床实践提出了许多新的观点，促进了药性理论在深度和广度上的发展。影响较大的有：刘完素《素问药注》、《本草论》，张洁古《珍珠囊》，李东垣《药类法象》、《用药心法》，王好古《汤液本草》，朱丹溪《本草衍义补遗》等。其中，尤以张洁古《珍珠囊》最具创新特色，运用《内经》运气学说阐述药性阴阳、气味厚薄、升降浮沉、归经和引经等理论和药物功用，创制“脏腑标本用药式”，充实了药物作用定位、定向的观点，对当时和后世药性理论的发展有很大影响。《药类法象》重视综合药性，对药性理论作了全面系统的归纳。王好古师承洁古、东垣，结合前人论述及自己的认识，在《汤液本草》中记载了242种药物的性能，这是一部重要的药性本草。

明代经济高度繁荣，科技文化发展，当时处于世界领先地位。明代本草丰富多样，具有代表性的是两部大型综合本草——《本草品汇精要》和《本草纲目》。《本草品汇精要》是明代唯一的官修本草，由太医院院判刘文泰等40余人奉命编纂。该书共42卷，分玉石、草、木、人、兽、禽、虫鱼、果、米谷、菜等10类(部)，共载药物1 815种，每种药物分名、苗、地、时、收、用、质、色、味、性、气、臭、主、行等24项加以记述，细分诸项、简要解说是其特色。该书绘有1 300多幅工笔彩绘的药图和制药图。《本草品汇精要》成书于1505年，因故未能刊行，深藏内宫，直至400年后，1936年始由商务印书馆出版。书虽“精要”，遗憾的是在本草学史上未能发挥官修本草应有的作用。

伟大的医药学家李时珍(1518—1593年)以毕生精力编成《本草纲目》，全书52卷，约200万字。序例部分对历代本草文献、本草学理论作了全面的总结和论述，又结合临床设“百病主治药”，列举相应的药物。药物部分按自然来源分为水、火、土、金石、草、谷、菜、果、木、服器、虫、鳞、介、禽、兽、人等16部，每部再行分类，共为60类。这种“从微至巨”、“从贱至贵”的自然属性分类法，是当时世界上最先进的分类法；而“物以类从，目随纲举”的编写原则，则使该书不仅纲目清晰，而且极便查阅。全书收载药物1 892种，其中新增者374种，附有药图1 109幅，每药按释名、集解、正误、修治、气味、主治、发明、附方等项，系统叙述了药物学各方面的内容，对功用效验论述尤详，附方多达11 000余首。书中汇集了大量前人资料，也反映了作者丰富的研究成果和新发现、新经验，以及对历代本草中谬误的指正。它是中国16世纪以前本草学的全面总结，在所涉植物、动物、矿物、冶金、农学、气象等自然科学和历史、地理、文字、训诂等人文科学的许多方面均有重要贡献，被誉为“中国的百科全书”。该书17世纪先后传播海外，丰富了世界科学宝库。

清代赵学敏《本草纲目拾遗》，补充了《本草纲目》的不足，纠正了《本草纲目》的某些错误。卷首“正误”项下，纠正或补充《纲目》内容34条。在药物分类方面，拆金石为二部；改李时珍“以藤归蔓”，而列“木本为藤，草本为蔓”；补花类之缺，并删除人部，使自然分类法更臻完善。全书共10卷，载药921种，其中新增716条之多，其中大多是疗效确切的民间药和金鸡纳等外来药，极大地增加了药物数量，总结了我国16～18世纪本草学的新成就。该书对不少药物形态的描述和功用的记载，都较为翔实，收录的大量民间医方，简便有验。至此，综合本草所载中药数量，已达2 608种。

《本草纲目》于明末问世后，除赵学敏撰《本草纲目拾遗》予以补正外，清代诸多本草注重临床实用，选取《本草纲目》资料，编撰成节要性本草，有些自成特色，流传很广。如汪昂的《本草备要》，资料主要来自《本草纲目》和《本草经疏》，记载常用药474种，每药简要叙述性味、功能、主治，在注文中阐发药理，其后介绍药材品种、炮制、禁忌等，切合临床，流传甚广。吴仪洛的《本草从新》对此进行增补，载药720种。沈金鳌的《要药分剂》推崇“十剂”之说，所录约400余药，“据十剂以分门类”，并创用“归经”一词。黄宫绣的《本草求真》载药520种，按主要功效分为补、涩、散、泻、血、杂、食物7大类，各类再细分，共31小类。本书采用的功效分类法，在三品分类、十剂分类基础上发展，对现代中药学的功效分类有重要影响。书中论述“脏腑病证主药”、“六淫病证主药”，加强了临床用药的针对性。严洁等著《得配本草》，载药 647 种，其分类“从《本草纲目》为准绳，分二十五部”，但在体例、内容上，本书自成特点，尤其是对药物配伍的重视，为历代本草之最。除七情配伍关系外，还以得、配、佐、和等阐述配伍后功效主治的变化。

清代尊经、考据之风盛行。《本经》的辑复取得了很大成绩。影响较大的辑本，如二孙本、顾本均出于此时。其他尚有黄奭本、王闿运本、姜国伊本等。与此同时，研究、阐释《本经》的本草也成为一大系列，有较高的学术价值。如张隐庵的《本草崇原》，崇尚药性本原，论药多从药性生成、性味形色及病因病机之间的关系入手，为当时不少本草家所效法。徐大椿的《神农本草经百种录》“辨明药性，阐发药义”，独见迭出；陈修园的《神农本草经读》亦以阐发《本经》为主，重在继承古代用药经验。在研究《本经》的本草中，张石顽的《本经逢源》虽立足彰其经义，却不鄙薄后人，比较客观。邹澍的《本经疏注》，采用《伤寒杂病论》、《千金要方》等资料，论述《本经》等常用药物，把药、方、病结合起来，颇为精博，尊经而又有所发展。

金元明清时代，本草学全面发展。除上述主要成就外，其他各类本草均有建树。

食疗类本草：元·忽思慧《饮膳正要》为饮食疗法专著，记载了较多回族、蒙古族食疗方药和用法。明·朱橚《救荒本草》收载 414 种可食植物，其中 276 种为新增。明·薛己《食物本草》收载日常食物近 400 种；姚可成补辑共收载 1 679 种，为食物本草之最。清代龙柏《食物考》(见于《药性考》)、章穆《调疾饮食辨》、王孟英《随息居饮食谱》、朱本中《饮食须知》在饮食疗法方面各有特点。

植物学或药材类本草：明·李中立《本草原始》，重视药材鉴别，载药 452 种，附图 379 幅。清·吴其浚《植物名实图考》广泛搜集和考察植物，参阅文献 800 多种，收录植物 1 714 种，其中吴氏新增 519 种，记录详细，附图精确，学术价值极高，为本草学提供了大量资料。清·郑肖岩《伪药条辨》收药 110 种，为辨别伪、劣药物的专书。

炮制类本草：明·缪希雍《炮炙大法》，载药 400 种，对炮制理论和方法的记述，影响很大。清·张睿《修事指南》亦为炮制专著。

地方本草：明·兰茂《滇南本草》，搜集云南地区民间和少数民族药物 400 余种，是现存内容最丰富的地方本草。

五、现代中药学的形成与发展

19 世纪中叶以后的一百年间，由于社会政治、经济的原因，中国科技发展缓慢，落后于西方国家和日本。随着国外科技文化的涌入，西方医药在中国大量传播，出现了中西医药并存的局面。与此相应，社会和医药界对传统的中国医药逐渐有了“中医”、“中药”之称，对现代西方医药也因此逐渐称为“西医”、“西药”。本草学逐渐被称为中药学。

中华民国时期(1912—1949)，在西方文化进一步传播的影响下，出现了一股全盘否定传统文化的思潮，中医药的发展受到阻碍。但在医药界志士仁人的普遍抗争和共同努力下，中药学仍然有所发展。其中影响较大的是陈存仁主持编著的《中国药学大辞典》于 1935 年出版。全书 270 万字，收药目 4 300 条，每药分别介绍命名、古籍别名、基本、产地、形态、性质、成分、效能、主治、历代记述考证、辨伪、近人学说、配合应用、用量、施用宜忌、参考资料等 21 项。资料丰富、全面，汇集古今论述，并有附图。它是中药发展史上第一部大型辞典。这一时期，有部分人士注意采用现代生物学、化学、药理学方法研究传统中药，取得了初步成绩。

1949 年中华人民共和国建立后，中国共产党和人民政府高度重视中医药学的继承和发展，制定了一系列政策和措施。半个多世纪以来，在医药界人士共同努力下，中药学取得了前所未有的成就。

中药教育、科研和生产机构纷纷建立，逐步发展、完善。1956 年起，各省市相继组建高等中医药院校，开设中药专业，培养了一大批中药学专业人才。1978 年以来又先后设立中药专业硕士点、博士点。至此，我国的中药学教育基本摆脱了过去师徒传授的方式，形成了从中专、大专、本科到硕士、博士研究生不同层次人才培养的完整体系。国家和各省市均设立了中医药研究院所，科研条件逐步完善，运用现代科学技术研究中药，取得了许多令人瞩目的成就，并促进了药用植物学、中药鉴定学(生药学)、中药化学、中药药理学、中药炮制学、中药制剂学等分支学科的建立和发展。中药饮片和制剂的生产逐步规范，生产规模、设备条件、技术和管理水平迅速提高，许多新的中药剂型出现并得到推广。

我国是世界上最早颁行药典的国家。自唐《新修本草》于公元 659 年颁行后，历史上的官修本草曾经对中药学的发展产生重要影响。1953 年出版《中华人民共和国药典》，至 2005 年已有八版。1963 年起，《药典》一部为中药部分，主要收载中药材、中药成方制剂，附录制剂通则、检定方法等。《药典》2000 版收载中药(及制剂)1 146 种，附录 98 个。《药典》定期修订，使中药的标准逐步完善和提高。

国家组织整理、出版了一批重要的本草古籍，《神农本草经》、《名医别录》、《本草经集注》、《新修本草》、《本草拾遗》等新的辑复本相继问世，《证类本草》、《滇南本草》、《本草品汇精要》、《本草纲目》、《本草纲目拾遗》等分别校注、出版，对古本草文献的研究和保存具有重要价值。

随着中药事业和学术的发展，新的中药学著作大量涌现，范围广泛，门类齐全，其中影响较大的有：中国医学科学院药物研究所等编写的《中药志》，原分 4 册，修订后为 6 册。《全国中草药汇编》分上册、下册及图谱，载药 3 786 种，彩图 1 152 幅。江苏新医学院编写的《中药大辞典》分上册、下册及附编，载药 5 767 味；2006 年由南京中医药大学再版时，药数增至 6 008 味。《原色中国本草图鉴》25 册，收载彩绘中药 5 000 种。卫生部药品生物制品检定所等编纂《中国民族药志》，首次介绍多民族药物 1 200 种。此外，徐国钧的《药材学》、谢宗万的《中药材品种论述》、刘寿山的《中药研究文献摘要》、宋立人的《现代中药学大辞典》等均从不同角度反映了中药学研究成果。

1999 年 9 月，在中华人民共和国建立 50 周年大庆之际，新中国第一部官修本草——《中华本草》由上海科技出版社出版发行。《中华本草》的编纂由国家中医药管理局主持，南京中医药大学总编审，全国 63 所高等院校和科研院所 507 名专家参加。《中华本草》以继承发扬、整理提高为宗旨，以中医药理论为指导，医药结合，多学科协作，系统总结了我国 2 000 多年来本草学成就并反映当代中药学研究的成果。

全书共 30 卷，分为 10 册，收载药物 8 980 味，插图 8 534 幅，篇幅达 2 808 万字。内容分为总论、药物各论、附编、索引四大部分，涉及中药品种、栽培、药材、化学、药理、炮制、制剂、药性理论、临床应用等中药学科的各个方面。

总论的编排采用专题论述，本着继承与发扬相结合的方针，在论述中药理论的同时，也将现代发展起来的各分支学科的内容加以总结。共包括本草发展史、中药资源、中药栽培与养殖、中药采集、中药储藏、中药分类、中药品种、中药鉴定、中药化学、中药药理、中药炮制、中药制剂、中药调剂、中药药性等 14 个专题，系统论述本学科的发展概况、研究对象、学术理论、基本内容和基本技术，反映了中医药理论的传统特色和现代科研成果。

各论收载的中药味数为迄今综合性中药学著作之最。药物条目分设了 25 个子项目，依次为正名、异名、释名、品种考证、来源、原植(动、矿)物、栽培(养殖)要点、采收加工、药材及产销、药材鉴别、化学成分、药理、炮制、药性、功能与主治、应用与配伍、用法用量、使用注意、附方、制剂、现代临床研究、药论、集解、附注、参考文献。子项目的内容按照历史发展的源流进行了全面的挖掘整理。

药物分类采用了动、植物的现代自然分类系统，反映了物种之间的内在联系及其变异特征，便于读者根据药物类群比较其共性与个性，掌握药物形态、性效的演变轨迹，对进一步研究和发展中药学有重大促进作用。矿物药的分类吸收了现代矿物学中按照化学成分的阳离子为分类依据，将复杂的矿物药分为16类，便于提纲挈领地掌握运用。

附编编辑了历代本草要籍解题和本草书目等，以利读者查阅和研究本草所用。8个索引为读者从不同角度充分利用《中华本草》提供了很大方便。

《中华本草》对有史以来的中药学术进行了全面系统地总结研究，既对古代本草文献认真查核、翔实考证、去粗取精、去伪存真，又对当代中药研究成果广泛收集、精心提炼、科学组合、规范处理，是一部集中国两千年来传统药学大成之巨著，必将促进21世纪中药学科的高速发展，推动中医药事业全面进步。

【复习思考题】

*1. 说明《神农本草经》、《本草经集注》、《新修本草》、《证类本草》、《本草纲目》5部本草的成书时代、作者、药数和主要贡献。

2.《中华本草》有哪些特点？

(标注*者为作业题，以下各章均同)

(窦昌贵)

第二章　中药的采制

【学习要求】

1. 了解道地药材的概念和药材采集方法。
2. 熟悉中药炮制目的，了解炮制方法和常用剂型。

中药主要来源于天然的动物、植物和矿物。中药的产地、采集与储藏是影响药材质量的重要因素，不合理的采收对野生动、植物来说，还会严重损害药材资源。如果生长或栽培、驯养的环境适当，土地合宜，采收适时并有计划，储藏恰当，则药材质量高，药性强，疗效好；反之则药性弱，疗效差。早在《神农本草经》中就已经指出："阴干、曝干，采造时月，生熟，土地所出，真伪存新，并各有法。"历代医家十分重视中药的产地、采集，并在长期的实践中积累了宝贵的知识与经验。当今，人们利用现代科学技术，同样也发现了中药的产地、采集加工、炮制、制剂与药物的疗效有很大的关系。

第一节　产　地

药材的分布和生产离不开一定的自然条件。我国幅员辽阔，自然地理条件复杂多样，各地区的水土、气候、日照、生物分布等生态环境不完全相同，甚至相差很大，因而各种药材的生产，无论产量和质量方面都有一定的地域性。自古以来医家非常重视"道地药材"就是这个原因。

道地药材，或称地道药材，指来自传统产区，质量好、疗效高的中药材。道地药材的形成，是由于自然地理、气候等因素，与生产、管理技术有关，并有一定的历史、文化因素。由于自然条件的不同，各地所产药材质量优劣也不一样，这样就逐渐形成了"道地药材"的概念。如四川的黄连、川芎、附子、贝母，浙江的白芷、菊花、芍药，河南的地黄、牛膝、山药，广东的陈皮、砂仁、藿香，东北的人参、细辛、五味子，云南的三七，山东的阿胶，宁夏的枸杞，甘肃的当归，山西的党参等，都是著名的道地药材。道地药材是在长期的生产和用药实践中形成的，但也不是一成不变的，环境条件的变化会使道地药材发生变化，如三七原产于广西，称为广三七、田七，云南产者后来居上，称为滇三七，云南现已成为三七的新道地产区。

随着医疗事业的发展，中药材需求量的日益增长，有些药材的生长周期较长，产量有限，因此，单靠强调道地药材产区扩大生产已经无法满足药材需求。在这种情况下，药材的引种栽培及药用动物的驯养，成为解决道地药材不足的重要途径。在现代技术条件下，我国已能对不少名贵或短缺药材进行了异地引种和驯养，满足了一些药材的需求，并取得了一定的成效。例如西洋参在国内的引种成功，天麻的人工栽培，人工培育牛黄等等。当然在这些引种或驯养工作中，应以确保该品种的原有性能和疗效作为关键，以保证"道地药材"的真正价值。

第二节　采　集

中药材治病防病的物质基础为其中所含的有效成分，而有效成分的质和量与中药材的采收季节、时间、方法有着十分密切的关系。因此，药材的采收应在有效成分含量最多的时候进行。由此可见，中药材的采收是确保药物质量的重要环节之一，是影响药物性能和疗效的重要因素。

中药大部分是植物药材，各种植物在其生长发育的不同阶段，其中化学成分的积累是不相同的，因而药性的强弱也往往有较大的差异。植物药材其根、茎、叶、花、果实各器官的生长成熟期有明显的季节性，通常以入药部位的成熟度作为依据。因此每种植物药材都有一定的采收时节和方法。按药用部位大致可归纳为以下几种情况：

1. 全草类药物　大多在植物充分生长、枝茂叶盛的花前期或刚开花时采收。地上部分入药的可从根以上割取，如益母草、荆芥、薄荷、紫苏等。以带根全草入药的则连根拔起全株，如车前草、蒲公英、紫花地丁等。茎叶同时入药的藤本植物，应在生长旺盛时割取，如夜交藤、忍冬藤等。有的须用嫩苗或带叶花梢，则应适时采收，如茵陈蒿、夏枯草等。

2. 叶类药材　通常在花蕾将放或正盛开时，此时正当植物生长茂盛的阶段，药力雄厚，最适于采收。如大青叶、枇杷叶、艾叶等。荷叶在荷花含苞欲放或盛开时采收，此时色泽翠绿，质量最好。有些特定的品种，如霜桑叶，则须在深秋或初冬经霜后采集。

3. 花类的采收　应在花正开放时，由于花朵次第开放，所以要分次采摘。采摘时间很重要。若采收过迟，则易致花瓣脱落和变色，气味散失，影响质量，如菊花、旋覆花。有的花要求在含苞欲放时采摘花蕾，如金银花、辛夷等。有的则在刚开放时采摘最好，如月季花。而红花则宜于花冠由黄色变橙红色时采收。至于蒲黄之类以花粉入药的，则须于花朵盛开时采收。

4. 果实和种子类　除枳实、青皮、乌梅等少数药材要在果实未成熟时采收果实或果皮外，通常当于果实成熟时采，如瓜蒌、橘红等。以种子入药的，如果同一果序的果实成熟期相近，可以割取整个果序，悬挂在干燥通风处，以待果实全部成熟，然后进行脱粒。若同一果序的果实次第成熟，则应分次摘取成熟果实。有些干果成熟后很快脱落，或果壳裂开，种子散失，如茴香、豆蔻、牵牛子等，最好在开始成熟时采取。容易变质的浆果，如枸杞、女贞子，在略熟时于清晨或傍晚采收为好。

5. 根和根茎类药材　古人以二月、八月为佳，认为春初“津润始萌，未充枝叶，势力淳浓”，“至秋枝叶干枯，津润归流于下”，并指出“春宁宜早，秋宁宜晚”，这种认识是很正确的。因为早春及深秋时植物根或根茎中有效成分含量较高，此时采集则产量和质量也都较高，如天麻、苍术、葛根、桔梗、大黄、玉竹等。此外，也有少数例外的，如半夏、延胡索等则以夏季采收为宜。

6. 树皮和根皮类　通常在清明至夏至间（春、夏时节）植物生长旺盛，植物体内浆液充沛时采集，则药性较强，疗效较高，并容易剥离，如黄柏、杜仲、厚朴等。但肉桂多在十月采收，此时油多易剥。另有些植物根皮则以秋后采取为宜，如牡丹皮、地骨皮、苦楝根皮等。

中药材中还有部分动物类药材，因品种不同，采收时间和方法各异。其具体时间，以保证药效及容易获得为原则。如桑螵蛸应在三月中旬采收，过时则虫卵已孵化；驴皮应在冬至后剥取，其皮厚质佳；小昆虫等应于数量较多的活动期捕捉，如斑蝥于夏秋季清晨露水未干时捕捉。

矿物类药材大多可随时采集。

第三节 炮 制

炮制是药物在应用前或制成剂型以前必要的加工处理过程，包括对原药材进行一般修治整理和部分药材的特殊处理。古代称为炮炙、修治、修事等。由于中药材大都是生药，在应用以前，应根据医疗、配方、制剂的不同要求，结合药材的自身特点，进行一定的加工处理，才能使其充分发挥疗效，符合治疗需要。因此，按照不同的药性和治疗要求而有多种炮制方法。有些药材的炮制还要加用适宜的辅料，并且注意操作技术和讲究火候，正如前人所说："不及则功效难求，太过则性味反失"。炮制是否得当，直接关系到药效，而少数毒性药和烈性药的合理炮制，更是确保用药安全的重要措施。药物炮制法的应用与发展，已有悠久的历史，方法多样，内容丰富。

一、炮制的目的

不同的药物有不同的炮制目的；在炮制某一具体药物时，又往往具有几方面的目的。总的说来，炮制的目的，大致可归纳为以下几点：

1. 消除或降低药物的毒性、烈性或副作用，保证用药安全。如附子、草乌、半夏、天南星等，生用内服易中毒，炮制能降低毒性；巴豆泻下作用剧烈，宜去油取霜用；常山用酒炒可减轻其催吐的副作用等。

2. 增强药物作用，提高临床疗效。在药物的炮制过程中，常常加入一些辅料。辅料可分为液体辅料和固体辅料两大类。添加辅料的目的各异，但主要用于增强药物的临床疗效，尤其是液体辅料，如蜂蜜、酒、姜汁、胆汁等，而且这些液体辅料本身就是药物，具有重要的医疗作用，它们与被拌和的药物的某些作用之间存在着协同配伍关系。如蜜炙百部，能增强润肺止咳功效；酒炒当归，能增强活血化瘀作用；醋炙玄胡，能增强入肝止痛作用；姜汁炙竹茹，可增强止呕作用。不加辅料的炮制方法也能增强药物的作用，如将明矾煅为枯矾，可增强燥湿、收敛作用；荆芥炒炭，能增强止血作用。

3. 改变药物的性能或功效，使之适应病情的需要。药物的某些性味功效，经过炮制处理后能在一定程度上发生性能和功效的改变，以适应不同的病情和体质。如地黄生用凉血，若制成熟地黄，则性转微温而以补血见长；生姜煨熟，则能减缓其发散力，而增强温中之效；何首乌生用能泻下通便，制熟后则失去泻下作用而专补肝肾。另外，由于某一单味药物往往具有多种功效。这些互不相同的功效，有时不能适应于某一临床证情，如麻黄具有辛温发汗和平喘止咳功效，对于风寒表实而兼咳喘者，可全面发挥其功效；对于热壅于肺，汗出而咳喘者，其温散发汗作用显然不利于病情，若通过蜜炙后，则辛温发汗之力受到制约，而平喘止咳之力增强，宜用于喘咳之证。

4. 改变药物的某些性状，便于贮存和制剂。如一般饮片要切成片、段；贝壳、种子、矿物类药物要粉碎处理，使有效成分易于溶出，并便于制成各种剂型；有些药物在储藏前要经烘焙、炒干等干燥处理，使其不易霉变或腐烂等。

5. 除去杂质和非药用部位，使药物纯净，才能用量准确，或利于服用。如一般药用植物的根和根茎当洗去泥沙，拣去杂质；枇杷叶要刷去毛；远志去心；海藻漂去咸味，以利于服用。

二、炮制的方法

炮制的方法是历代逐渐发展和充实起来的，现代的炮制方法在古代炮制经验的基础上有了很大的发展和改进，根据实际应用情况，可分为五大类型。

（一）修治

1. 纯净处理　采用挑、拣、簸、筛、刮、刷等方法，去掉灰屑、杂质及非药用部分，使药物清洁纯净。如枇杷叶刷除叶面的绒毛，刮去肉桂、厚朴的外层粗皮等。

2. 粉碎处理　采用捣、碾、镑、锉等方法，使药物粉碎，以符合制剂和其他炮制法的要求。如牡蛎捣碎易于煎煮，川贝母碾粉便于吞服，羚羊角镑成薄片易于煎出。

3. 切制处理　采用切、铡的方法，把药物切制成一定的规格，便于进行其他炮制，也利于干燥、储藏和调剂时称量。根据药材的性质和医疗需要，切片有很多规格。如天麻、槟榔要切成薄片，泽泻、白术宜切厚片，黄芪宜切斜片，白芍、甘草宜切圆片，肉桂、厚朴宜切圆盘片，枇杷叶宜切丝，麻黄切段，茯苓、葛根应切块等。

（二）水制

用水或其他液体辅料处理药材的方法称为水制法。水制的目的主要是清洁药物、软化药材、调整药性。常用的方法有洗、淋、泡、漂、浸、润、水飞等。

1. 洗　将药材放入清水中，快速洗涤，除去上浮杂物及下沉脏物，及时捞出晒干备用。除少数易溶，或不易干燥的花、叶、果及肉类药材外，大多需要淘洗。

2. 淋　将不宜浸泡的药材，用少量清水浇洒喷淋，使其清洁和软化。

3. 泡　将质地坚硬的药材，在保证其药效的原则下，放入水中浸泡一段时间，使其变软。

4. 润　又称闷或伏。根据药材质地的软硬，加工时的气温、工具，用淋润、洗润、泡润、浸润、晾润、盖润、伏润、露润、包润、复润、双润等多种方法，使清水或其他液体辅料徐徐入内，在不损失或少损失药效的前提下，使药材软化，便于切制饮片。如淋润荆芥，泡润槟榔，酒洗润当归，姜汁浸润厚朴，伏润天麻，盖润大黄等。

5. 漂　将药物置宽水或长流水中浸渍一段时间，并反复换水，以去掉腥味、盐分及毒性成分的方法。如昆布、海藻、盐附子漂去盐分，紫河车漂去腥味等。

6. 水飞　系借药物在水中的沉降性质分取药材极细粉末的方法。将不溶于水的药材粉碎后置乳钵或碾槽内加水共研，大量生产则用球磨机研磨，再加入多量的水搅拌，较粗的粉粒即下沉，细粉混悬于水中，倾出；粗粒再飞再研，倾出的混悬液沉淀后，分出，干燥即成极细粉末。此法所制粉末既细，又减少了研磨中粉末的飞扬损失。常用于矿物药、贝壳类药物的制粉。如飞朱砂、飞炉甘石、飞雄黄。

（三）火制

用火加热处理药材的方法称火制法，是使用最为广泛的炮制方法。常用的火制法有炒、炙、煅、煨、烘焙等。

1. 炒　有炒黄、炒焦、炒炭等程度不同的清炒法。用文火炒至药物表面微黄称炒黄；用武火炒至药材表面焦黄或焦褐色，内部颜色加深，并有焦香气者称炒焦；用武火炒至药材表面焦黑，部分炭化，内部焦黄，但又保留药材固有气味(即存性)者称炒炭。炒黄、炒焦使药物易于粉碎加工，并缓和药性。种子类药物炒后煎煮时有效成分易于溶出。炒炭能缓和药物的烈性、副作用，或增强其收敛止血的功效。除清炒法外，还可拌固体辅料如土炒、米炒、麸炒，可减少药物的刺激性，增强疗效，如土炒白术、麸炒枳壳、米炒斑蝥等。与砂或滑石、蛤粉同炒的方法习称烫，药物受热均匀酥脆，易于煎出有效成分或便于服用，如砂炒穿山甲、蛤粉炒阿胶等。

2. 炙　将药材与液体辅料拌炒，使辅料逐渐渗入药材内部，以改变药性，增强疗效或减少副作用的炮制方法称为炙。通常使用的液体辅料有蜜、酒、醋、姜汁、盐水等。如蜜炙黄芪，可增强补中益气的作用；蜜炙百部，可增强润肺止咳作用；酒炙川芎，可增强活血之功；醋炙香附，可增强疏肝止痛之效；盐炙杜仲，可增强补肾功能；酒炙常山，可减轻催吐作用。

3. 煅　将药材直接或间接用猛火煅烧，使质地松脆，易于粉碎，充分发挥疗效。其中直接放明火上或容器内而不密闭加热者，称为明煅，坚硬的矿物药或贝壳类多用明煅法，如紫石英、海蛤壳等；将药材置于密闭容器内加热煅烧者，称为密闭煅或焖煅，多用于质地轻松、可炭化的药材，如煅血余炭、煅棕榈炭等，以增强止血作用。

4. 煨　将药材包裹于湿面粉、湿纸中，放入热火灰中加热，或用草纸与饮片隔层分放加热的方法，称为煨法。此法可减轻药物的烈性或毒副作用。其中以面糊包裹者，称为面裹煨；以湿草纸包裹者，称纸裹煨；经草纸分层隔开者，称隔纸煨；将药材直接埋在火灰中，使其高热发泡者，称为直接煨。如煨生姜、煨甘遂、煨肉豆蔻等。

5. 烘焙　将药物用微火加热，使之干燥的方法叫烘焙。

（四）水火共制

常见的水火共制包括蒸、煮、滰、淬等。

1. 煮　是用清水或液体辅料与药物共同加热的方法。如醋煮芫花可减低毒性，酒煮黄芩可增强清肺热的功效。

2. 蒸　是利用水蒸气或隔水加热药物的方法。不加辅料者，称为清蒸；加辅料者，称为辅料蒸。加热的时间，视炮制的目的而定。如改变药物性味功效者，宜久蒸或反复蒸晒，如蒸制熟地、何首乌；为使药材软化，以便于切制者，以变软透心为度，如蒸茯苓；为便于干燥或杀死虫卵，以利于保存者，加热蒸至“园气”，即可取出晒干，如蒸银杏、桑螵蛸。

3. 滰　是将药物快速放入沸水中短暂潦过，立即取出的方法。常用于种子类药物的去皮和肉质多汁药物的干燥处理，如滰杏仁、桃仁以去皮；滰马齿苋、天门冬以便于晒干储存。

4. 淬　是将药物煅烧红后，迅速投入冷水或液体辅料中，使其酥脆的方法。淬后不仅易于粉碎，且辅料被其吸收，可发挥预期疗效。如醋淬自然铜、鳖甲。

（五）其他制法

常用的有制霜、发酵、发芽等。

1. 制霜　种子类药材压榨去油或矿物药材重结晶后的制品，称为霜。其相应的炮制方法称为制霜。如巴豆霜，去油以降低毒性。

2. 发酵　将药材与辅料拌和，置一定的湿度和温度下，利用霉菌使其发泡、生霉，并改变原药的药性，以生产新药的方法，称为发酵法。如神曲、淡豆豉的炮制。

3. 发芽　将具有发芽能力的种子药材用水浸泡后，经常保持一定的湿度和温度，使其萌发幼芽，称为发芽。如谷芽。

第四节　制　剂

制剂是根据中医临床用药要求和中药药材的性质，以及生产、储藏、运输、携带与服用等方面的需要，将中药制备成适宜的剂型，并指导合理应用。

药物本身的作用是决定疗效的主要因素，而剂型对疗效的发挥，在一定条件下也起着积极的作用，因此，在临床应用药物过程中，应注意选择适当的剂型，以更好地发挥药物的疗效。

一、制剂的目的

中药制剂的目的，不外以下两点：

一是适应医疗需要。因病有缓急，证有表里，须因病施治，对证下药，所以对剂型的要求也各不相同。如梁·陶弘景曾指出："疾有宜服丸者、宜服散者、宜服汤者、宜服酒者、宜服膏者，亦兼参用所病之源以为其制耳。"

二是更好地发挥药物的疗效。药物的性质也是决定剂型的主要因素。如《神农本草经》序例中记载："药性有宜丸者、宜散者、宜水煎者、宜酒渍者、宜膏煎者，亦有一物兼宜者，亦有不可入汤酒者，并随药性，不得违越。"

以上两段精辟的论述告诉我们，欲将药物制成适宜的剂型，第一要适合医疗、预防和诊断的需要；第二要适合药物本身性质的要求。例如治疗急性病，为使药效迅速，宜用汤剂、气雾剂、注射剂等剂型；有些疾病则需要药物的持久或延缓作用，可用丸剂、膏剂、缓释片剂、混悬型注射液或其他长效制剂。另外，为了适应给药部位的特点和治疗需要，也要选用不同的剂型。如皮肤疾患一般可选用硬膏、软膏、糊剂、涂膜剂等；而对某些腔道疾患，如痔疮、溃疡、瘘管等则用栓剂、膜剂、条剂等为宜。

二、剂型的分类

药物剂型的分类方法目前有以下几种：

（一）按物态分类

按剂型的物态，将其分为气体、液体、半固体和固体等类。气体剂型如气雾剂、吸入剂等；液体剂型如汤剂、合剂、酊剂、酒剂、露剂、注射剂等；半固体剂型如外用膏剂、内服膏滋、糊剂等；固体剂型如散剂、冲剂、丸剂、片剂、胶囊剂等。

（二）按制法分类

按剂型的制备方法，将主要工序采用相同方法的剂型归为一类。例如汤剂、酒剂、酊剂、流浸膏与浸膏剂等，均采用浸出方法制备，因而归纳为"浸出制剂"；注射液、滴眼液、口服安瓿等均采用灭菌或无菌操作法制备，故统称为"无菌制剂"等等。

（三）按给药途径和方法分类

将采用同一给药途径和方法的剂型列为一类，一般可将剂型分为如下几类：

经胃肠道给药的有：汤剂、合剂、糖浆剂、内服膏剂、散剂、冲剂、丸剂、片剂、胶囊剂以及经直肠给药的栓剂、灌肠剂等。

不经胃肠道给药的可分为以下几类：

注射给药的有皮内、皮下、肌内、静脉以及穴位注射液等。

皮肤给药的有软膏剂、膏药、橡皮膏、糊剂、搽剂、洗剂、涂膜剂、离子透入剂等。

黏膜给药的有滴眼剂、滴鼻剂、含漱剂、吹入剂、栓剂、膜剂及含化丸剂或片剂等。

呼吸道给药的有吸入剂、气雾剂、烟剂等。

（四）按分散系统分类

按剂型的物理化学内在分散特性分类，分为气体、固体及液体分散体剂型三类。

气体分散体剂型：如气雾剂等。

液体分散体剂型又分为四类：真溶液类，如露剂和水剂、溶液剂、甘油剂等；胶体溶液类，如胶浆剂、涂膜剂等;乳浊液类,如乳剂、部分搽剂等;混悬液类,如混悬剂、合剂、洗剂等。

固体分散体剂型:如散剂、冲剂、片剂、丸剂等。

三、常用剂型

中药制剂的生产,有着悠久的历史,它是以“丸、散、膏、丹”作为代表,习称“传统制剂”。传统制剂多用复方,是历代医药学家从长期的医药实践中逐步形成的经验积累。

我国应用最早、最广泛的剂型是汤剂。汤剂能适应中医辨证施治,随症加减的原则。具有制备简单易行、溶媒来源广、吸收快的特点,能迅速发挥疗效,无刺激性及副作用,而且能充分发挥中医方剂中各药物的配伍作用。

丸剂是在汤剂的基础上发展起来的,历代中医在临床上广泛应用,而且品种繁多、制备精巧的一大类剂型。丸剂服后在胃肠道崩解缓慢,逐渐释放药物,作用持久,对毒、剧、刺激性药物可延缓吸收,减弱毒性和不良反应。

外用膏剂在我国的应用甚早。在《黄帝内经》中已有“疏砭之,涂以豕膏”的记载。此类制剂应用于皮肤科与外科等,有的对皮肤起保护作用,有的对皮肤或黏膜起局部治疗作用,也有的透过皮肤或黏膜起全身治疗的作用。

丹剂在我国已有两千多年的历史。其特点是用量少,药效确切,但毒性较强,一般只可外用,不能内服。

我国的传统剂型是丰富多彩的,而且疗效肯定,制备简便。近年来,在继承发扬传统剂型的基础上,不断应用现代科学技术的成就,创制了若干传统制剂的改进剂型和一些新剂型。

片剂是在丸剂使用基础上发展起来的,在我国《药典》所收载的制剂中,约占 1/3 以上,目前已成为品种多、产量大、用途广、使用方便、质量稳定的剂型之一。

注射剂的出现比较晚,由于注射剂可以从皮内、皮下、肌肉、穴位、静脉等部位给药,为很多药物发挥药效,开辟了新途径。该剂型药效迅速,作用可靠,对于不宜口服的药物、不宜口服给药的患者尤其适用。但注射剂给药不方便,制备过程较复杂,对于口服效果好的药物,就不一定制成注射剂。

随着医药科学的迅速发展,一些中药制剂新工艺、新品种或新剂型已不断涌现。在口服剂型方面如浓缩丸剂、肠溶胶丸、糖丸、膜剂、泡腾片、缓释片等;皮肤及黏膜用药方面如涂膜剂、栓剂、海绵剂、熨剂、气雾剂等;注射用药方面如油注射剂、粉针剂、注射用乳剂等。大多数现代剂型均已用于中药剂型的制备。

【复习思考题】

*1. 中药炮制目的有哪些?举例说明。

(黄　芳)

第三章　中药的性能

【学习要求】

1. 掌握中药性能的概念和所含内容及其意义。
2. 掌握中药四气五味、升降浮沉、归经与功效的相关性。
3. 熟悉中药有毒、无毒的概念及安全用药的基本原则。

中药的性能即指药物的性质和作用，简称药性。涉及的内容主要有四气五味、升降浮沉、归经、功效和毒性等。

中医学认为，一切疾病的发生和发展过程都是致病因素作用于人体，引起机体阴阳偏盛偏衰、脏腑经络机能失常的结果。中药治病的基本作用，就在于帮助机体祛除病邪，调整阴阳平衡，恢复脏腑经络的正常生理功能。药物所以具有上述作用，是由于各种药物具有各自的若干特性，前人称之为药物的偏性。以药物的偏性纠正疾病所表现的阴阳偏盛偏衰，谓之以偏纠偏。所以熟悉药物的性能，掌握每味药的特点，对于临床正确地使用药物，具有十分重要的意义。

第一节　四气五味

药物的性味，通常就是指药物的四气和五味。

一、四气

四气，又称四性，是指药物的寒、热、温、凉四种不同的药性。

四气中温热与寒凉属于两类不同的性质，温热属阳，寒凉属阴。温与热、凉与寒分别具有共性，但程度上又有差异。有些药物还标以大热、大寒、微温、微寒等，这也仅仅是四气程度不同的进一步区分。一般认为，微寒即凉，凉次于寒，寒次于大寒；微温次于温，温次于热，热次于大热。

此外，还有一种平性药，这类药物作用平和，温热或寒凉之性不显著，故称为平性。但所谓平性，并非绝对，仍有微温、微寒之偏，未越出四气范围。故四气从本质而言，实际上是寒热二性。

药性寒热温凉是从药物作用于机体所发生的反应概括出来的，是与所治疾病的寒热性质相对应的。故药性的确定是以用药反应为依据，病证寒热为基准。能够减轻或消除热证的药物，一般属于寒性或凉性；能够减轻或消除寒证的药物，一般属于温性或热性。寒凉性质的药物，大多有清热作用，如清热、泻火、凉血、解毒、攻下、滋阴等功效，主要用于阳证、热证；温热性质的药物，大多有散寒作用，如散寒、温里、行气、活血、补气、助阳等功效，主要用于阴证、寒证。

药性寒热与病证寒热相对应，故药性寒热与治则密切相关。《神农本草经》提出“疗寒以热药，疗热以寒药”，《内经・素问》记载的“寒者热之，热者寒之”，都指出了药性寒热与治则的关系。阳热证用寒凉药，阴寒证用温热药，这是临床用药的基本原则。至于寒热错杂证，往往采用寒药热药并用。对于真寒假热证，则当以热药治本，必要时反佐以寒药；真热假寒证，则当以寒药治本，必要时反佐以热药。

药性寒热的确定既然是以用药反应为依据，病证寒热为基准，那么它与药物功效之间必然有相关性。药性寒热反映了药物在影响人体阴阳盛衰、寒热变化方面的基本倾向，它是对药物作用的抽象概括，具有共性特征。药物功效则比较具体，往往反映了具体药物作用的个性方面。例如黄连和大黄，药性属寒，都适宜热证，具有清热作用，这是两者的共性。但黄连的作用主要是清热燥湿，大黄的作用主要是泻下攻积，分别适用于不同的具体病证，反映了两者功效上具有不同的个性。

二、五味

五味，是指辛、甘、酸、苦、咸五种不同的药味。此外，还有淡味和涩味。由于长期以来将涩附于酸，淡附于甘，以合五行配属关系，故习称五味。

药味的确定原则上基于口尝、定于临床，即经口尝辨别滋味，经临床证实，将口尝之味与临床作用联系起来，确定药物的药味。《内经》最早归纳了五味的基本作用，即辛散、酸收、甘缓、苦坚、咸软。按阴阳属性分，辛、甘、淡味属阳，酸、苦、咸味属阴。综合前人的论述和用药经验，五味的作用分述如下：

辛：能散、能行。散，可开腠发汗，解表散邪，如麻黄、薄荷等解表药多具有辛散作用，用于治疗表证。行，指有行气、行血作用，可以促使气血运行，疏通郁滞，消肿止痛，如木香行气止痛，红花、川芎活血化瘀，用于气血阻滞证。

一些具有芳香气味的药物往往也标上“辛”味，如麝香、冰片、苏合香等。这类芳香药物除有行、散作用特点外，还具有芳香辟秽、芳香开窍等作用，用于神昏窍闭证。

甘：能补、能和、能缓。补，可补益阴阳气血之虚，如人参大补元气，熟地滋补精血，分别用于治疗气虚、血虚证。和，协调、调和之意，如甘草调和诸药。缓，缓和急迫，用以治疗拘急疼痛，如白芍缓急止痛。

酸：能收、能涩。收，即收敛；涩，即固涩。具体表现为止咳、止汗、止血、止泻、固崩、止带、固精、缩尿等作用，用于久病体虚脏腑功能衰退所致的自汗、盗汗、久咳虚喘、久泻、遗精、滑精、遗尿、尿频、崩带不止等滑脱病证。如五味子敛汗涩精，五倍子涩肠止泻，乌梅止咳止泻等。

涩：能收敛固涩，与酸味作用相似。如龙骨、牡蛎涩精止遗，赤石脂涩肠止泻，乌贼骨收敛止血、止带。但涩味药的作用与酸味药相似而不尽相同。如酸味药大多具有生津或酸甘化阴的作用，涩味药则不具备。

苦：能燥、能泄。燥，即燥湿，用于湿证。如苍术味苦性温，用于寒湿证；黄连味苦性寒，用于湿热证。泄，有通泄、降泄、清泄之分。如大黄通泄荡涤肠道燥屎；杏仁降泄肺气以平咳喘；栀子清泄火热以除烦。

此外，尚有“苦能坚阴”的说法，实质上与苦能清泄直接相关。即通过苦味的清泄作用，达到保存阴液不使进一步受到伤害。如知母、黄柏清泄相火而坚肾阴，用于肾阴亏损，相火亢盛之证。

咸：能软、能下。软，即具有软坚散结作用，多用于瘰疬、瘿瘤、痰核、癥瘕等病症，如海藻、昆布、鳖甲等；下，即泻下，用以治疗坚结便秘，如芒硝。

淡：能渗、能利。渗，即渗湿；利，即利水。多用于治疗水肿、小便不利等证，如茯苓、猪苓、薏苡仁等。

性和味分别从不同角度说明药物的作用，两者合参才能较全面地认识药物的作用和性能。例如桂枝、薄荷皆有辛味，能发散表邪，但桂枝辛温，能发散风寒；薄荷辛凉，能发散风热。生地黄、黄芪皆有甘味，但生地黄甘寒，有养阴生津、清热凉血作用；黄芪甘温，有温养中焦、补中益气的作用。

由于药物的性和味只反映药物作用的共性和基本特点，对药物性能的全面了解和准确认识还必须与药物的具体功效结合起来。例如人参、黄芪性味皆为甘温，都有补气作用，但人参能大补元气，且有生津、安神作用，而黄芪则能升阳固表，托疮生肌，利水消肿，两者功效各有特点。因此，药物的性味和功效合参对药物性能的全面了解是至关重要的。

第二节　归　经

归经是药物作用的定位概念，即表示药物作用部位。归，是指药物对作用部位的归属；经，是脏腑经络的概称。

前人在用药实践中观察到，一种药物往往主要对某一经或某几条经发生明显的作用，而对其他经的作用较小，甚至没有作用。例如黄连、黄芩、黄柏、龙胆草同属苦寒清热药物，但黄连偏清心胃热，黄芩偏清肺热，黄柏偏清下焦相火，龙胆草偏清肝热。沙参、麦冬、石斛、鳖甲皆为补阴药，但沙参偏补肺胃之阴，麦冬偏补心肺之阴，石斛偏补胃阴，鳖甲偏补肝肾之阴。反映了药物在机体产生效应的部位各有侧重。将这些认识以脏腑经络理论进行归纳、使之系统化，便形成了归经理论。所以，归经理论是以脏腑经络理论为基础，以所治病证为依据而确定的。

按脏腑经络理论，人体每一脏、每一腑都有相应的经脉，如肺脏就有相应的肺经。经脉与络脉组成了经络系统。由于经络能沟通人体内外表里，所以体表病变可通过经络影响在内的脏腑，脏腑病变亦可通过经络反映到体表。人们通过临床观察病证的表现，推断病变所在部位，在确定治疗方法后，选用归该经的适宜药物治疗。因此，掌握归经有助于提高用药的准确性和疗效，起到执简驭繁的作用。

在学习和应用归经理论时，需要注意两点：一是勿将中医脏腑经络定位与现代医学的解剖部位混为一谈，因为两者的含义与认识方法都不相同。例如，心主神志，当出现精神、思维、意识异常的证候表现，如昏迷、癫狂、痴呆、健忘、失眠等，可以推断为心的病变。能缓解或消除上述病变的药物，如开窍醒神的麝香、镇惊安神的朱砂皆入心经。同样的道理，杏仁、桔梗能治胸闷、咳嗽，归肺经；全蝎能止抽搐，归肝经；山楂、神曲能消食，归脾、胃经。二是注意归经所依据的是用药后的机体效应所在，而不是指药物成分在体内的分布。因此，在应用现代科学技术研究传统归经理论时，应充分考虑到这种认识方法上的差异。

第三节　升降浮沉

升降浮沉是指药物在体内的作用趋向。升，是上升举陷，趋向于上；降，是下降平逆，趋向于下；浮，是发散向外，趋向于表；沉，是泄利向内，趋向于里。

气机升降出入是人体生命活动的基础。气机升降出入发生障碍，机体便处于疾病状态，产生不同的疾病趋向。病势趋向表现为向上，如呕吐、喘咳；向下，如泄利、脱肛；向外，如自汗、盗汗；向内，如麻疹内陷。能够针对病情，改善或消除这些病证的药物，相对而言也就分别具有向下、向上、向内、向外的作用趋向。一般具有升阳发表、祛风散寒、涌吐、开窍等功效的药物，都能上行向外，药性主升浮；具有泻下清热、利水渗湿、重镇安神、息风潜阳、消积导滞、降逆止呕、收敛固涩、止咳平喘等功效的药物，则能下行向内，药性主沉降。但有些药物具有双向性，如麻黄既能发汗解表，又能止咳平喘，利水消肿。前者作用趋向表现为升浮，后者作用趋向表现为沉降。具有双向性的药物，在具体应用时可以通过炮制或配伍等方法，使其作用趋向呈现单一性，有利于提高疗效，减少或消除可能出现的副作用。

药物的升降浮沉与四气五味有一定的相关性。一般而言，药性温热、药味辛甘的药物大多主升浮，药性寒凉、药味酸苦咸涩者，大多主沉降。

药物升降浮沉与药物质地也有一定的相关性。前人认为花、叶、皮、枝等质轻的药物大多主升浮；种子、果实、根茎、矿物、贝壳等质重者大多主沉降。然而，前人也认识到，上述关系也并非是绝对的，如旋覆花降气消痰、止呕止噫，药性沉降；苍耳子是植物种子，但能祛风解表，善通鼻窍，药性升浮。

此外，药物升降浮沉还受炮制和配伍的影响。例如，酒炒则升，姜汁炒则散，醋炒则收敛，盐水炒则下行。在复方配伍中，性属升浮的药物在同较多的沉降药配伍时，其升浮之性可受到一定的制约。反之，性属沉降的药物同较多的升浮药配伍时，其沉降之性亦能受到一定的制约。升浮和沉降之性的药物配伍同用，在方剂中屡见不鲜。往往根据病证需要，利用药物升降配合以调理气机，有利于脏腑功能的恢复。例如，血府逐瘀汤中用柴胡、枳壳一升一降，以助气血周行；止嗽散用桔梗与白前、百部配伍，有升有降，利于化痰止咳。

掌握药物升降浮沉性能，可以更好地指导临床用药，以纠正机体功能的失调，使之恢复正常，或因势利导，有助于祛邪外出。

第四节　功　效

功效又称功能，即药物对机体的治疗与保健作用的概括。

中药的功效是直接从临床实践中发现，并经归纳概括而成。其表述内容与中医理论密切相关。例如中医将疾病分为虚证、实证两大类，虚证宜扶正，实证宜祛邪。而人体之虚不外阴、阳、气、血四个方面，所以药物功效也概括为补阴、补阳、补气、补血四个方面。实证为“邪气盛”，邪气不外风、寒、暑、湿、燥、火（热）、食积、虫滞、痰饮、瘀血等，所以药物的功效也就概括为祛风、散寒、祛暑、化湿、润燥、泻火（清热）、消导、驱虫、化痰、祛瘀等。总之，针对复杂的脏腑阴阳气血病理变化，药物的治疗作用都可以概括为相应的功效，其表述内容具有浓郁的中医理论色彩，说明中药一直在中医理论指导下应用于临床。

中药功效表述的术语往往四字一词，概括性强，且与中医治法表述术语相同，如活血化瘀、清热解毒、芳香开窍等。从医的角度看，是治法；从药的角度看，是功效。所以，功效-治法成为药和医结合的纽带和桥梁，人们可以通过药物功效的现代科学研究，了解并揭示中医治法和病证的实质。

为了便于临床应用，自古以来，中药常按功效分类。《本经》将中药分为“三品”，即三类：上品药药性平和，无毒，可以“多服、久服不伤人”，有“轻身益气，不老延年”的功效；中品药药性有的强有的不强，故应用时要“斟酌其宜”，有“遏病、补虚”的功效；下品药药性强烈，多毒，不可久服，有“除寒热、邪气、破积、愈疾”的功效。这是最早的原始的功效分类。唐·陈藏器在《本草拾遗》中，提出了“诸药有宣、通、补、泄、轻、重、涩、滑、燥、湿，此十种者，是药之大体”。对后世中药的分类有深远影响。宋、元、明、清以来，历代医药学家对陈氏的分类法作了诠释，并赋予实际内容。方剂的分类亦借此分为“十剂”。现代临床中药学的分类按功效归纳为 18～20 类，执简驭繁，为广大临床中医药工作者所接受。

中药功效是前人临床实践经验的积累和总结，但其功效的强弱与药物品种、产地、采集、炮制、制剂、配伍及用药剂量等因素有关，应用时亦须注意。

第五节　毒　性

毒性是指药物对机体的伤害性能。一旦毒性对机体造成了伤害，这种现象称为毒性反应，简称中毒。药物的毒性对人体危害性较大，甚至可危及生命。为了确保用药安全，对中药的毒性必须有充分的认识，并了解毒性反应产生的原因及中毒的解救方法和预防措施。

前人对中药的毒性有一个认识过程。西汉以前，药与毒不分，将一切药物统称为“毒药”，例如，《周礼·天官》云：“医师聚毒药以供医事。”《素问·脏气法时论》中有：“毒药攻邪，五谷为养，五果为助……”这一认识观既反应了当时药食分离在认识上的进步，也反映当时人们对药物的治疗作用和毒性作用还不能很好地把握。东汉时期，《本经》依据药物偏性的强弱，将药物区分为“有毒”、“无毒”。大凡药性刚强、作用峻急者谓有毒；药性柔弱、作用缓和者谓无毒。东汉以后，随着医药实践的进步和发展，人们逐渐发现有些药物虽然可以治病，但也可能伤害机体，出现诸如“令人吐”、“令人狂乱”、“烂人肠”、“瞑眩”，甚至“杀人”等为害作用。故东汉以后历代本草著作中，对有毒药物都标记“有毒”字样，并记载其毒性表现。

药物毒性有大小强弱之分，古代本草著作中，多分为大毒、有毒和小毒三级。迄今中国药典对毒药分级，大多仍沿袭历代用药经验，分为三级，但尚缺乏客观实验的依据，大毒、有毒、小毒之间的界定有些不是十分明确。一般而言，药物毒性的大小强弱取决于药物有效治疗剂量与中毒剂量之比，比值越大，安全阈越小，毒性越大；反之，比值越小，安全阈越大，毒性越小。

药物普遍具备药性和毒性两种性能。因此，药物对人体的作用不外治疗作用和毒性作用两个方面。人们在应用药物治病时，总是希望提高疗效，降低或避免毒性作用的产生。药物的毒性作用往往与用药剂量和用药时间密切相关。剂量过大，用药时间过久，即使“无毒”的药物，也会出现中毒的表现。例如，人参、艾叶、五加皮等皆有发生中毒反应的报道。反之，若严格控制剂量和用药时间，即使有毒药物也并不一定出现毒性反应。古今利用某些有毒药物治疗恶疮肿毒、疥癣、麻风、瘰疬、瘿瘤、癌肿等积累了丰富经验，获得了肯定疗效。因此，可以这么认为：药物一般都具有潜在的毒性，药物的有毒、无毒和毒性的大小强弱，都是相对的。

药物引起的毒性反应的原因，除了剂量过大和用药时间过久外，还与药物储存、加工炮制、配伍、剂型、给药途径及病人体质、证候性质等密切相关。因此，使用有毒药物时，应从上述各个环节进行控制，避免中毒发生。

学习和了解中药的毒性，还应注意以下三个方面：

(1) 中药毒性一般指的是药材生品或其炮制品的毒性。中药是多成分的天然药物，中药所含某一活性成分毒性与药材整体显示的毒性及毒性强弱大小不尽相同。

(2) 古代文献有关药物毒性的记载大多是正确的，但由于历史条件和个人经验与认识的局限性，其中也有一些谬误之处。如《本经》中认为丹砂无毒，且列为上品药之首；《本草纲目》中认为马钱子无毒等。事实上，人们对中药毒性的认识是在临床实践和科学实验研究中不断加深，不断发现的，例如，关木通对肾脏的毒性，黄药子对肝脏的毒性等。因此，我们应当既借鉴古人的用药经验，又重视当代毒理学研究和临床研究报道，以便更好地认识中药的毒性。

（3）毒性反应、副作用和过敏反应都是药物引起的不良反应，但三者是有区别的。古代本草文献中，往往将三者混为一谈，都被视为毒性。副作用是指药物在防治某些疾病时，同时出现的不需要的药理作用，由此产生不适反应。一般症状轻微，对机体危害不大，停药后能消失。例如，麻黄具有发汗解表、宣肺平喘等作用，用它治疗咳喘病而无明显表证者，则其发汗解表的作用可能带来汗出溱溱的不适反应，即被视为麻黄的副作用。过敏反应属个体反应，往往与过敏体质有关，与药物的正常药理作用毫不相干。中药过敏反应发生率近年有上升趋势，特别是中药注射剂引起的过敏性休克，应该引起临床足够重视。

药物中毒的诊断和解救，古代文献有不少记载，其中有不少宝贵的经验。在当今条件下，应结合现代认识和诊断方法，及时采取解救措施，以取得更好的解救效果。

【复习思考题】

*1. 简述药物四气、五味的含义、作用，并举例说明其对临床用药的指导意义。
*2. 何谓药物归经？掌握归经有何临床意义？举例说明。
*3. 何谓药物升降浮沉？与药物四气五味及功效有何关系？
4. 如何正确看待中药的有毒、无毒？学习和了解中药毒性应注意哪些方面？

（祁公任）

第四章　中药的应用

【学习要求】

1. 掌握中药配伍意义，理解药物七情含义及内容。
2. 熟悉中药汤剂的煎服方法，药物的用量和禁忌。
3. 了解中药用法所含的内容及其意义。

中药的应用涉及中药配伍、用法、用量和禁忌等内容。掌握这些知识和方法，对提高疗效、保证用药安全有着十分重要的意义。

第一节　配　伍

配伍，即根据病情需要和药性特点，选择两种以上药物配合应用的一种用药方法，是中医临床用药的主要形式，也是组成方剂的基础。

病情往往是复杂多变的，或数病相兼，或表里同病，或虚实并见，或寒热错杂，应用单味药治病，往往不能照顾全面。另外，某些药物有一定的毒副作用，于病人不利。因此，通过药物合理配伍，以适应复杂多变的病情，减少药物的毒副作用，从而提高疗效。

药物通过配伍，相互之间可以产生协同作用，或抑制作用，或对抗作用。前人将这种配伍关系总结为药物"七情"。"七情"的提出首见于《本经》，其序例云："药……有单行者，有相须者，有相使者，有相畏者，有相恶者，有相反者，有相杀者。凡此七情，合和视之。"前人总结的药物"七情"，除单行者外，其余六个方面都是讲配伍关系。现分述如下：

(1) 单行：指用单味药治疗疾病，也称单方。适宜于病情比较单纯，或病证较轻者。如清金散单用一味黄芩治疗轻度肺热咳血，用鹤草芽驱除绦虫等。

(2) 相须：指性能功效相类似的药物配合应用，可起协同作用，提高疗效。如石膏和知母配合，能明显增强清热泻火的功效；大黄和芒硝共用，能加强攻下泻热的疗效；麻黄和桂枝配伍，能加强解表发汗功效。

(3) 相使：指在性能功效方面有某些共性，或性能功效虽不相同，但治疗目的一致的药物配合应用，且以一种药为主，另一种药为辅，能提高主药疗效。如补气利水的黄芪与利水健脾的茯苓配伍，茯苓能提高黄芪补气利水的治疗效果；黄连配木香治湿热泻痢，腹痛里急，以黄连清热燥湿、解毒止痢为主，木香行气止痛、调中宣滞，可增强黄连治疗湿热泻痢的效果；雷丸驱虫，常配伍泻下通便的大黄，可增强雷丸的驱虫效果。

(4) 相畏：指一种药物的毒性或副作用，能被另一种药物减轻或消除。如生半夏和生南星的毒性能被生姜减轻或消除，所以说生半夏和生南星畏生姜。

(5) 相杀：指一种药物能减轻或消除另一种药物的毒性和副作用。生姜能减轻或消除生半夏和生南星的毒性和副作用，所以说生姜杀生半夏和生南星的毒。由此可知，相畏、相杀实际上是同一配伍关系的两种提法，是药物间相互对待而言的。

(6) 相恶：指两药合用，一种药物能使另一种药物原有功效降低，甚至丧失。如人参恶莱菔子，因莱菔子能削弱人参的补气作用。

应当指出的是，相恶只是两药配伍后在某方面或某几个方面功效减弱或丧失，并非全部功效减弱或丧失。如生姜恶黄芩，只是因为生姜温肺、温胃的功效与黄芩清肺、清胃的功效互相牵制而影响疗效。但生姜尚有和胃止呕的功效，黄芩尚有清泄少阳邪热的功效，两药合用后，这些功效仍能发挥，如小柴胡汤中生姜与黄芩合用。

因此，相恶两药是否可以伍用，与所治证候有关。仍以人参与莱菔子配伍为例，如用于脾肺气虚，并无邪实之证，两者不宜配伍；如用于脾虚兼有食积气滞之证，则相得益彰。因为此时若单用人参益气，则不利于积滞胀满之证；单用莱菔子消积导滞，又会加重气虚。唯两者结合，相制而相成。

总之，相恶配伍原则上应当避免，但根据病证需要，也有可利用的一面。

(7) 相反：指两种药物合用，能产生或增强毒性反应或副作用。如甘草与甘遂相反。

以上七个方面，除单行外，其配伍关系的临床意义是：① 相须、相使，因药物配伍后能产生协同作用，增进疗效，是临床用药时要充分利用的。② 相畏、相杀，因药物配伍后能减轻或消除原有的毒性或副作用，故临床在应用毒性药或烈性药时必须考虑选用的配伍方法。③ 相恶，因药物配伍后可能互相拮抗而抵消、削弱原有的功效或部分功效。因此，临床用药时应加以注意。④ 相反，因药物配伍后相互作用而产生或增强毒副作用，属于配伍禁忌，原则上应避免配伍同用。

从单味药到配伍后应用，是前人对中药应用的一大进步。药物“七情”是前人通过长期用药实践的经验，总结归纳概括而成的。在这一基础上，药物按一定法度加以组合，并确定一定的分量比例，制成适当剂型，即为方剂。方剂是药物配伍的发展，也是药物配伍应用的较高形式。

第二节　用　法

中药的传统给药途径，主要是口服和皮肤给药两种，如供口服用的汤剂、丸剂、散剂、酒剂、滋膏剂、露剂等；供皮肤外用的软膏剂、硬膏剂、散剂、丹剂、涂擦剂、浸洗剂、熏剂等；还有体腔使用的栓剂、药条、钉剂等。近代，中药给药途径又增加了肌内注射、穴位注射、静脉注射等，出现了注射剂。另外，增加了胶囊剂、冲剂、气雾剂、膜剂等新剂型。临床合理选择适宜的给药途径，正确掌握各种制剂的使用方法，以保证临床用药能达到预期疗效。

传统汤剂仍为目前临床常用剂型，富有特色，其煎煮方法、使用器具、煎药用水、煎煮火候十分讲究。因此，本章节重点介绍中药饮片的煎煮方法及药物内服和外用的一般方法和原则。

一、煎煮方法

汤剂是临床常用的中药剂型，大多由病家自己煎煮制备，为了保证临床用药能获得预期疗效，医师应将汤剂的正确煎煮法向病家交代清楚。

(1) 煎药器具：最好用陶瓷器皿中的砂锅、砂罐。因其性质稳定，不易与药物成分发生化学反应，并且导热均匀，保暖性能好。其次，可用白色搪瓷器皿或不锈钢锅。煎药忌用铁、铜、铝等金属器具，因金属元素容易与药液中的中药成分发生化学反应，可能使疗效降低，甚至产生毒副作用。

(2) 煎药用水：煎药用水必须洁净澄清，无异味，含矿物质及杂质少。一般生活上可作饮用的水都可用来煎煮中药。

煎药用水量，按理论推算，应为饮片吸水量、煎煮过程中蒸发量及煎煮后所需药液量的总和。虽然实际操作时用水量很难做到十分精确，但至少应根据饮片质地疏密、吸水性能及煎煮时间长短确定加水多少。一般用水量为将饮片适当加压后，液面淹没过饮片约 2 cm 为宜。质地坚硬，或需久煎的药物，加水量可比一般药物略多；质地松软或有效成分容易挥发，煎煮时间较短的药物，则液面淹没药物即可。

（3）煎前浸泡：中药饮片煎前浸泡既有利于有效成分的充分溶出，又可缩短煎煮时间，避免因加热时间过长，导致部分有效成分耗损、破坏过多。多数药物宜用冷水浸泡，一般药物可浸泡 20～30 分钟，以种子、果实为主的药可浸泡 1 小时。夏季气温高，浸泡时间不宜过长，以免腐败变质。

（4）煎药方法：一般药物可以同时入煎，但部分药物因其性质、性能及临床用途不同，所需煎煮时间不同，有的还需做特殊处理，甚至同一药物因煎煮时间不同，其性能与临床应用也存在差异。所以，煎煮汤剂还应讲究入药方法。

① 先煎：如磁石、牡蛎等矿物、贝壳类药物，因其有效成分不易煎出，应先入煎 30 分钟左右，再纳入其他药同煎；川乌、附子等药，因其毒烈之性经久煎后可以降低，也宜先煎。即使炮制过的乌头、附子也宜先煎 30 分钟，再入其他药物，以确保用药安全。

② 后下：如薄荷、白豆蔻、大黄、番泻叶等药物，因其有效成分在煎煮时容易挥发或破坏，不耐久煎，故入药宜后下，待他药煎煮将成时投入，煎沸几分钟即可。大黄、番泻叶等药甚至可以直接用开水泡服。

③ 包煎：如蒲黄、海金沙等药材质地过轻、过细，煎煮时易漂浮在药液面上，或成糊状，不便于煎煮及服用；车前子、葶苈子等药材较细，又含淀粉、黏液质较多，煎煮时容易黏锅糊化、焦化；辛夷花、旋覆花等药材有绒毛，对咽喉有刺激性。这几类药入煎时宜用纱布包裹。

④ 另煎：如人参等贵重药物，宜另煎，以免煎出的有效成分被其他药渣吸附，造成浪费。

⑤ 烊化：如阿胶等胶类药，容易黏附于其他药渣及锅底，既浪费药材，又容易熬焦，宜另行烊化，再与其他药汁兑服。

⑥ 冲服：如芒硝等入水即溶的药、竹沥等汁液性药物，宜用煎好的其他药液或开水冲服。

（5）煎煮火候及时间：煎一般药宜先武火后文火，即未沸前用大火，沸后用小火保持微沸状态，以免药汁溢出或过快熬干。解表药及芳香性药物，一般武火迅速煮沸，改用文火维持 10～15 分钟即可。有效成分不易煎出的矿物类、骨质类、贝壳类、甲壳类及补益药，一般宜文火久煎，使有效成分充分溶出。

（6）榨渣取汁：一般药物加水煎煮后都会吸附一定药液，有些已溶入药液中的有效成分可能被药渣再吸附。所以，汤剂煎成后，应榨渣取汁，如药渣不经压榨取汁就抛弃，会造成有效成分的损失。尤其是不宜久煎或煎第二次的药物，药渣中所含有效成分所占比例会更大，榨渣取汁的意义就更大。

（7）煎煮次数：一般可煎三次，最少应两次。因为煎药时药物有效成分首先会溶解在进入药材组织的水液中，然后再扩散到药材外部的水液中。待药材内外溶液的浓度达到平衡时，因渗透压平衡，有效成分就不再溶出了。这时只有将药液滤出，重新加水煎煮，有效成分才能继续溶出。为了充分利用药材，避免浪费，一剂药应煎煮两次或三次。

二、内服方法

口服是临床使用中药的主要给药途径。口服给药的效果，除受到剂型等因素的影响外，还与服药时间、服药次数、服药寒热等内服方法有关。

1. 服药时间 适时服药也是合理用药的重要方面，古代医家对此甚为重视。《汤液本草》："药气与食气不欲相逢，食气消则服药，药气消则进食，所谓食前食后盖有义在其中也。"具体服药时间应根据胃肠的状况、病情需要及药物特性来确定。

清晨空腹服药，可避免食物混合，能迅速入肠充分发挥药效。如峻下逐水药宜早晨空腹服，既有利于药物迅速发挥作用，又避免晚上频频起床影响睡眠。

饭前，胃中亦空虚，这时服药有利于药物吸收发挥作用。如驱虫药、攻下药及其他治疗胃肠道疾病的药物宜饭前服用。

饭后，胃中存有较多食物，药物与食物混合，可减轻其对胃肠的刺激，故对胃肠道有刺激性的药宜饭后服。消食药亦宜饭后及时服用，以利充分发挥药效。无论饭前饭后服，一般服药与进食都应间隔 1 小时左右，以免影响药物与食物消化吸收与药效的发挥。

此外，为了使药物能充分发挥作用，有的药还应在特定的时间服用。如安神药宜在睡前 30 分钟至 1 小时服用；缓下剂宜睡前服，以便翌日清晨排便；涩精止遗药应晚间服一次药；截疟药应在疟疾发作前两小时服；急性病则不拘时服。

2. 服药次数 一般疾病多采用每日一剂，每剂分两次服或三次服。重病、急病可每隔四小时服药一次，昼夜不停，使药物在血液中保持有效浓度，药力持续，利于控制病势。应用发汗药、泻下药时，注意病人个体差异，以得汗或泻下为度，适可而止，不必尽剂，以免汗、下太过，损伤正气。

呕吐病人服药宜小量频服。小量服，药物对胃的刺激小，不致药入即吐；频服，才能保证有效的服药剂量。

3. 服药冷热 一般汤剂宜温服。但发散风寒的药物，或治疗寒性病证的药物宜热服；治疗热性病证的药物宜凉服。对于真热假寒证或真寒假热证，常常采用凉药热服或热药凉服法，即所谓服药反佐，以防因寒热格拒引起呕吐。

一般丸、散等固体制剂，除特别规定外，宜温开水送服。

三、外用方法

中药外用制剂主要有硬膏、软膏、橡皮膏、霜剂、贴膜剂、散剂、油剂、酊剂等。外用制剂主要是通过皮肤、黏膜吸收发挥疗效。

使用方法比较简单，一般根据疾病需要选用合适剂型，敷贴或涂抹局部皮肤。

使用硬膏，先要用酒精灯烘烤加热，使膏药软化，再敷贴患处。注意不能过烫，以免灼伤皮肤。

使用橡皮胶制剂，注意皮肤过敏。皮肤如出现红疹瘙痒等过敏现象，则不宜继续使用。敷贴处如毛发多者，应先剃毛发，以免撕揭时疼痛甚至撕伤皮肤。

烧烫伤使用外敷中草药制剂时，一般涂布面积不宜过大。如鞣质类药物，涂布面积过大，可能对肝脏有损伤。

有毒外用药，不宜涂敷太多，也不宜持续使用，以免产生毒副反应。

中医自古就有内病外治法，此为中医特色，近年来已越来越受到重视。内科疾病使用外治方法，大大拓展了外治法的适应范围，适宜外治的中药新剂型、新品种也应运而生。新的外用制剂有效安全，而且使用更方便。

第三节　用　量

中药的剂量，一般根据药物的性能、剂型、给药途径、病证轻重及病人体质状况等多种因素决定，从保证疗效和安全出发，全面考虑。

一、剂量的概念及计量单位

剂量按用量大小分为治疗量、中毒量及致死量。治疗量大多有一个幅度，即最小治疗量和最大治疗量；低于最小治疗量，则药物不能显示疗效，称无效量；高于最大治疗量，就可能出现中毒，称此为中毒量；超过中毒最大量即可致死，称为致死量。

中药的计量单位，古代有质量（铢、两、钱、斤等）、度量（尺、寸等）及容量（斗、升、合等）多种计量方法，用来量取不同的药物。此外，还有可与上述计量方法换算的“刀圭”、“方寸匕”、“撮”、“枚”等较粗略的计量方法。经过古今度量衡制的变迁，后世多以重量为计量固体药物的方法。明清以来，普遍采用 16 进位制，即 1 市斤＝16 两＝160 钱。现在已经将中药材的计量采用国际通用的公制，即 1 kg＝1 000 g。为了处方和配方，特别是古方配用需要进行换算时的方便，按规定以如下近似值进行换算：

一两（16 进位制）＝30 g，一钱＝3 g，一分＝0.3 g，一厘＝0.03 g。

中药处方中的用药量，称为剂量，一般指每味药的成人一日量。在方剂中的药与药间的比较份量，为相对剂量。

剂量是否得当，是能否确保用药安全、有效的重要因素之一。

二、用药剂量大小的因素

临床确定用药剂量的大小，应考虑以下几种因素：

1. 病证轻重缓急　病轻者用量不宜过大，以免耗损正气；病重者剂量可大些，以免药力不足，延误病情；病势缓的慢性病，无论是虚证还是实证，用量均不必大；病势急者，即使虚证（如虚而欲脱者）也需要大剂量急救。

2. 药物性能和质地　一般质地轻松的药物，如花叶类药用量可小些；质地稍重实的药物，如果实、根茎类药用量可稍大些；质地沉重的药物，如矿石、贝壳类药用量可更大些。鲜品药材用量比干品药材一般可大 1～2 倍。

性味浓厚、作用较强的药用量宜小些，如大黄、黄连、肉桂等；性味淡薄、作用和缓的药用量宜大些，如薏苡仁、芦根等。

凡有毒性、作用峻烈的药用量宜小，且起始用量较小，可逐渐增加，以避免损伤正气或出现中毒不良反应。

3. 配伍、剂型和用药目的　单味药应用，剂量宜大；入复方应用，用量可小些。如单用蒲公英治痈疮，可用 30～60 g，配方则常用 9～15 g。方剂中，主药用量宜大些，辅佐药用量宜小些。

汤剂药物用量一般比丸、散剂大，因其有效成分多不能完全溶解吸收。汤剂因其吸收较快，作用迅速，故多用于急性病；丸剂吸收缓慢，故多用于慢性病。

临床用药时，由于用药目的不同，同一药物的用量可不同。如益母草，用于调经活血常用量为 9～15 g；单用于利水消肿则须 60 g。再如洋金花，用于止咳平喘或止痛，一般只用 0.3～0.6 g，每日量不超过 1.5 g；若用于麻醉，可用到 20 g。

4. 病人年龄、性别和体质　老年人往往气血渐衰，对药物的耐受力较弱，用量一般应低于成人用量。小儿气血未充，脏腑功能不如成人，剂量宜小。一般 5 岁以下幼儿用药量为成人量的 1/4～1/3，6～10 岁小儿用药量为成人量的 1/2。妇女有其生理特点，经期、孕期、产后用药量应有所区别。

总之，要准确掌握剂量，需从药、方、病、人四个方面来考虑。此外，地区的不同、气候的影响以及个体差异等，与用药剂量也有关系，必须全面考虑，做到"因时制宜"、"因地制宜"、"因人制宜"。

第四节　禁　忌

用药禁忌主要有配伍禁忌、妊娠用药禁忌、服药饮食禁忌。

一、配伍禁忌

《本经·序例》指出："勿用相恶、相反者"。但如前面药物"七情"所述，相恶与相反所导致的后果不一样。相恶配伍可使药物某些方面的功效减弱，而并不是所有功效都减弱，它仍有可以利用的一面，故并非绝对禁忌。相反，原则上属配伍禁忌。目前医药界共同认可的配伍禁忌有"十八反"和"十九畏"。

十八反：甘草反甘遂、大戟、海藻、芫花；乌头反贝母、瓜蒌、半夏、白蔹、白及；藜芦反人参、苦参、沙参、丹参、玄参、细辛、芍药。

十九畏：硫黄畏朴硝，水银畏砒霜，狼毒畏密陀僧，巴豆畏牵牛，丁香畏郁金，川乌、草乌畏犀角，牙硝畏三棱，官桂畏赤石脂，人参畏五灵脂。

对于十八反、十九畏作为配伍禁忌，目前医药界亦有持不同意见者。有人认为两者并非绝对禁忌。相反药配伍同用，古代经方中就有，现代临床上也有。认为相反药同用，能相反相成，产生较强的功效，若运用得当，可愈沉疴痼疾。

但是，由于十八反、十九畏的研究尚处在实验阶段，目前决定其取舍还为时过早，有待进一步深入研究。为了用药安全，凡属十八反、十九畏的药对，若无充分根据和应用经验，一般情况下不应使用。

二、妊娠禁忌

妇女妊娠期间，由于生理等方面的特点，使用药物时必须注意动胎、堕胎或其他有碍孕妇健康及胎儿发育的不良作用。如剧毒药、峻泻药、子宫收缩药、破气破血药、大寒大热药、滑利沉降药、辛温香窜药等均为禁用或慎用之列。

1. 禁用药　一般毒性较强，药性猛烈及有堕胎作用的药物属于禁忌使用的药物。如巴豆、芫花、甘遂、大戟、商陆、牵牛子、瓜蒂、藜芦、干漆、三棱、莪术、水蛭、虻虫、麝香、穿山甲、皂荚、水银、砒霜、木鳖子、斑蝥、川乌、草乌、生附子、轻粉、雄黄、马钱子、蟾酥、胆矾等。

2. 慎用药　一般通经祛瘀，行气破滞、辛热滑利的药物属于慎用的药物。如枳实、槟榔、桃仁、红花、丹皮、王不留行、乳香、没药、蒲黄、牛膝、五灵脂、苏木、瞿麦、天南星、附子、肉桂、常山、姜黄、大黄、芦荟、芒硝等。

凡禁用药一般都不能使用，慎用药应根据孕妇病情，斟酌使用。若无必要，都应尽量避免，以防发生事故。如孕妇患病非用不可，则应注意辨证准确，掌握好剂量与疗程，并通过恰当炮制和配伍，尽量减轻药物对妊娠的危害，做到用药有效而安全。

三、服药食忌

服药食忌指服药期间对某些食物的禁忌，简称食忌，俗称忌口。

服药期间，有些食物可减弱或消除药物的功能，或产生不良反应，因此应禁食这类食物。

一般而言，服药期间应忌食生冷、辛辣、油腻、腥膻、刺激性的食物。此外，根据病情的不同，饮食禁忌也有区别。如热性病者应忌食辛辣、油腻、煎炸类食物；寒性病者应忌食生冷；胸痹患者应忌食肥肉、脂肪、动物内脏及烟、酒；肝阳上亢、头晕目眩、烦躁易怒者应忌食胡椒、辣椒、大蒜、白酒等辛热助阳之品；脾胃虚弱者应忌食油炸黏腻、寒冷坚硬、不易消化的食物；疮疡、皮肤病患者，应忌食鱼、虾、蟹等腥膻发物及辛辣刺激性食品。

服中药时，不要用茶水、牛奶等送服，以免影响药物的吸收。

古代文献上有常山忌葱，地黄、何首乌忌葱、蒜、萝卜，薄荷忌鳖肉，茯苓忌醋，鳖甲忌苋菜，甘草、黄连、桔梗、乌梅、苍耳子忌猪肉，商陆忌犬肉，蜂蜜忌葱等记载，可供参考。

【复习思考题】

*1. 说明药物七情的含义与内容。

*2. 十八反、十九畏的具体内容是什么？

*3. 举例说明煎药法中先煎、后下、包煎、另煎、烊化的意义。

4. 中药的用量有何特点？用量多少与哪些因素有关？举例说明之。

5. 妇女妊娠为何忌用破血、活血及有毒中药？各列举十种妊娠禁用药和慎用药。

（祁公任）

各 论

第五章 解表药

【学习要求】

1. 掌握解表药的含义、功效、适应范围、分类及其性能特点，熟悉配伍方法和使用注意。

2. 掌握麻黄、桂枝、紫苏、生姜、荆芥、防风、羌活、白芷、薄荷、牛蒡子、蝉蜕、桑叶、菊花、葛根、柴胡的性能、功效与应用，熟悉其配伍和使用特点，了解其来源和现代研究情况。

3. 了解其他解表药的分类位置和功效特点。

凡能发散表邪，解除表证的药物，称为解表药。

表证是由六淫之邪或疫疠邪气从人体皮毛或口鼻侵入，病位在表，引起恶寒发热，头痛身疼，无汗或有汗，舌苔薄、脉浮等症状表现。以感受风邪为主，兼夹寒邪侵犯人体所致者，称为风寒表证；若兼夹热邪侵犯人体所致者，称风热表证。

解表药能发散表邪，多具辛味。肺合皮毛，开窍于鼻，表邪多从皮毛口鼻而入，表证多见肺经症状，膀胱亦主一身之表，故解表药主归肺、膀胱经。主治风寒表证的药物，多为温性；主治风热表证的药物，多偏寒凉。根据其性能特点和功效主治的不同，解表药可分为发散风寒药、发散风热药两类。

表证夹湿者，宜选用兼有祛风胜湿作用的解表药，并可与化湿药配伍；体虚外感者，应根据气虚、血虚、阴虚、阳虚的不同，分别与补气、补血、补阴、补阳药同用，以扶正解表。另外，根据表证兼有症状，如咳喘痰多、呕吐、咽喉肿痛、目赤头痛等，可分别与化痰止咳、和胃止呕、清利咽喉、清肝明目药配伍。

发汗力强的解表药，用量不宜过大，以微汗出为宜；对自汗、盗汗、淋证、失血、久患疮疡等正气不固、津血亏虚者，虽有表证也应当慎用或忌用。解表药多为芳香辛散之品，易于挥发散失，故入汤剂者不宜久煎，以免降低疗效。

第一节 发散风寒药

以发散风寒表邪为主要作用，常用以改善或消除风寒表证的药物，称为发散风寒药；其性温味辛，又称辛温解表药。风寒表证以恶寒发热、无汗或汗出不畅、头身疼痛、鼻塞、口不渴，苔薄白，脉浮紧为主要表现。

部分发散风寒药分别兼有止咳、祛风湿、止痛、通鼻窍、止呕等功效，又可治疗咳喘、头痛、风湿痹痛、鼻渊、呕吐等病证，尤其兼有风寒表证者，更为适宜。

本类药物，性偏温燥，多数药物具有发汗作用，对阴虚血亏，里热偏盛者，不宜使用。

麻　黄

《本经》

为麻黄科草本状小灌木草麻黄 *Ephedra sinica* stapf.、木贼麻黄 *Ephedra equisetina* Bge. 或中麻黄 *Ephedra intermedia* Schrenk et C. A. Mey 的草质茎。生用，蜜炙或捣绒用。

【性味归经】辛、微苦，温。归肺、膀胱经。

【功效与应用】

1. 发汗解表，用于风寒表证表实无汗者。本品发汗作用强，通过发汗以解除表证，故适宜于外感风寒，见恶寒、发热、无汗患者。并常与桂枝配伍，如麻黄汤。

2. 宣肺平喘，用于各种喘咳气急病证。本品辛散苦泄，外散风寒，内宣肺气，有良好的平喘作用，不论风寒、痰浊、热邪等各种原因引起的喘咳气急者，均可配伍应用。因其能发汗解表，最宜于风寒表证兼有喘咳者。常与杏仁配伍，如三拗汤。若肺热咳喘，可与石膏配伍，以清肺平喘，如麻杏石甘汤。若寒饮喘咳，可配伍细辛、干姜，如小青龙汤。

3. 利尿消肿，用于风水肿。本品宣肺利尿以消肿，并可解表，适宜于水肿、小便不利兼风寒表证者。

【用法用量】煎服，2～9 g。麻黄生用发汗力强；蜜炙麻黄长于平喘止咳；麻黄绒作用缓和，宜于小儿、老人及体虚者。

【使用注意】麻黄发汗之力强，药性温燥，故体虚汗出、头痛失眠者不宜使用。

【现代研究】含麻黄碱等多种生物碱和挥发油。麻黄碱有中枢兴奋作用，能收缩血管、升高血压、松弛支气管平滑肌。伪麻黄碱有明显利尿作用。麻黄挥发油能解热发汗，对流感病毒有抑制作用。

桂　枝

《名医别录》

为樟科常绿乔木肉桂 *Cinnamomum cassia* Presl 的嫩枝。春季割取嫩枝，切片或切段用。

【性味归经】辛、甘，温。归心、肺、膀胱经。

【功效与应用】

1. 发汗解肌，用于风寒感冒。本品辛甘温煦，能助卫实表，外散风寒。如表虚有汗，可与白芍同用，如桂枝汤；若表实无汗，可与麻黄同用，如麻黄汤。

2. 温通经脉，用于寒凝血滞诸痛证。本品能温通经脉、散寒止痛，如胸痹心痛，可与枳实、薤白配伍，如枳实薤白桂枝汤。若脘腹冷痛，常与白芍、饴糖同用，如小建中汤。若妇女经闭腹痛，多与当归、吴茱萸同用，如温经汤。若风寒湿痹，肩臂疼痛，常配伍附子，如桂枝附子汤。

3. 助阳化气，用于心悸、痰饮及蓄水证。本品辛甘性温，助阳化气，用于心阳不振所致的心动悸、脉结代，可与甘草、麦冬同用，如炙甘草汤。用于脾阳不运所致痰饮眩悸，以及膀胱气化不行所致水肿、小便不利，常与茯苓、白术同用，如苓桂术甘汤、五苓散。

【用法用量】煎服，3～10 g。

【使用注意】本品辛温助热，凡外感热病、阴虚火旺、血热妄行者忌用。孕妇及月经过多者慎用。

【现代研究】桂枝含挥发油，其中主要成分为桂皮醛等。桂枝煎剂有降温解热作用，对金黄色葡萄球菌、伤寒杆菌、皮肤真菌及流感病毒有抑制作用。桂皮油、桂皮醛能抑制结核杆菌，桂皮油对子宫有特异性充血作用，还有健胃、强心、利尿、止咳作用，桂皮醛有镇静、抗惊厥作用。

紫 苏

《名医别录》

为唇形科一年生草本植物紫苏 *Perilla frutescens* (L.) Britt. 的茎、叶。阴干，生用。

【性味归经】辛，温。归肺、脾经。

【功效与应用】

1. 发汗解表，用于风寒感冒，咳嗽痰多。本品辛温发散，若感冒兼气喘咳嗽者，每与前胡、杏仁等药同用，如杏苏散。若感冒兼气滞胸闷者，常配香附等药，如香苏散。

2. 行气宽中，用于脾胃气滞，胸闷呕吐。紫苏为醒脾宽中，行气止呕良药，并有理气安胎作用。用治外感风寒，内伤湿滞，胸闷呕吐者，常与藿香等药配伍，如藿香正气散。若胎气上逆，胎动不安者，常与砂仁、陈皮等理气安胎药同用。

此外，本品可用于鱼蟹中毒、腹痛吐泻。

【用法用量】煎服，3～10 g；不宜久煎。

【现代研究】本品含挥发油，主要成分为紫苏醛、左旋柠檬烯及少量 α-蒎烯。水煎剂能扩张皮肤血管，刺激汗腺分泌，故能发汗解热。能减少支气管分泌物，缓解支气管平滑肌痉挛，并能健胃和止血。水浸剂对葡萄球菌、大肠杆菌、痢疾杆菌有抑制作用。

生 姜

《名医别录》

为姜科多年生草本植物姜 *Zingiber officinale* Rosc. 的根茎。生用。

【性味归经】辛，微温。归肺、脾、胃经。

【功效与应用】

1. 发汗解表，用于风寒感冒。本品发汗力较弱，适用于风寒感冒轻证，或加入其他辛温解表剂中，作辅药使用，以增强发汗解表之力。

2. 温中止呕，用于胃寒呕吐。本品有“呕家圣药”之称，胃寒呕吐，可配伍半夏，如小半夏汤。胃热呕吐，可配伍黄连同用。还可用于炮制其他止呕药，以增强止呕作用。

3. 温肺止咳，用于风寒咳嗽。本品辛温发散，能温肺散寒，化痰止咳，对风寒客肺，痰多咳嗽，恶寒头痛者尤为适宜。

此外，生姜能解半夏、天南星及鱼蟹毒。

【用法用量】煎服，3～10 g；或捣汁服。

【使用注意】本品伤阴助火，故阴虚内热者忌服。

【现代研究】本品含挥发油，油中主要成分为姜醇、姜烯、水芹烯、莰烯、柠檬醛、芳香醇、甲基庚烯酮、壬醛、d-龙脑等；尚含辣味成分姜辣素。姜辣素能促进胃液分泌和肠管蠕动，而助消化；能兴奋血管运动中枢、呼吸中枢及心脏，升高血压，并有一定的抗炎消肿及镇痛作用，对伤寒杆菌、霍乱弧菌、堇色毛癣菌及阴道滴虫有不同程度的抑制作用。

荆　芥

《本经》

为唇形科一年生草本植物荆芥 *Schizonepeta tenuifolia* Briq. 的地上部分。生用，炒黄或炒炭用。

【性味归经】辛，微温。归肺、肝经。

【功效与应用】

1. 祛风解表，用于外感表证。本品药性和缓，表寒、表热均可应用。风寒感冒常与防风等药同用，如荆防败毒散。风热感冒每与银花、连翘等药同用，如银翘散。

2. 透疹疗疮，用于麻疹不透，风疹瘙痒及疮疡初起。本品能祛风止痒，透疹，解毒。常配伍蝉蜕、薄荷等药，用于小儿麻疹不透，如透疹汤。或配伍苦参、防风等药，治疗风疹瘙痒、湿疹痒痛，如消风散。还可与银花、连翘、柴胡等药配伍，治疗疮疡初起，如银翘败毒散。

3. 炒炭止血，用于吐衄下血。本品炒炭长于理血止血，可用于多种出血证。常与生地黄、白茅根、侧柏叶等凉血止血药同用，治疗血热妄行之吐血、衄血。或与地榆、黄芩炭等药同用，治疗便血、痔血。或与棕榈炭、血余炭、莲房炭等固崩止血药同用，治疗妇女崩漏下血。

【用法用量】煎服，3～10 g，不宜久煎。发表透疹宜生用，止血宜炒用。

【现代研究】本品含挥发油，油中主要成分为右旋薄荷酮、消旋薄荷酮及右旋柠檬烯。水煎剂可增强皮肤血液循环，增加汗腺分泌，有微弱的解热、镇静作用。对金黄色葡萄球菌、白喉杆菌有较强的抑菌作用，对炭疽杆菌、乙型链球菌、伤寒杆菌、痢疾杆菌、绿脓杆菌、人型结核杆菌也有抑制作用。荆芥炭有止血作用。荆芥甲醇及醋酸乙酯提取物有镇痛和抗炎作用。荆芥油有较好的平喘作用。

防　风

《本经》

为伞形科多年生草本植物防风 *Saposhnikovia divaricata* (Turcz.)Schischk. 的根。生用或炒炭用。

【性味归经】辛、甘，温。归膀胱、肝、脾经。

【功效与应用】

1. 祛风解表，用于感冒头痛，风疹瘙痒。防风善于祛风，微温而不燥，为“风药中之润剂”，既可用治风寒表证，如荆防败毒散；又可用治外感风湿，如羌活胜湿汤；配伍薄荷、蝉蜕等辛凉解表药，可治风热表证；配伍散风止痒、活血消瘀药，可治疗风疹瘙痒，如消风散。

2. 胜湿止痛，用于风湿痹痛。本品祛风散寒，胜湿止痛，可用治风寒湿痹，配伍羌活、姜黄等，如蠲痹汤。

3. 祛风止痉，用于破伤风证。本品可用于风毒内侵，角弓反张的破伤风证，常配伍天麻、白附子，如玉真散。

此外，本品炒用还能止泻，用治肠风下血。

【用法用量】煎服，3～10 g。

【使用注意】阴虚火旺，血虚发痉者慎用。

【现代研究】本品含挥发油、甘露醇、苦味苷，以及酚类、多糖类、有机酸类。煎剂有解热、抗炎、镇痛、抗惊厥作用。新鲜防风对绿脓杆菌和金黄色葡萄球菌有一定的抑菌作用。

羌 活

《药性论》

为伞形科多年生草本植物羌活 *Notopterygium incisum* Ting ex H. T. Chang 及宽叶羌活 *Notopterygium forbesii* Boiss. 的根茎及根。生用。

【性味归经】辛、苦，温。归膀胱、肾经。

【功效与应用】

1. 散寒祛风，用于风寒感冒，头身疼痛。本品发表力较强，主散太阳经风邪及寒湿之邪，有散寒祛风、胜湿止痛之功，故善治风寒湿邪所致恶寒发热、肌表无汗、头痛项强、肢体酸痛者，常与防风等药配伍，如九味羌活汤；若寒湿偏重，头痛身重者，可配伍独活等药同用，如羌活胜湿汤。

2. 胜湿止痛，用于风寒湿痹，肩臂疼痛。本品作用部位偏上，故善治腰以上风寒湿痹，尤以肩背肢节疼痛者佳，常与防风、姜黄等药同用，如蠲痹汤。

【用法用量】煎服，3～10 g。

【使用注意】本品气味浓烈，用量过多易致呕吐，脾胃虚弱者慎用。血虚痹痛，阴虚头痛者慎用。

【现代研究】本品含挥发油、β-谷甾醇、欧芹属素乙、有机酸及生物碱等。羌活注射液有镇痛、解热作用，并对皮肤真菌、布氏杆菌有抑制作用。水溶性部分有抗实验性心律失常的作用，挥发油亦有抗炎、镇痛、解热作用，并能对抗脑垂体后叶素引起的心肌缺血和增加心肌营养性血流量。

白 芷

《本经》

为伞形科多年生草本植物白芷 *Angelica dahurica*（Fisch. ex Hoffm.）Benth. et Hook. f. 或杭白芷 *Angelica dahurica*（Fisch. ex Hoffm.）Benth. et Hook. f. var. *formosana*（Boiss.）Shan et Yuan 的根。生用。

【性味归经】辛，温。归肺、大肠、胃经。

【功效与应用】

1. 解表散风，用于外感风寒，头痛鼻塞，或风寒湿痹，可配伍羌活、防风等，如九味羌活汤。

2. 通窍止痛，用于阳明头痛，牙痛，鼻渊。本品以散阳明经风湿之邪而止头额疼痛见长，且芳香上达，善通鼻窍。治疗阳明头痛，眉棱骨痛，头风疼痛等症，若属外感风寒，可单用，即都梁丸；或与川芎等药同用，如川芎茶调散。若属外感风热，鼻渊头痛，常与苍耳子、薄荷等药配伍，如苍耳子散。本品还善治牙痛，若属风冷，配伍细辛；若属风热，配伍石膏、黄连。

3. 燥湿止带，用于带下过多。本品能除阳明经湿邪而燥湿止带，若属寒湿带下，可与炮姜、白术等药同用，如白带丸；若属湿热带下，可配伍黄柏等同用，如白带丸。

4. 消肿排脓，用于疮痈肿毒。对于痈疽初起，红肿热痛，每与金银花、天花粉配伍，如仙方活命饮。还可与瓜蒌、贝母配伍，治疗乳痈肿痛。

【用法用量】煎服，3～10 g。外用适量。

【使用注意】阴虚血热者忌服。

【现代研究】白芷含白芷素、白芷醚、白芷毒素等；杭白芷根含 6 种呋喃香豆精和 2 种白色结晶物。少量白芷毒素有兴奋中枢神经、升高血压作用，并能引起流涎呕吐；大量能引起强直性痉挛，继以全身麻痹；白芷能对抗蛇毒所致的中枢神经系统抑制；白芷水煎剂对大肠杆菌、痢疾杆菌、伤寒杆菌、绿脓杆菌、变形杆菌有一定的抑制作用。

第二节　发散风热药

以发散风热为主要作用，用于外感风热表证的药物，称为发散风热药；其味辛，性偏寒凉，又称辛凉解表药。风热表证，以发热、微恶风寒、咽干口渴、舌苔薄黄、脉浮数为主要表现。

部分药物兼具清肺止咳、利头目、清咽喉、散风透疹等作用，故风热咳嗽、头痛、咽痛、目赤肿痛、疹出不透等可选用，并常与清热、解毒药配伍应用。

薄　荷

《新修本草》

为唇形科多年生草本植物薄荷 *Mentha haplocalyx* Briq. 的地上部分。鲜用或生用。

【性味归经】辛，凉。归肺、肝经。

【功效与应用】

1. 疏散风热，用于风热感冒，温病初起。本品为疏散风热的常用之品，可用治风热感冒或温病初起邪在卫分，头痛、发热、微恶风寒者，常配银花、连翘等同用，如银翘散。

2. 清利头目，用于头痛目赤，咽喉肿痛。本品擅长疏散上焦风热，清头目，利咽喉，对风热所致的头痛目赤和咽喉肿痛均可配伍使用。

3. 利咽透疹，用于麻疹不透，风疹瘙痒。本品有疏散风热，宣毒透疹之功，可用治风热束表，麻疹不透，常配蝉蜕、荆芥，如透疹汤。还可与苦参等药配伍，治疗风疹瘙痒。

4. 疏肝解郁，用于肝郁气滞，胸闷胁痛。本品入肝经，常与柴胡、白芍等疏肝理气调经之品合用，治疗肝郁气滞，胸胁胀痛，月经不调，如逍遥散。

此外，还可用治夏季感受暑湿秽浊之气所致腹痛吐泻等症。

【用法用量】煎服，3～6 g，宜后下。

【使用注意】本品芳香辛散，发汗耗气，故体虚多汗者，不宜使用。

【现代研究】本品含挥发油，油中主要成分为薄荷醇、薄荷脑，其次为薄荷酮，还含有乙酸薄荷酯、莰烯、柠檬烯、蒎烯等。有发汗、解热、消炎、健胃、利胆及抑制胃肠道平滑肌收缩作用，并能促进呼吸道黏液的分泌。

牛 蒡 子

《名医别录》

为菊科多年生草本植物牛蒡 *Arctium lappa* L. 的成熟果实。生用或炒用，用时捣碎。

【性味归经】辛、苦，寒。归肺、胃经。

【功效与应用】

1. 疏散风热，用于风热感冒，咽喉肿痛。本品辛散苦泄，寒能清热，故有疏散风热，清肺利咽之效，用治风热感冒，咽喉肿痛，常配伍银花、连翘等，如银翘散。若热毒较盛，可与大黄、薄荷等，如牛蒡汤；若风热咳嗽，痰多不畅，常与荆芥、桔梗等同用。

2. 利咽透疹，用于麻疹不透。本品通过透泄热毒而促使疹点透发，用治麻疹不透或透而复隐，常配伍薄荷、蝉衣等，如透疹汤。

3. 解毒散肿，用于痈肿疮毒，痄腮喉痹。本品辛苦性寒，于升浮之中又有清降之性，能外散风热，内泄热毒，且性偏滑利，兼可通利二便，故可用治风热外袭，火毒内结，痈肿疮毒，兼有便秘者，常与大黄、栀子等同用。如肝郁化火，胃热壅络之乳痈之证，可配伍瓜蒌同用，如瓜蒌牛蒡汤。本品配伍玄参、黄芩等，还可用治瘟毒发颐、痄腮、喉痹等热毒之证，如普济消毒饮。

【用法用量】煎服，3～10 g。炒用寒性略减。

【使用注意】本品性寒，滑肠通便，气虚便溏者慎用。

【现代研究】本品主要含牛蒡子苷、生物碱、脂肪油等。有消炎、解热、利尿、降血糖、抗肿瘤等作用。对肺炎双球菌、金黄色葡萄球菌及多种致病性皮肤真菌有抑制作用。

蝉 蜕

《名医别录》

为蝉科昆虫黑蚱 *Cryptotympana pustulate* Fabricius 羽化后的蜕壳。生用。

【性味归经】甘，寒。归肺、肝经。

【功效与应用】

1. 疏散风热，用于风热感冒，咽痛音哑。本品长于疏散肺经风热，宣肺开音，常用于外感风热及温病初起，头痛发热证，对于风热郁肺，发热咽痛，声音嘶哑等也可配伍使用。

2. 透疹止痒，用治麻疹初起，疹出不透及风疹瘙痒。本品既能疏风，又能止痒，适宜于风疹瘙痒。常与荆芥、防风等同用，如消风散。

3. 明目退翳，用于翳膜遮睛证。本品长于疏散肝经风热，适宜于风热上攻，目赤肿痛，或生翳膜，常配菊花等同用，如蝉花散。

4. 祛风止痉，用于小儿惊痫、破伤风。本品既能祛散外风，又能平息内风，可用于惊风抽搐或破伤风证，每与清热解毒、息风止痉药同用。

【用法用量】煎服，3～10 g。或单味研末冲服。一般病证用量宜小，止痉用量宜大。

【使用注意】孕妇慎用。

【现代研究】本品主要含角蛋白、氨基酸、有机酸等。有抗惊厥、镇静及解热作用。蝉蜕头、足的抗惊厥作用不及蝉蜕身，而解热作用则其头、足部较身为强。

桑 叶

《本经》

为桑科落叶乔木植物桑 *Morus alba* L. 的叶。生用或蜜炙用。

【性味归经】苦、甘，寒。归肺、肝经。

【功效与应用】

1. 疏散风热，用于风热感冒，头痛咳嗽。本品既能疏散风热，又能清肺止咳，故常用于风热感冒或温病初起的发热、头痛、咳嗽等症。常与菊花配伍，如桑菊饮。

2. 清肺润燥，用于肺热燥咳。本品有清肺热、润肺燥之功，多用于燥热伤肺之咳嗽咽干。常与杏仁配伍使用，如桑杏汤。

3. 平肝明目，用于眩晕目赤。本品苦寒，兼入肝经，能明目，对肝阳上亢所致头痛眩晕、肝火上攻所致目赤肿痛、肝肾不足所致眼目昏花均可配伍使用。

【用法用量】煎服，5～10 g。或入丸散。蜜制增强润肺止咳功效。

【现代研究】本品主要含脱皮固酮、牛膝固酮、β-谷甾醇、芸香苷、东莨菪素、胆碱、叶酸、绿原酸、多种氨基酸和维生素等。煎剂对金黄色葡萄球菌、乙型溶血性链球菌、白喉杆菌、炭疽杆菌、大肠杆菌、绿脓杆菌及钩端螺旋体有抑杀作用。桑叶和脱皮固酮有降血糖作用，脱皮激素还能降低血脂。

菊　花

《本经》

为菊科多年生草本植物菊 *Chrysanthemum morifolium* Ramat. 的头状花序。生用。

【性味归经】甘、苦，微寒。归肺、肝经。

【功效与应用】

1. 疏散风热，用于风热感冒，头痛发热。本品长于疏散风热，常用治风热感冒或温病初起的发热、头痛、咳嗽等症。常与桑叶相须为用，如桑菊饮。

2. 平肝明目，用于目暗、目眩、目赤肿痛。本品养肝、平肝、清肝，为明目要药。每与枸杞同用以养肝明目，如杞菊地黄丸。或与羚羊角等药同用，治疗肝阳上亢之头痛眩晕，如羚角钩藤汤。常与桑叶、决明子等同用，治肝经风热或肝火上炎之目赤肿痛、羞明多泪。

3. 清热解毒，用于疔疮肿毒。常与金银花、生甘草同用。

【用法用量】煎服，10～15 g。疏散风热宜用黄菊花，平肝明目多用白菊花，清热解毒多用野菊花。

【现代研究】本品主要含菊苷、黄酮类、挥发油、胆碱、香豆精类化合物及生物碱等。能扩张冠脉，增加冠脉流量，从而减轻心肌缺血状态，并能降低血压，抑制毛细血管通透性，还有一定的解热作用。对金黄色葡萄球菌、乙型溶血性链球菌、多种致病杆菌及皮肤真菌有抑制作用。高浓度时对流感病毒 PR_8 及钩端螺旋体也能抑制。

柴　胡

《本经》

为伞形科多年生草本植物柴胡(北柴胡)*Bupleurum chinensis chinense* DC. 和狭叶柴胡(南柴胡)*Bupleurum scorzonerifolium* Willd. 的根或全草。生用或醋炙用。

【性味归经】苦，微寒。归肝、胆经。

【功效与应用】

1. 和解退热，用于寒热往来，外感发热。本品尤善于疏散少阳半表半里之邪，为治少阳证之要药，常与黄芩同用，如小柴胡汤。疟邪不离少阳，本品可退热截疟，为治疗疟疾寒热的常用之品。对外感表证的恶寒、发热、头痛，常与防风、陈皮、生姜同用，如《景岳全书》的正柴胡饮。

2. 疏肝解郁，用于肝郁气滞证，胸胁胀满。本品善入肝经，疏肝调经，治胸胁胀痛、月经不调，常与当归、白芍同用，如逍遥散。或与香附、川芎等药配伍，如柴胡疏肝散。

3. 升阳举陷，用于气虚下陷，久泻脱肛。本品长于升举脾胃清阳之气，可治疗气虚脱肛、子宫下垂、胃下垂等，常与黄芪、升麻等同用，如补中益气汤。

【用法用量】煎服，3～10 g。和解退热宜生用，疏肝解郁宜醋炙，骨蒸劳热当用鳖血拌炒。

【使用注意】柴胡性升散，肝阳上亢、肝风内动、阴虚火旺及气机上逆者忌用或慎用。

【现代研究】本品主要含柴胡皂苷、柴胡醇、挥发油、芸香苷、生物碱等。有明显的解热、镇静、镇痛、镇咳、保肝、利胆、降血脂作用；柴胡及柴胡皂苷有抗炎作用；柴胡皂苷能降低血浆胆固醇；其挥发油还有抗感冒病毒作用。

葛　根

《本经》

为豆科多年生落叶藤本植物野葛 *Pueraria lobata*（Willd.）Ohwi 的根。生用或煨用。

【性味归经】甘、辛，凉。归脾、胃经。

【功效与应用】

1. 解肌退热，用于外感表证。若症见发热重，恶寒轻，常与柴胡配伍，如柴葛解肌汤；若症见恶寒无汗，项背强直，可与麻黄配伍，如葛根汤。

2. 透发麻疹，用于麻疹不透。常用于治疗麻疹初起，疹出不畅，可与升麻同用，如升麻葛根汤。

3. 生津止渴，用于热病口渴，阴虚消渴。本品甘凉，能生津止渴，常配伍天花粉，用治热病津伤口渴及内热消渴。

4. 升阳止泻，用于热泻热痢，脾虚泄泻。本品能升发清阳，鼓舞脾胃清阳之气上升而奏止泻止痢之效。治湿热下利，与黄芩、黄连同用，如葛根芩连汤。治脾虚泄泻，与茯苓、白术等同用，如七味白术散。

【用法用量】煎服，10～15 g。退热生津宜生用，升阳止泻宜煨用。

【现代研究】本品主要含黄酮类物质，包括大豆苷、大豆素及葛根素等。能扩张冠脉血管和脑血管，增加冠脉血流量和脑血流量；葛根总黄酮能降低心肌耗氧量，增加氧供应；能直接扩张血管，使外周阻力下降，而降低血压；葛根素能抑制血小板聚集；有广泛的β受体阻滞作用及明显的解热作用，并有轻微的降血糖作用。

表 5－1　部分解表药简表

分类	药　名	性味归经	功　效　与　应　用	用法用量
发散风寒药	香　薷	辛，微温。归肺、胃经	发汗解表，祛暑化湿，利水消肿。用于阴暑证，水肿脚气	3～10 g
	藁　本	辛，温。归膀胱经	发散风寒，祛风湿，止痛。用于风寒表证，风寒湿痹，风寒、风湿头痛	3～10 g
	苍耳子	辛、苦，温；有毒。归肺经	散风除湿，通窍止痛。用于鼻渊头痛，风寒头痛及风湿痹痛	3～10 g
	辛　夷	辛，温。归肺、胃经	发散风寒，宣通鼻窍。用于风寒头痛，鼻渊头痛	3～9 g
	葱　白	辛，温。归肺、胃经	发汗解表，散寒通阳。用于风寒感冒，阴寒腹痛	3～10 g
	胡　荽	辛，温。归肺、胃经	发表透疹，开胃消食。用于麻疹不透	3～6 g
	柽　柳	辛，平。归肺、胃、心经	发表透疹，祛风除湿。用于麻疹不透，风湿痹痛	3～10 g
发散风热药	蔓荆子	辛、苦，微寒。归膀胱、肝、胃经	疏散风热，清利头目。用于风热感冒，头痛头风，目赤肿痛	5～10 g
	浮　萍	辛，寒。归肺、膀胱经	发汗解表，透疹止痒，利水消肿。用于风热表证，发热无汗，麻疹不透，风疹瘙痒，水肿小便不利	3～10 g
	淡豆豉	苦、辛，凉。归肺、胃经	解表除烦。用于感冒头痛，胸中烦闷，虚烦不眠	10～15 g
	升　麻	辛、微甘，微寒。归肺、脾、胃、大肠经	发表透疹，清热解毒，升举阳气。用于风热头痛，麻疹不透，口舌生疮，咽喉肿痛，久泻脱肛，崩漏下血	3～10 g

【复习思考题】

*1. 试述两类解表药的性能特点、功效与应用。

*2. 比较麻黄与桂枝、荆芥与防风、桑叶与菊花、柴胡与升麻的功效及应用之异同。

3. 麻黄配伍桂枝、杏仁、石膏，各有什么意义？

4. 解表药中，哪些药分别具有祛风湿、透疹、利咽、明目、升阳、止咳、通鼻窍的功效？

（黄　芳）

第六章　清 热 药

【学习要求】

1. 掌握清热药的含义、功效、适应范围、配伍方法、使用注意及各类的性能特点。

2. 掌握石膏、知母、天花粉、栀子、夏枯草、黄芩、黄连、黄柏、龙胆草、地黄、玄参、牡丹皮、赤芍、金银花、连翘、蒲公英、大青叶、板蓝根、牛黄、鱼腥草、射干、白头翁、败酱草、青蒿、地骨皮的性能、功效和应用，熟悉其配伍和使用特点。

3. 了解其他清热药的分类和功效特点。

凡以清解里热为主要作用的药物，称为清热药。

清热药药性寒凉，按“热者寒之”的原则用于里热证，通过清热泻火、解毒、凉血及清虚热等功效，达到热清病愈的目的。主要用于温热性疾病、痈肿疮毒、湿热泻痢及阴虚发热等所呈现的里热证。

由于发病原因不一，病情变化的阶段不同，以及患者体质的差异，里热证既有气分与血分之分，又有实热与虚热之异，因此，就有多种类型的临床表现。针对热证的不同类型，并根据药物的功效，将清热药分为以下五类：清热泻火药，功能清气分热，用于高热烦渴等气分实热证；清热燥湿药，功能清热燥湿，用于泻痢、黄疸等湿热病证；清热凉血药，功能清解营、血分热邪，用于温病热入营、血证；清热解毒药，功能清热解毒，用于痈肿疮疡等热毒病证；清虚热药，功能清虚热、退骨蒸，用于午后潮热、低热不退等虚热证。

应用清热药时，应辨别热证属气分还是血分，属实热还是虚热，并以整个病情来决定主次先后。如有表证的，当先解表或表里同治；气分热兼血分热的，宜气血两清。

本类药物药性寒凉，易伤脾胃，凡脾胃气虚，食少便溏者慎用；热证易伤津液，苦寒药物又易化燥伤阴，故阴虚患者亦当慎用；阴盛格阳、真寒假热之证，禁用清热药。

使用本类药物，须中病即止，以防克伐太过，损伤正气。

第一节　清热泻火药

热与火均为六淫之一，统属阳邪。热为火之渐，火为热之极，故清热与泻火不可分，凡能清热的药物，大抵皆能泻火。清热泻火药，以清泄气分邪热为主，主要用于热病邪入气分而见高热、口渴、汗出、烦躁，甚或神昏谵语，脉象洪大等气分实热证，并且这类药物各有不同的作用部位，分别适用于肺热、胃热、心火、肝火等引起的脏腑热证。

体虚而有里热证时，应注意扶正祛邪，可配伍补虚药同用。

石　膏

《本经》

石膏 *Cypsum Fibrosumg* 为一种矿石，主要成分为含结晶水的硫酸钙。全年可采挖，除去杂质，研细生用或煅用。

【性味归经】辛、甘,大寒。归肺、胃经。

【功效与应用】

1. 清热泻火,除烦止渴,用于温热病气分实热证。本品为清肺胃实热的要药。见高热、烦渴、脉洪大等,常与知母相须为用,如白虎汤。若邪热深入,气血两燔,见高热不退、发斑,可配水牛角、丹皮、玄参等清热凉血药,如清瘟败毒饮。胃火上炎的牙痛、头痛,配知母、生地、牛膝等,如玉女煎。肺热咳喘,配麻黄、杏仁等,如麻杏石甘汤。

2. 敛疮生肌,用于疮疡溃而不敛、湿疹、水火烫伤等,可单用或配青黛、黄柏等外用。

【用法用量】煎服,15～60 g。内服生用,打碎先煎 30 分钟;外用须火煅研末。

【使用注意】内服只用于实证,虚证不宜用。煅石膏严禁内服。脾胃虚寒、阴虚内热忌服。

【现代研究】本品主要成分为含水硫酸钙,此外还含有人体所需常量的 Al、Mn 以及 Fe、Zn、Cu 等微量元素。具有解热、止渴、降压、利胆、缩短血凝时间、利尿、增强机体免疫功能、提高肌肉和外周神经的兴奋性等作用。

知 母

《本经》

为百合科多年生草本植物知母 *Anemarrhena asphodeloides* Bge. 的根茎。春秋季可采挖,除去茎苗和须根晒干者为毛知母,剥去外皮晒干者为知母肉。切片入药,生用或盐水炒用。

【性味归经】苦、甘,寒。归肺、胃、肾经。

【功效与应用】

1. 清热泻火,用于温热病肺胃实热证,见高热、烦渴、脉洪大等,常与石膏相须为用,如白虎汤。用于肺热咳嗽或阴虚燥咳,常与贝母同用,如二母散。

2. 滋阴润燥,用于阴虚火旺,肺肾阴虚所致的骨蒸潮热、盗汗、心烦等,常与黄柏相须为用,配入养阴药中,如知柏地黄丸。用于阴虚消渴、口渴、多饮、多尿者,常与天花粉、五味子合用,如玉液汤。

【用法用量】煎服,6～12 g。清热泻火生用;滋阴降火宜盐水炒用。

【使用注意】本品性寒质润,有滑肠之弊,脾虚便溏者不宜用。

【现代研究】本品含多种甾体皂苷,并含多量的黏液质。具有抗菌、解热、降血糖、影响神经体液调节功能、抑制 Na^+-K^+-ATP 酶活性、降低组织耗氧量及抗血小板聚集等作用。

天 花 粉

《本经》

为葫芦科多年生宿根草质藤本植物栝楼 *Trichosanthes kirilowii* Maxim. 或双边栝蒌 *Trichosanthes rosthornii* Harms 的干燥块根。秋冬季采挖。鲜用或切成段、块、片,晒干用。

【性味归经】甘、微苦,微寒。归肺、胃经。

【功效与应用】

1. 清热生津,用于热病口渴,消渴多饮。本品甘寒,善清胃热而养胃阴,有生津止渴之效。用于热病津伤,口燥烦渴,常与芦根、麦冬等同用;用于阴虚内热,消渴多饮,常与葛根、山药等同用,如玉液汤。

2. 清肺润燥,用于肺热燥咳。本品能清肺热而润肺燥,常与天冬、生地、麦冬等同用,如滋燥饮。

3. 解毒消痈，用于痈肿疮疡。本品内服、外用，均有清热泻火、排脓消肿功效。内服多与金银花、贝母、皂角刺等配伍以消肿毒，如内消散。

【用法用量】煎服，10～15 g。

【使用注意】不宜与乌头类药材同用。

【现代研究】本品含天花粉蛋白、皂苷、淀粉等。具有抗肿瘤、抗艾滋病、降血糖、抗菌、致流产和抗早孕等作用。其主要有效成分天花粉蛋白，临床用于妊娠中期引产及治疗恶性葡萄胎、恶性滋养叶肿瘤等。

栀 子

《本经》

为茜草科长绿灌木植物栀子 *Gardenia jasminoides* Ellis 的干燥成熟果实。秋冬采收。生用、炒焦或炒炭用。

【性味归经】苦，寒。归心、肺、三焦经。

【功效与应用】

1. 泻火除烦，用于热扰心神之证。常与淡豆豉合用，以宣泄邪热，解郁除烦，如栀子豉汤。若火毒炽盛，高热烦躁，神昏谵语，三焦俱热者，又常与黄芩、黄连、黄柏同用，如黄连解毒汤。

2. 清热利湿，用于湿热黄疸。配茵陈蒿、大黄等，如茵陈蒿汤。

3. 凉血解毒，用于血热妄行的各种出血证。本品有凉血止血作用，每与茅根、生地、黄芩同用。尚可消肿止痛，用于跌打损伤，可生用研末，醋调外敷。用于热毒疮疡，多配银花、连翘、蒲公英等清热解毒药。

【用法用量】煎服，6～9 g。外用生品适量，研末调敷。栀子皮（果皮）偏达表去肌肤之热；栀子仁（种子）偏走里而清内热。生用能清热泻火除烦，炒焦炒炭用于凉血止血。

【使用注意】苦寒伤胃，脾虚便溏、食少者忌用。

【现代研究】本品含栀子素、栀子苷、去羟栀子苷和藏红花素、藏红花酸、熊果酸等。具有保肝利胆、轻泻、抗炎、抗病原体、镇静催眠、降温、镇痛、降压等作用，对胰腺细胞膜、线粒体膜和溶酶体膜有稳定作用。藏红花素广泛应用于食品添加剂。

夏 枯 草

《本经》

为唇形科多年生草本植物夏枯草 *Prunella vulgaris* L. 的干燥果穗。夏季果穗呈棕红色时采收，晒干。

【性味归经】苦、辛，寒。归肝、胆经。

【功效与应用】

1. 清肝火，用于肝火上炎，目赤肿痛，头痛眩晕。本品能清泄肝火，清头目，常配石决明、菊花、蝉蜕等药同用。亦可用于肝阴不足，目珠疼痛，至夜尤甚者，常配当归、枸杞子等。

2. 散郁结，用于瘰疬、瘿瘤。本品辛以散结，苦以泻热，有良好的清肝散结之功。用于肝郁化火，痰火凝聚，结于颈项而致的瘰疬、瘿瘤等病证，常配伍海藻、昆布、玄参等。

此外本品的清泄肝火作用，现代常用于高血压病属肝热、阳亢之证者，有清肝降压之效。

【用法用量】煎服，9～15 g。

【使用注意】脾胃虚弱者慎用。

【现代研究】本品主含萜类及甾醇类、黄酮类、香豆素类等。本品可影响心血管系统，有降压、抗心肌梗死作用。有抗炎、免疫抑制、组胺样作用、抗菌、降血糖等作用。

第二节　清热燥湿药

本类药物性味苦寒，苦能燥湿，寒能清热，故有清热燥湿功效，并能清热泻火，主要用于湿热证及火热证。湿热内蕴，多见发热、苔腻、尿少等症状，如肠胃湿热所致的泄泻、痢疾、痔瘘等，肝胆湿热所致的胁肋胀痛、黄疸、口苦；下焦湿热所致的小便淋漓涩痛、带下，其他如关节肿痛、湿疹、痈肿、耳痛流脓等湿热证，以及诸脏腑火热证，均属本类药应用范围。

苦寒多能伐胃，性燥多能伤阴，故一般用量不宜太大。凡脾胃虚寒、津伤阴亏者当慎用。如需用者，可与健胃及养阴药同用。此外，本类药物多兼泻火、解毒作用，可与清热泻火药、清热解毒药参酌使用。

黄　芩

《本经》

为唇形科多年生草本植物黄芩 *Scutellaria baicalensis* Georgi 的干燥根。春秋两季采挖。生用、酒炒或炒炭用。

【性味归经】苦，寒。归肺、胆、脾、大肠、小肠经。

【功效与应用】

1. 清热燥湿，用于湿温、泻痢、黄疸。善清上焦湿热，用于湿温发热，见胸闷、苔腻，配滑石、通草、白蔻仁等，如黄芩滑石汤。若湿热中阻，痞满呕吐，常与黄连、干姜、半夏等配伍，辛开苦降，如半夏泻心汤。若大肠湿热，泄泻痢疾，可与黄连、葛根同用，如葛根芩连汤。用治湿热黄疸，则与茵陈、栀子同用。

2. 泻火解毒，用于肺热证、少阳证、疮疡肿毒。入肺能清肺泻火，以清肺热为长，常用于肺热咳嗽，单用即可，如清金丸。兼入少阳胆经，与柴胡同用，有和解少阳之功，如小柴胡汤。治火毒炽盛的疮疡肿毒，咽喉肿痛，常与金银花、连翘、牛蒡子等同用。

3. 凉血止血，治疗血热吐衄。常配伍生地、白茅根、三七等凉血止血药。

4. 清热安胎，用于胎热不安。配当归、白术等，如当归散。

【用法用量】煎服，3～10 g。清热宜生用，安胎宜炒用，止血多炒炭用，清上焦热宜酒炒。

【使用注意】脾胃虚寒不宜使用。

【现代研究】本品主含黄酮类成分，包括黄芩苷、黄芩素等。具有抗炎、抗过敏、解热、抗菌、保肝利胆、抑制血小板聚集、防止白内障、改善脂质代谢、降压、利尿、抗癌、镇静和解毒等作用。

黄　连

《本经》

为毛茛科多年生草本植物黄连 *Coptis chinensis* Franch. 或三角叶黄连 *Coptis deltoidea* C. Y. cheng et Hsiao 或云南黄连 *Coptis teeta* Wall. 的根茎。秋冬采挖，干燥，生用、姜炙、酒炙、吴茱萸水炒用。

【性味归经】苦，寒。归心、脾、胃、肝、胆、大肠经。

【功效与应用】

1. 清热燥湿，善清中焦湿热，为治湿热泻痢的要药。治泻痢腹痛、里急后重，配木香，如香连丸。用于泻痢身热，配葛根、黄芩、甘草，如葛根芩连汤。若湿热中阻，脘痞呕恶者，常与干姜、半夏配伍，如半夏泻心汤。治皮肤湿疮，可用黄连制成软膏外敷。

2. 泻火解毒，用于热盛火炽、高热烦躁。本品泻火解毒，尤善清心经火热。若三焦热盛，高热烦躁，常与黄芩、黄柏、栀子等同用，如黄连解毒汤。若水亏火旺，心烦不眠，常配黄芩、阿胶、白芍等同用，如黄连阿胶汤。若心火亢盛，迫血妄行，吐血衄血，可与黄芩、大黄同用，如泻心汤。兼清肝火，治肝火犯胃、肝胃不和者，配吴茱萸，如左金丸。

此外，本品善清胃火，可用于胃火炽盛的呕吐，常与竹茹、橘皮、半夏同用。胃火牙痛，常与石膏、升麻、丹皮同用，如清胃散。

【用法用量】煎服，2～5 g，外用适量。炒用能降低寒性，姜汁炙用清胃止呕，酒炙用清上焦火，猪胆汁炒用泻肝胆实火。

【使用注意】本品大苦大寒，过服久服易伤脾胃，脾胃虚寒者忌服。苦燥伤津，阴虚津伤者慎用。

【现代研究】本品含大量生物碱，主要有小檗碱、黄连碱等。具有抗菌、消炎、解热作用。对心血管系统有降压、抗心律失常、正性肌力、保护缺血心肌的作用，对消化系统的影响有抗腹泻、抗溃疡、利胆作用，并有抗血小板聚集、降脂、降血糖、中枢抑制、抗肿瘤、提高机体非特异性免疫功能等作用。

黄 柏

《本经》

为芸香科植物黄皮树 *Phellodendron chinense* Schneid. 的干燥树皮。生用或盐水炙、酒炙、炒炭用。

【性味归经】苦，寒。归肾、膀胱经。

【功效与应用】

1. 清热燥湿，善清下焦湿热。用于痢疾、黄疸、带下、淋证、足膝肿痛。用于湿热痢疾，可与黄连、白头翁同用，如白头翁汤。用于湿热黄疸，配栀子、甘草，如栀子柏皮汤。用于湿热带下，配车前子、山药，如易黄汤。用于足膝肿痛，配苍术、牛膝，即三妙丸。治热淋，可与竹叶、木通等清热利尿通淋药同用。

2. 泻火解毒，用于疮疡肿毒。可内服，配黄连、栀子等。治湿疹，可配荆芥、苦参等煎服。也可外用，研细末调猪胆汁外涂。

3. 退热除蒸，用于阴虚发热、骨蒸盗汗及遗精等证。黄柏有退虚热、制相火之效，常与知母相须为用，并配以地黄、龟板之类养阴药以滋肾阴，泻相火，如知柏地黄丸、大补阴丸。

【用法用量】煎服，3～12 g。外用适量。清热燥湿解毒多生用；泻火退热除蒸多用盐水炙用。

【使用注意】脾胃虚寒者不宜使用。

【现代研究】本品含生物碱，主要有小檗碱、巴马亭、黄柏碱等。具有抗菌、抗病毒、抗溃疡、利胆、降压、镇静、肌松、抗心律失常等作用。

龙胆草

《本经》

为龙胆科植物条叶龙胆 *Gentiana manshurica* Kitag.、龙胆 *Gentiana scabra* Bge.、三花龙胆 *Gentiana triflora* pall. 或坚龙胆 *Gentiana rigescens* Franch. 的干燥根及根茎。以东北产量最大，故习称“关龙胆”。秋季采挖，晒干，切段，生用。

【性味归经】苦，寒。归肝、胆经。

【功效与应用】

1. 清热燥湿，用于肝胆湿热证。本品大苦大寒，尤善清下焦肝胆湿热。用治湿热下注，阴肿阴痒，女子带下黄稠，男子阴囊肿痛、湿疹瘙痒等，常配黄柏、苦参、苍术等药；用治肝胆湿热，黄疸尿赤，可与茵陈、栀子、黄柏等同用。

2. 泻肝胆火，用于肝胆实热所致之胁痛、口苦、目赤、耳聋等，配黄芩、木通等，如龙胆泻肝汤。用于肝经热盛，热极生风所致之高热惊厥、手足抽搐，配钩藤、牛黄、黄连同用，如凉惊丸。

【用法用量】煎服，3～6 g。

【使用注意】脾胃虚寒者不宜用。阴虚津伤者慎用。

【现代研究】本品含龙胆苦苷、龙胆碱、龙胆黄素、龙胆糖等。具有抗菌、抗寄生虫、抗炎、增强免疫力、保肝利胆、健胃、利尿、降压等作用。

第三节　清热解毒药

凡能清解热毒或火毒的药物叫清热解毒药。毒为火热毒盛所致，有热毒和火毒之分。本类药物于清热泻火之中更长于解毒。主要适用于痈肿疔疮、丹毒、瘟毒发斑、痄腮、咽喉肿痛、热毒下痢、虫蛇咬伤、癌肿、水火烫伤以及其他急性热病等。在临床应用时，必须根据热毒证候的不同表现，有针对性地选择适当药物，发挥各个清热解毒药的特点。还应根据病情需要作适当配伍。如热毒邪气在于血分者，当配伍清热凉血之品；夹湿者，当配伍燥湿或利湿药物等等。对于虚人，可配伍适当的补益药以固护正气。总之，宜随证配伍，以提高疗效。

本类药物药性寒凉，中病即止，不可久服，以免伤及脾胃。

金银花

《新修本草》

为忍冬科多年生半常绿缠绕木质藤本植物忍冬 *Lonicera japonica* Thund. 的干燥花蕾或带初开的花。夏季当花苞未放时采摘，阴干。生用、炒用或制成露剂使用。

【性味归经】甘，寒。归肺、心、胃经。

【功效与应用】

1. 清热解毒，用于痈肿疔疮。本品甘寒，清热解毒，散痈消肿，为治一切痈肿疔疮阳证的要药。可单用煎服或以鲜品捣烂外敷，亦可配合蒲公英、野菊花、紫花地丁等，以加强解毒消肿作用，如五味消毒饮。用于热毒痢疾，可单用生品浓煎频服或配黄连、白头翁等药。若用于肺痈咳吐脓血者，常与鱼腥草、芦根、桃仁等同用，以清肺排脓。

2. 疏散风热，用于外感风热，温病初起。本品甘寒，芳香疏散，善散肺经热邪，清心胃热毒。常与连翘、薄荷、牛蒡子等配伍，如银翘散。若热入营血，舌绛神昏，心烦少寐者，本品有透热转气之功，常与生地、黄连等配伍，如清营汤。

此外，金银花含挥发性成分，制成银花露，有清热解暑作用，可用于暑热烦渴，咽喉肿痛，以及小儿热疮、痱子等症。

【用法用量】煎服，6～15 g。

【使用注意】脾胃虚寒及气虚疮疡脓清者忌用。

【现代研究】本品主含绿原酸、异绿原酸等多种绿原酸类化合物，另含黄酮类化合物、肌醇及挥发油等。具有抗菌、抗病毒、解热、抗炎、提高抗氧化能力、保肝利胆、降脂、止血、抗生育等作用。

连　翘

《本经》

为木樨科落叶灌木连翘 *Forsythia suspensa*（Thunb.）Vahl. 的干燥果实。白露前采初熟果实，色尚青绿者，称青翘。寒露前采熟透果实则为黄翘。以青翘为佳，生用。青翘采得后即蒸熟晒干，筛取籽实作连翘心用。

【性味归经】苦，微寒。归肺、心、小肠经。

【功效与应用】

1. 清热解毒，消痈散结，用于痈肿疮毒，瘰疬痰核。本品苦寒，主入心经，"诸痛痒疮，皆属于心"，本品既能清心火，解疮毒，又能散气血凝聚，兼有消痈散结之功，故有"疮家圣药"之称。治痈肿疮毒，常与金银花、蒲公英、野菊花等同用，如五味消毒饮。治瘰疬痰核，常与夏枯草、贝母、玄参等同用。

2. 疏散风热，用于外感风热或温病初起之发热、头痛、口渴等症。连翘能清热解毒透邪，并善清心而散上焦之热。常与金银花相须为用，并配伍牛蒡子、薄荷等药同用，如银翘散。连翘心长于清心泻火，治热入心包之高热、烦躁、神昏等症，常与玄参、麦冬、莲子心配伍，如清宫汤。

本品还可治热淋涩痛，多与竹叶、木通、白茅根等同用，兼有清心利尿之功。

【用法用量】煎服，6～15 g。

【使用注意】脾胃虚寒及气虚疮疡脓清者不宜用。

【现代研究】本品主含木脂体及其苷、苯乙醇苷、五环三萜、黄酮及挥发油等多类成分。具有抗菌、抗病毒、解热、降脂、抗衰老、抗炎、保肝、镇吐以及对心血管系统影响等作用。

牛　黄

《本经》

为牛科动物牛 *Bos Taurus domesticus* Gmelin 的胆囊结石。牛黄分为胆黄和管黄两种，以胆黄质量为佳。宰牛时，如发现有牛黄，即滤去胆汁，将牛黄取出，除去外部薄膜，阴干。研极细末用。

【性味归经】甘，凉。归心、肝经。

【功效与应用】

1. 清热解毒，用于咽喉肿痛、溃烂及痈疽疔毒等热毒壅滞郁结之证。本品清热解毒力强。治疗咽喉肿痛，口舌生疮，常与黄芩、雄黄、大黄等同用，如牛黄解毒丸。用治痈疽、疔毒、乳岩、瘰疬等，又与麝香、乳香、没药等合用，以清热解毒、活血散结，如犀黄丸。

2. 息风止痉，用于惊风抽搐。牛黄清心、凉肝，有息风止痉、定惊安神之效。用于温热病及小儿惊风之壮热神昏，惊厥抽搐等症。常与朱砂、全蝎、钩藤等配伍，如牛黄散。

3. 化痰开窍，用于神昏口噤。本品既能清心热，又能化痰、开窍。用于温热病热入心包、中风、惊风、癫痫等痰热蒙蔽心窍所致的神昏、口噤、痰鸣等症。单用本品为末，淡竹沥化服即效，如《外台秘要》治婴儿口噤方。或与麝香、栀子、黄连等配伍，共奏清热化痰、开窍醒神之功，如安宫牛黄丸。

【用法用量】每次 0.15～0.35 g，多入丸、散用。外用适量，研末敷患处。

【使用注意】孕妇慎用。

【现代研究】本品主含胆汁酸、胆色素、胆固醇、肽类物质、氨基酸、黏蛋白、多种微量元素以及维生素 D、类胡萝卜素等。具有镇静、镇痛、抗惊厥、抗菌、增强免疫功能等作用。对心血管及血液系统有强心、降压、抑制血小板聚集及活化纤溶作用。对消化系统有解痉、利胆作用，其主要成分胆汁酸能促进脂肪、类脂质及脂溶性维生素的吸收。

蒲 公 英

《新修本草》

为菊科多年生草本植物蒲公英 *Taraxacum mongolicum* Hand. Mazz、碱地蒲公英 *Taraxacum sinicum* Kitag. 或同属数种植物的干燥全草。夏秋两季采收，洗净晒干。鲜用或生用。

【性味归经】苦，甘，寒。归肝、胃经。

【功效与应用】

1. 清热解毒，消痈散结，用于热毒痈肿疮疡及内痈等证。本品苦以泄降，甘以解毒，寒能清热兼散滞气，为清热解毒，消痈散结之佳品。治痈肿疔毒，常配伍金银花、紫花地丁、野菊花等，如五味消毒饮。治乳痈，可单用，鲜品内服或捣敷，也可与全瓜蒌、金银花等药同用。若配鱼腥草、芦根、冬瓜仁，可用于肺痈咳吐脓痰、胸痛等证。配赤芍、牡丹皮、大黄等，可用于肠痈热毒壅盛之证。与板蓝根、玄参等配伍，还可用于咽喉肿痛。鲜品外敷，可用治毒蛇咬伤。

2. 利湿通淋，用于湿热黄疸及小便淋沥涩痛。前者多与茵陈、栀子等配伍，后者多和白茅根、金钱草等同用。

【用法用量】煎服，9～15 g。外用鲜品适量捣敷或煎汤熏洗患处。

【使用注意】用量过大可致缓泻。

【现代研究】本品含蒲公英甾醇、蒲公英素、蒲公英苦素、菊淀粉、多糖及树脂等。具有抗菌、保肝利胆、抗胃溃疡、抗突变、抗肿瘤及对免疫系统影响等作用。

大 青 叶

《名医别录》

为十字花科植物菘蓝 *Isatis indigotica* Fort. 的叶片。鲜用或晒干生用。

【性味归经】苦，寒。归心、肺、胃经。

【功效与应用】

1. 清热解毒，用于喉痹口疮，丹毒痈肿。本品苦寒，既清心胃两经实火，又善解瘟疫时毒，有解毒利咽之效。用治心胃火盛，瘟毒上攻，发热头痛，痄腮喉痹，咽喉肿痛，口舌生疮诸症，常以鲜品捣汁内服，或配入玄参、山豆根、黄连等复方使用；用治丹毒痈肿等症，可用鲜品捣烂外敷，或与蒲公英、紫花地丁、蚤休等药同煎内服。

2. 凉血消斑，用于热入营血，温毒发斑。本品苦寒，善解心胃二经实火热毒，咸寒入血分，又能凉血消斑，故可用治热入营血，心胃毒盛，气血两燔，温毒发斑等证，常与栀子等同用。本品还可用治风热表证或温病初起之发热头痛、口渴咽痛等症，常与金银花、连翘、牛蒡子等药同用。

3. 定惊，用于暑热惊痫，惊风抽搐。

【用法用量】煎服，9～15 g。

【使用注意】脾胃虚寒者忌用。

【现代研究】本品主含靛蓝、靛玉红等。具有抗菌、抗病毒、抗炎、解热等作用。

板蓝根

《新修本草》

为十字花科植物菘蓝 *Isatis indigodica* Fort. 的干燥根。秋季采挖，除去泥沙，晒干。

【性味归经】苦，寒。归心、胃经。

【功效与应用】

清热解毒，凉血利咽，主要用于温热病发热、头痛、痄腮、痈肿疮毒、丹毒、大头瘟等多种热毒炽盛之证。本品有清热解毒凉血之功，而更以解毒利咽散结见长。如用于外感风热发热头痛或温病初起，常与金银花、连翘、荆芥等同用；治大头瘟，头面红肿、咽喉不利等证，常配伍玄参、连翘、牛蒡子等，如普济消毒饮。

【用法用量】煎服，9～15 g。

【使用注意】脾胃虚寒者忌用。

【现代研究】本品含靛苷、靛蓝、靛玉红、菘蓝苷 B 等。具有抗菌、抗病毒、抑制血小板聚集、免疫增强等作用。

鱼腥草

《名医别录》

为三白草科植物蕺菜 *Houttuynia cordata* Thunb. 的新鲜全草或干燥地上部分。夏季茎叶茂盛花穗多时采割，除去杂质，晒干后生用。

【性味归经】辛，微寒。归肺经。

【功效与应用】

1. 清热解毒，消痈排脓，用于肺痈咳吐脓血及肺热咳嗽，痰稠等证。本品寒能泄降，辛以散结，主入肺经，以清肺见长，为治疗痰热壅肺，发为肺痈，咳吐脓血之要药，常与桔梗、芦根、瓜蒌等药同用。治热咳，可配伍黄芩、贝母、知母等药。用于热毒疮疡，本品可解毒消痈，常配伍野菊花、蒲公英、连翘等药；也可捣烂外用。

2. 利尿通淋，用于热淋，小便涩痛之证。本品可清热除湿，利尿通淋。可同海金砂、石韦、金钱草等配伍。此外本品又能清热止痢，还可用治湿热泻痢。

【用法用量】煎服，15～25 g，鲜品用量加倍，水煎或捣汁服。外用适量，捣敷或煎汤熏洗患处。

【使用注意】本品含挥发油，不宜久煎。

【现代研究】本品主含挥发油及黄酮类成分。具有抗病原微生物、增强白细胞吞噬能力、影响机体免疫功能、抗炎、利尿、抗肿瘤等作用。

射　干

《本经》

为鸢尾科多年生草本植物射干 *Belamcanda chinensis*（L.）DC. 的干燥根茎。全年均可采挖，以秋季采收为佳。除去苗茎、须根，洗净，晒干，切片。

【性味归经】苦，寒。归肺经。

【功效与应用】

清热解毒，祛痰利咽，用于咽喉肿痛，咳喘痰多。本品苦寒泄降，清热解毒，入肺经，清肺泻火，降气消痰，消肿。治疗咽喉肿痛，可单用，捣汁含咽，或以醋研汁噙，引涎出即可；亦可与黄芩、桔梗、甘草等同用。用于痰热咳喘，常与桑白皮、马兜铃、桔梗等同用，如射干马兜铃汤。若属寒痰气喘，咳嗽痰多，应与细辛、生姜、半夏等温肺化痰药配伍，如射干麻黄汤。

【用法用量】煎服，3～9 g。

【使用注意】孕妇忌用或慎用。

【现代研究】本品含鸢尾苷、鸢尾苷元、野鸢尾苷元等。具有抗炎、解热、抗菌等作用。

白头翁

《本经》

为毛茛科植物白头翁 *Pulsatilla chinensis*（Bge.）Regel 的干燥根。春秋两季采挖，除去泥沙，干燥。

【性味归经】苦，寒。归胃、大肠经。

【功效与应用】

清热解毒，凉血止痢，用于热毒血痢。本品苦寒降泄，清热解毒，凉血止痢，尤善于清胃肠湿热及血分热毒，为治热毒血痢的良药。可单用，或配伍黄连、黄柏、秦皮同用，如白头翁汤。近年来用本品治疗细菌性痢疾及阿米巴痢疾，均有良好效果。

此外本品与秦皮配伍，煎汤外洗，可用治阴痒(滴虫性阴道炎)。与柴胡、黄芩、槟榔配伍，还可用于治疗疟疾。

【用法用量】煎服，9～15 g。

【使用注意】虚寒泻痢者忌服。

【现代研究】本品主含两类成分：毛茛苷及其分解产物、三萜皂苷。具有抗菌，抗阿米巴原虫，抑制阴道滴虫、皮肤真菌、酵母菌、白色念珠菌及抗肿瘤、抗组胺、免疫增强、抗诱变等作用。

败酱草

《本经》

为败酱科多年生草本植物黄花败酱 *Patrinia scabiosaefolia* Fisch. ex Link.、白花败酱 *P. villosa* Juss. 的带根全草。秋季采收，洗净，阴干，切段，生用。

【性味归经】辛、苦，微寒。归胃、大肠、肝经。

【功效与应用】

1. 清热解毒，消痈排脓，用于热毒痈肿，善治内痈，尤多用于肠痈证。本品能泻热解毒，散结排脓。以本品配苡仁、附子，即薏苡附子败酱散，可治肠痈脓已成者；治疗肠痈脓未成者，多用与金银花、丹皮等配伍。亦可治肺痈发热，咳唾脓血，配鱼腥草、芦根、桔梗等同用。治热毒疮疖，内服并以鲜品捣敷患处，均有一定疗效。

2. 祛瘀止痛，用于血滞之胸腹疼痛。本品能祛瘀止痛，可单用煎服，或与五灵脂、香附、当归等同用。

【用法用量】煎服，6～15 g。外用适量。

【使用注意】脾胃虚弱，食少泄泻者忌服。

【现代研究】败酱科含多种化学成分，其中以萜类、黄酮、β-谷甾醇及异戊酸为各属所共有。具有镇静、抗病原微生物、升白细胞及提高免疫功能、抗肿瘤、保肝利胆等作用。

第四节 清热凉血药

清热凉血药，多为甘苦咸寒之品。咸能入血，寒能清热。多归心、肝经。心主血，肝藏血，故本类药物有清解营分和血分热邪的作用，主要用于营分、血分实热证。如温热病热入营分，热灼营阴，心神被扰，症见舌绛、身热夜甚、心烦不寐、脉细数，甚则神昏谵语、斑疹隐隐；邪陷心包，神昏谵语、舌謇肢厥、舌质红绛；热入血分，迫血妄行，心神扰乱，症见舌色深绛、吐血衄血、尿血便血、斑疹紫暗、躁扰不安、甚或昏狂。亦可用于其他疾病引起的血热出血证。本类药物中的生地、玄参等，既能清热凉血，又能滋养阴液，标本兼顾。

清热凉血药，一般适用于热在营血的病证。如果气血两燔，可配清热泻火药同用，使气血两清。

地 黄

《本经》

为玄参科多年生草本植物地黄 *Rehmannia glutinosa* Libosch. 的根。秋季采挖，鲜用或干燥切片生用。

【性味归经】甘，寒。归心、肝、肾经。

【功效与应用】

1. 清热凉血，用于温热病热入营分，见身热口干，舌绛神昏等症，配水牛角、黄连、玄参等，如清营汤。对温热病热入血分，血热毒盛，吐血衄血，斑疹紫黑，可与水牛角、赤芍、丹皮同用。用于血热妄行的出血证，常与侧柏叶、荷叶、艾叶等同用，如四生丸。

2. 养阴生津，用于津伤口渴、内热消渴。本品甘寒，清热养阴，生津止渴。治内热消渴，常与葛根、花粉等配伍，如玉泉散。治温热伤阴，肠燥便秘，可与玄参、麦冬同用，如增液汤。

【用法用量】煎服，鲜地黄 12～30 g，生地黄 9～15 g 。鲜地黄味甘苦，性大寒，作用与干地黄相似，滋阴之力稍逊，但清热生津、凉血之力较强。

【使用注意】本品性寒而滞，脾虚湿滞腹满便溏者，不宜使用。

【现代研究】本品主要含 β-谷甾醇、甘露醇、豆甾醇、菜油固醇，还含梓醇、地黄素、维生素 A 类物质。具有影响垂体-肾上腺皮质系统、强心利尿、降压、降血糖、补血、增强免疫、抗肿瘤、镇静催眠、抗辐射损伤、保肝、抗炎、抗真菌等作用。

玄　参

《本经》

为玄参科多年生草本植物玄参 *Scrophularia ningpoensis* Hemsl. 的干燥根。立冬前采挖，反复堆晒到内部色黑，晒干，切片，生用。

【性味归经】甘、苦、咸，微寒。归肺、胃、肾经。

【功效与应用】

1. 清热养阴，用于温热病热入营分，伤阴耗液，见身热口干，舌绛等症，配生地、黄连、连翘等，如清营汤。邪陷心包，神昏谵语之证，可配伍连翘心、麦冬等，如清宫汤。对温热病热入血分，血热毒盛，吐血衄血，斑疹紫黑，可与犀角、赤芍、丹皮同用，如犀角地黄汤。用于肺热燥咳，咽喉肿痛，可与贝母、百合等配伍，如百合固金汤。

2. 解毒散结，用于咽喉肿痛，瘰疬痰核，痈肿疮毒。治外感瘟毒，热毒壅盛之咽喉肿痛，大头瘟疫，常与薄荷、连翘、板蓝根等同用，如普济消毒饮。治痰火郁结之瘰疬痰核，多与贝母、生牡蛎同用，如消瘰丸。用于痈肿疮毒，多配银花、连翘、紫花地丁等同用，若配银花、甘草、当归，可治脱疽，如四妙勇安汤。

【用法用量】煎服，9～15 g。

【使用注意】不宜与藜芦同用。

【现代研究】本品含玄参素、草萜苷类、挥发油、生物碱、L-天冬酰胺等。具有抗菌、中和毒素、抗炎、中枢抑制、降血糖及对心血管系统的强心、降压、扩张血管、抗血小板聚集、增强纤维蛋白溶解活性等作用。

牡丹皮

《本经》

为毛茛科多年生落叶小灌木植物牡丹 *Paeonia suffruticosa* Andr. 的干燥根皮。秋季采收，晒干，生用或炒用。

【性味归经】苦、辛，微寒。归心、肝、肾经。

【功效与应用】

1. 清热凉血，用于温热病热入血分而发斑疹及血热妄行的吐血衄血。本品能清热凉血，以去血分郁热而收化斑、止血之效，可与赤芍、生地同用。用于温病后期，邪伏阴分，津液已伤，夜热早凉，热退无汗之证。本品辛寒，善于清透阴分伏热，常与鳖甲、生地、知母等同用，如青蒿鳖甲汤。

2. 活血散瘀，用于血滞经闭、痛经、癥瘕。常与桃仁、赤芍、桂枝同用，如桂枝茯苓丸。治跌打损伤，瘀肿疼痛，常配当归、乳香、没药等。用于疮疡肿毒，可与金银花、连翘、蒲公英等同用。用治肠痈初起，多配伍大黄、桃仁、芒硝等，如大黄牡丹皮汤。

【用法用量】煎服，6～12 g。散热凉血生用，活血散瘀酒炒用，止血炒炭用。

【使用注意】血虚有寒，月经过多及孕妇不宜用。

【现代研究】本品含牡丹酚、牡丹酚苷、牡丹酚原苷、芍药苷、挥发油及植物甾醇等。具有抗炎、抗血栓形成和动脉粥样硬化、抗心律失常、抗心肌缺血，降压、镇静催眠、抗惊厥、镇痛、解热和降温、抗菌、抗肿瘤、利尿、抗早孕等作用。

赤　芍
《药品化义》

为毛茛科多年生草本植物芍药 *Paeonia lactiflora* Pall. 或川赤芍 *Paeonia veitchii* Lynch 的根。春季采挖，晒干，切片，生用或炒用。

【性味归经】苦，微寒。归肝经。

【功效与应用】

1. 清热凉血，用于温热病热入营血，斑疹吐衄。本品苦寒，主入肝经，善走血分，能清肝火，除血分郁热而有凉血止血、散瘀消斑之功。用于温热病热入血分，斑疹紫黑，常配生地、丹皮同用。

2. 散瘀止痛，用于血热瘀滞，经闭、痛经，常与益母草、丹参、泽兰同用。治血瘀癥瘕，常与桃仁、丹皮、桂枝同用，如桂枝茯苓丸。治跌打损伤，瘀肿疼痛，常配当归、乳香、没药等。用于疮疡肿毒，可与金银花、连翘、蒲公英等同用。

【用法用量】煎服，6～12 g。

【使用注意】不宜与藜芦同用。

【现代研究】本品主含芍药苷，另含苯甲酰芍药苷、芍药内酯苷、芍药新苷等。对血液系统有抗血栓形成、抗血小板聚集、抗凝血、激活纤溶、改善血液的流变性等作用。对心血管系统有抗心肌缺血、保护心功能、降低肺动脉高压及门脉高压、抗动脉粥样硬化等作用。又有保肝、增强免疫力、抗肿瘤、抗炎、抗菌、解痉和抗胃溃疡、镇静催眠、镇痛、抗惊厥、降温等作用。

第五节　清虚热药

凡以清虚热、退骨蒸为主要作用的药物，称为清虚热药。本类药物主要适用于肝肾阴虚，虚火内扰所致的骨蒸潮热、午后发热、手足心热、虚烦不寐、盗汗、遗精、舌红少苔、脉细而数等症，亦可用于温热病后期，邪热未尽，伤阴耗液，而致夜热早凉、热退无汗、舌质红绛、脉象细数等症。使用本类药物常配伍清热凉血及养阴清热之品，如生地、玄参、鳖甲、龟板之类，以标本兼顾。

青　蒿
《本经》

为菊科一年生草本植物黄花蒿 *Artemisia annua* L. 的干燥地上部分。夏秋两季采收。鲜用或阴干，切段入药。

【性味归经】苦、辛，寒。归肝、胆经。

【功效与应用】

1. 清虚热、退骨蒸，用于温病后期，余热未清见夜热早凉，热退无汗，或热病后低热不退。本品苦寒，辛香透散，善于清透阴分伏热，常与鳖甲、生地、知母等同用，如青蒿鳖甲汤。用于阴虚发热，骨蒸劳热，常与银柴胡、胡黄连、鳖甲、知母等同用，如清骨散。

2. 解暑，用于感受暑邪，发热头痛口渴。本品芳香辛散，善解暑热，故可治上述感受暑邪之证，常与连翘、茯苓、滑石等同用。

3. 截疟，用于疟疾寒热。可单用较大剂量鲜品捣汁服，或随证配伍桂心、黄芩、滑石、通草等。

【用法用量】煎服，6～12 g，入煎剂宜后下。

【使用注意】脾胃虚弱，肠滑泄泻者忌服。

【现代研究】本品含青蒿素、青蒿酸、青蒿内酯等倍半萜类成分及黄酮类成分等。青蒿素为抗疟的有效成分。具有抗疟、抗吸虫、解热、镇痛、抗炎、免疫调节、抗菌、抗病毒、抗癌等作用。对心血管系统有抗心律失常及降压作用。

地骨皮

《本经》

为茄科落叶灌木植物枸杞 *Lycium chinense* Mill. 或宁夏枸杞 *Lycium barbarum* L. 的根皮。初春或秋后采挖，剥取根皮，晒干，切段入药。

【性味归经】甘，寒。归肺、肝肾经。

【功效与应用】

1. 凉血退蒸，用于阴虚血热，小儿疳疾发热及骨蒸潮热、盗汗等证。本品善清虚热，常与知母、鳖甲等同用，如地骨皮汤。用于血热妄行的吐血、衄血等症，可与白茅根、侧柏叶等药同用。

2. 清肺降火，用于肺热咳喘。本品能清泻肺热，热去则肺气清肃而咳喘自止，常与桑白皮、甘草同用，如泻白散。

此外本品于清热除蒸泻火之中，兼有生津止渴的作用，可与生地、花粉、五味子等同用，治内热消渴。

【用法用量】煎服，9～15 g。

【使用注意】外感风寒发热及脾虚便溏者不宜用。

【现代研究】本品含甜菜碱、β-谷甾醇、蜂花酸及亚油酸。此外含桂皮酸、多种酚类物质及皂苷等。具有解热、降血糖、降血脂、降血压及抗微生物等作用。

表 6-1　部分清热药简表

分类	药　名	性味归经	功　效　与　应　用	用法用量
清热泻火药	芦　根	甘，寒。归肺、胃经	清热生津，除烦，止呕，利尿。用于热病烦渴，胃热呕哕，肺热咳嗽，肺痈吐脓，热淋涩痛	15～30 g。鲜品用量加倍或捣汁用
	淡竹叶	甘、淡，寒。归心、胃、小肠经	清热除烦，利尿。用于热病烦渴，小便赤涩淋痛，口舌生疮	6～9 g
	谷精草	辛、甘，平。归肝、肺经	疏散风热，明目退翳。用于风热目赤，肿痛羞明，眼生翳膜，风热头痛	4.5～9 g
	青葙子	苦，微寒。归肝经	清肝，明目，退翳。用于肝热目赤，眼生翳膜，视物昏花，肝火眩晕	9～15 g
清热燥湿药	苦　参	苦，寒。归心、肝、胃、大肠、膀胱经	清热燥湿，杀虫利尿。用于热痢便血，黄疸，尿闭，赤白带下，阴肿阴痒，湿疹湿疮，皮肤瘙痒，疥癣麻风；外治滴虫性阴道炎	4.5～9 g。外用适量，煎汤洗患处
	秦　皮	苦、涩，寒。归肝、胆、大肠、经	清热燥湿，收涩，明目。用于热痢泄泻，赤白带下，目赤肿痛，目生翳膜	6～12 g。外用适量，煎洗患处
	白鲜皮	苦，寒。归脾、胃、膀胱经	清热燥湿，祛风解毒。用于湿热疮毒，黄水淋漓，湿疹风疹，疥癣疮癞，风湿热痹，黄疸，尿赤	4.5～9 g。外用适量，煎汤洗或研粉敷

续表 6-1

分类	药 名	性味归经	功 效 与 应 用	用法用量
清热解毒药	青 黛	咸，寒。归肝经	清热解毒，凉血定惊。用于温毒发斑，血热吐衄，胸痛咳血，口疮，痄腮，喉痹，小儿惊痫	1.5～3 g。宜入丸散用，外用适量
	紫花地丁	苦、辛，寒。归心、肝经	清热解毒，凉血消肿。用于疔疮肿毒，痈疽发背，丹毒，毒蛇咬伤	15～30 g。外用鲜品适量，捣烂敷患处
	野菊花	苦、辛，微寒。归肝、心经	清热解毒。用于疔疮痈肿，目赤肿痛，头痛眩晕	9～15 g。外用适量，煎汤外洗，或制膏外敷
	穿心莲	苦，寒。归心、肺、大肠、膀胱经	清热解毒，凉血消肿。用于感冒发热，咽喉肿痛，口舌生疮，顿咳劳嗽，泄泻痢疾，热淋涩痛，痈肿疮痒，毒蛇咬伤	6～9 g。外用适量
	红 藤	苦，平。归大肠经	清热解毒，活血止痛。用于肠痈腹痛，热毒疮疡，跌打损伤，风湿痹痛，经闭痛经	15～30 g。煎服
	马齿苋	酸，寒。归肝、大肠经	清热解毒，凉血止血。用于热毒血痢，痈肿疔疮，湿疹丹毒，蛇虫咬伤，便血痔血，崩漏下血	9～15 g；鲜品 30～60 g。外用适量，捣敷患处
	鸦胆子	苦，寒。有小毒。归大肠、肝经	清热解毒，截疟止痢，腐蚀赘疣。用于痢疾，疟疾；外治赘疣，鸡眼	0.5～2 g。用龙眼肉包裹或装入胶囊吞服，外用适量
	蚤 休	苦，微寒。有小毒。归肝经	清热解毒，消肿止痛，凉肝定惊。用于痈肿疔疮，毒蛇咬伤，小儿惊风抽搐	5～10 g。外用适量
	半边莲	辛，平。归心、小肠、肺经	利尿消肿，清热解毒。用于大腹水肿，面足浮肿，痈肿疔疮，蛇虫咬伤	9～15 g
	白花蛇舌草	微苦、甘，寒。归胃、大肠、小肠经	清热解毒，利湿通淋。用于痈肿疮毒，咽喉肿痛，毒蛇咬伤，热淋涩痛	15～60 g。外用适量
	熊 胆	苦，凉。归肝、胆、心经	清热解毒，息风止痉，清肝明目。用于肝经热盛，热极生风，疮痈肿痛，痔疮肿痛，肝热目赤肿痛，目生翳障	1～2.5 g 内服。多作丸散，不入汤剂，外用适量
	土茯苓	甘、淡，平。归肝、胃经	除湿解毒，通利关节。用于湿热淋浊，带下，痈肿，瘰疬，疥癣，梅毒及汞中毒肢体拘挛	15～60 g
	山豆根	苦，寒。有毒。归肺、胃经	清热解毒，消肿利咽。用于火毒蕴结，咽喉肿痛，齿龈肿痛	3～6 g
	白 蔹	苦，微寒。归心、胃经	清热解毒，消痈散结。用于痈疽发背，疔疮瘰疬，水火烫伤	4.5～9 g。外用适量
清热凉血药	水牛角	苦，寒。归心、肝经	清热解毒，凉血定惊。用于温病高热，神昏谵语，发斑发疹，吐血衄血，惊风癫狂	15～30 g。宜先煎 3 小时以上
	紫 草	苦、咸，寒。归心、肝经	凉血，活血，解毒，透疹。用于血热毒盛，斑疹紫黑，麻疹不透，疮疡湿疹，水火烫伤	5～9 g。外用适量
清虚热药	银柴胡	甘，微寒。归肝、胃经	清虚热，除疳热。用于阴虚发热，骨蒸劳热，小儿疳热	3～9 g
	胡黄连	苦，寒。归肝、胃、大肠经	清虚热，除骨蒸，消疳热。用于湿热泻泄，黄疸，骨蒸潮热，小儿疳热	1.5～9 g
	白 薇	苦、咸，寒。归胃、肝、肾经	清热凉血，利尿通淋，解毒疗疮。用于温邪伤营发热，阴虚发热，骨蒸劳热，产后血虚发热，热淋，血淋，痈疽肿毒	4.5～9 g

【复习思考题】

*1. 试述清热药的含义、分类、使用注意及各类的性能特点和主要适应证。

*2. 分别比较石膏与知母，黄芩、黄连与黄柏，鲜地黄与干地黄，金银花与连翘，丹皮与赤芍，银柴胡和柴胡其性能、功效与应用之异同点。

3. 试述石膏配知母，黄连配木香，知母配黄柏各有什么意义。

（王 秋）

第七章　泻 下 药

【学习要求】

1. 掌握泻下药的含义、功效、适应范围、配伍方法、使用注意及各类的性能特点。
2. 掌握大黄、芒硝、火麻仁、甘遂、巴豆的性能、功效和应用，熟悉其配伍和使用特点。
3. 了解其他泻下药的分类和功效特点。

凡能引起腹泻或滑利大肠、促进排便的药物，称为泻下药。

泻下药功效有三：一为清除肠内的宿食、燥屎以及其他有害物质，使其从大便排出；二为清热泻火，使实热壅滞通过泻下而解；三为逐水退肿，使水邪有路可出，水肿得以消除。主要适用于大便秘结，胃肠积滞，实热内结及水肿停饮等里实证。根据其作用和适应证的不同，可分为攻下药、润下药和峻下逐水药三类。其中攻下药和峻下逐水药泻下作用峻猛，尤以后者为甚；润下药能润滑肠道，作用缓和。

使用泻下药应注意：里实兼有表邪者，当先解表而后攻里，必要时可与解表药同用，表里双解，以免表邪内陷；里实而正虚者，应与补益药同用，攻补兼施，使攻下而不伤正。

泻下药作用峻猛，易伤正气，故久病体弱，妇女胎前产后及月经期应慎用或忌用。泻下药易伤胃气，奏效即止，不可过服，注意"保胃气"。

在使用作用峻猛而有毒性的泻下药时，一定要严格掌握炮制法度，控制用量，避免中毒现象发生，确保用药安全。

第一节　攻 下 药

本类药物多攻下力猛，具有较强的泻下作用。其药性多属苦寒，主入胃、大肠经，既能通便又能泻火，故以实热积滞、燥屎坚结者为宜。常配行气、清热药以加强泻下清热作用。部分药通过配伍温里药，也可用于寒积便秘。

具有较强清热泻火作用的攻下药，还可用于外感热病，高热神昏，谵语发狂；或火热上攻，头痛目赤、咽喉肿痛、齿龈肿痛，以及火毒疮疡、血热吐衄，不论有无便秘，均可采用本类药物，以清除实热，或导热下行，起到"上病下治"、"釜底抽薪"的作用。湿热下痢，里急后重，或饮食积滞，泻而不畅之证，可适当配用本类药物，以攻逐积滞，消除病因。对肠道寄生虫病，本类药与驱虫药同用，可促进虫体的排出。

根据"六腑以通为用"，"不通则痛"，"通则不痛"的中医理论，目前临床上常以攻下药为主，配伍清热解毒药、活血祛瘀药等，用于治疗胆石症、胆囊炎、急性胰腺炎、肠梗阻等急腹症，并取得了良好效果，为攻下药的应用，开辟了新的临床用途。

大　黄

《本经》

为蓼科多年生草本植物掌叶大黄 *Rheum palmatum* L.、唐古特大黄 *Rheum tanguticum*

Maxim. ex Balf. 或药用大黄 *Rheum officinale* Baill. 的干燥根及根茎。掌叶大黄和唐古特大黄药材称北大黄，主产于青海、甘肃等地。药用大黄药材称南大黄，主产于四川。秋季茎叶枯萎或次春发芽前采挖，除去细根，刮去外皮，切瓣或段，绳穿成串或直接干燥，可生用，或酒炒、酒蒸，或炒炭用。

【性味归经】苦，寒。归脾、胃、大肠、肝、心包经。

【功效与应用】

1. 泻下攻积，用于肠道积滞，大便秘结。大黄苦寒沉降，有较好的泻下作用，为治疗积滞便秘的要药。因其苦寒泄热，故热结便秘者尤为适宜。温热病热结便秘、高热不退、神昏谵语者，可用本品通腑泄热，常与芒硝、厚朴、枳实等配伍，以加强攻下作用，即大承气汤。若里实热结而气血不足者，可与党参、当归等益气养血药配伍，如黄龙汤。热结阴伤者，可与生地、玄参、麦冬等养阴生津药同用，如增液承气汤。脾阳不足，冷积便秘者，须配附子、干姜等温里药，如温脾汤。热痢初起，肠道湿热积滞不化，亦可用大黄通便，去湿热积滞。

2. 泻火止血，用于血热妄行的吐血衄血及火热上炎的头痛目赤、咽喉肿痛、齿龈肿痛等症。本品苦降，能使上炎之火下泄，具清热泻火，凉血止血之功，常与黄连、黄芩同用，如泻心汤。现代临床单用大黄粉治疗上消化道出血，有较好疗效。

3. 解毒，用于热毒疮疡及烧伤。取其清热解毒，并借其通便作用，使热毒下泄。治热毒痈肿疔疮，常与金银花、蒲公英、连翘等同用。治肠痈腹痛，常与牡丹皮、桃仁等同用，如大黄牡丹皮汤。本品亦可外用，如外敷痈肿的如意金黄散中即有大黄。治疗烧伤，可单用大黄粉，或配地榆粉用麻油调敷。

4. 活血祛瘀，用于瘀血证。本品有较好的活血祛瘀作用，为治疗瘀血证的常用药物。治妇女产后瘀阻腹痛、恶露不尽者，常与桃仁、䗪虫等同用，如下瘀血汤。治妇女瘀血经闭，常与红花、当归等同用。治跌打损伤，瘀血肿痛，可与当归、桃仁、红花、穿山甲等同用，如复元活血汤。

此外，本品亦适用黄疸、淋病等湿热证，因大黄苦寒泄降，能清泄湿热。治黄疸，常配茵陈、栀子，即茵陈蒿汤。治疗淋病，常配木通、车前子、栀子等，如八正散。

【用法用量】煎服，3～30 g。外用适量。生大黄泻下力较强，欲攻下者宜生用；入汤剂应后下或用开水泡服，久煎则泻下力减弱。酒制大黄泻下力较弱，活血作用较好，宜用于瘀血证。大黄炭则多用于出血证。

【使用注意】本品苦寒，善攻下泻热、活血祛瘀，故妇女月经期、妊娠期、哺乳期应慎用或忌用。脾胃虚寒忌服。

【现代研究】本品含蒽醌类衍生物大黄酚、大黄素、芦荟大黄素和大黄素甲醚等，含蒽酮和双蒽酮衍生物大黄酸、番泻苷等。对消化系统具有导泻、保肝、利胆、抗溃疡等作用。有抗菌、解热、抗炎、利尿和降低血中尿素氮与肌酐含量、降血压、降血脂、止血、免疫调节、抗肿瘤等作用。结合状态的番泻苷是致泻有效成分，主要抑菌成分为大黄酸、大黄素和芦荟大黄素。

芒　硝

《名医别录》

为含硫酸钠的天然矿物经精制而成的结晶体，主含含水硫酸钠（$Na_2SO_4 \cdot 10H_2O$）。将天然产品用热水溶解，过滤，放冷析出结晶，通称“朴硝”或“皮硝”；再取萝卜洗净切片，置锅内加水与皮硝共煮，取上层液，放冷析出结晶，即为芒硝。芒硝经风化失去结晶水而成的白色粉末物称玄明粉(元明粉)。

【性味归经】咸、苦,寒。归胃、大肠经。

【功效与应用】

1. 泻下软坚,用于实热积滞,大便燥结。本品咸苦寒,其性降泄,有较强的泻热通便、润下软坚作用,常与大黄相须为用,以增强泻下热结的作用,如大承气汤、调胃承气汤。

2. 清热消肿,用于痈肿疮疡,目赤咽肿口疮等症,多为外用。治咽喉肿痛、口舌生疮,可与硼砂、冰片、朱砂同用,制成散剂外用,如冰硼散,或以芒硝置西瓜中制成西瓜霜外用;玄明粉化水,可用以滴眼,洗疮口。治乳痈可用芒硝外敷,以消肿块,亦可作回乳之用。

【用法用量】冲服,6～12 g。一般不入煎剂,待汤剂煎得后,溶入汤剂中服用。外用适量。

【使用注意】孕妇禁用。不宜与三棱同用。

【现代研究】本品主要成分为含水硫酸钠及少量氯化钠、硫酸镁等。具有泻下、利尿、抗菌、消炎、溶石作用。

第二节　润下药

润下药多为植物种子或种仁,富含油脂,可滑利大肠,润燥通便,泻下力缓,有的略有滋补作用,故适用于年老、体虚、久病、产后所致津枯、阴虚、血亏便秘者。应用时,根据病情不同,适当配伍其他药物同用,如热盛津伤便秘者,可与清热养阴药同用;兼血虚者,宜与补血药同用;兼气滞者,须与理气药同用。

具有润下作用的药物,除本节收载的外,常用的还有瓜蒌仁、柏子仁、杏仁、桃仁、决明子、蜂蜜、当归、何首乌等散见于其他章节,可参阅。

火麻仁

《本经》

为桑科一年生植物大麻 *Cannabis sativa* L. 的干燥成熟果实。秋季果实成熟时采收,除去杂质,晒干。生用,用时打碎。

【性味归经】甘,平。归脾、胃、大肠经。

【功效与应用】

1. 润肠通便,用于肠燥便秘。本品甘平,质润多脂,能润肠通便,且又兼有滋养补虚作用,适用于老人、产妇及体弱津血不足的肠燥便秘证。通常多与其他润肠通便药同用,或与大黄、厚朴等配伍,以加强通便作用,如麻子仁丸。

2. 润燥、杀虫,本品外用有润燥生发及杀虫作用,治疗发落不生及疮癞等病。《太平圣惠方》治血虚须发不生,火麻仁熬油敷头。《千金要方》治小儿头疮,用火麻仁研末,和水绞取汁,和蜜敷之。

【用法用量】9～15 g。打碎入煎剂。

【使用注意】防中毒,60～120 g 可致中毒。

【现代研究】本品主要含脂肪油。具有缓泻、降血压、利胆、益智、抗衰老、降脂等作用。

第三节　峻下逐水药

本类药物大多苦寒有毒，泻下作用峻猛，能引起剧烈腹泻，使体内潴留的水液从大便排出，部分药物还兼有利尿作用。适用于水肿、胸腹积水及痰饮喘满等邪实而正气未衰之证。

由于本类药物有毒而力峻，易于损伤正气，而其所适用的水肿、腹水等证，病程较长，大多邪实而正虚，所以在使用时要注意维护正气，可采用先攻后补，或先补后攻，或攻补兼施的方法，中病即止，不宜久服。并注意掌握炮制、剂量、用法及禁忌事项，以确保用药安全。

甘　遂

《本经》

为大戟科多年生草本植物甘遂 *Euphorbia kansui* T. N. Liou ex T. P. Wang 的干燥块根。春季开花前或秋末茎叶枯萎后采挖，撞去外皮，晒干。生用或醋制用。

【性味归经】苦，寒；有毒。归肺、肾、大肠经。

【功效与应用】

1. 泻水逐饮，用于水肿，臌胀，胸胁停饮等证。本品苦寒性降，善行经隧之水湿，泄水逐饮力峻，药后可连续泻下，使潴留水饮排泄体外。凡水肿，大腹臌胀，胸胁停饮，正气未衰者，均可用之。可单用研末服；或与牵牛子同用，如《圣济总录》二气汤；或与大戟、芫花为末，枣汤送服，如十枣汤。本品尚有逐痰饮的作用，可用于风痰癫痫之证。以甘遂为末，入猪心煨后，与朱砂末为丸服，如遂心丹。

2. 消肿散结，用于痈肿疮疡，可研末水调外敷。

【用法用量】每次 0.5～1.5 g，炮制后入丸散用。内服醋制可减低毒性。外用适量，生用。

【使用注意】孕妇禁用。不宜与甘草同用。

【现代研究】本品含大戟酮、甘遂醇、α-大戟甾醇、β-大戟甾醇等。具有泻下、镇痛、利尿、引产、免疫抑制、抗炎和抗白血病等作用。

巴　豆

《本经》

为大戟科乔木植物巴豆 *Croton tiglium* L. 的干燥成熟果实。去皮用仁或制霜。

【性味归经】辛，热；有大毒。归胃、大肠经。

【功效与应用】

1. 峻下冷积，用于寒邪食积，阻结肠道，见突然腹满胀痛，大便不通，甚至气急暴厥者。巴豆辛热，能峻下寒积，开通闭塞，前人喻其有“斩关夺门之功”。寒邪食积，病情急剧，气血未衰者，每用为主药，配干姜、大黄为丸服，即三物备急丸。

2. 逐水退肿，用于大腹水肿。取其强烈泻下作用以消腹水。如《补缺肘后方》治水蛊腹满，用巴豆、杏仁炙黄为丸服。近代有用本品配绛矾、神曲，名含巴绛矾丸，治疗晚期血吸虫病肝硬化腹水。

3. 祛痰利咽，用于喉痹，痰涎壅塞气道，呼吸急促，甚至窒息欲死者。巴豆能祛除痰涎以利呼吸。如《千金方》单用巴豆治喉痹垂死，只有余气者。近用治白喉及喉炎引起的喉梗阻，用巴豆霜吹入喉部，引起呕吐，以排出痰涎，或伴有腹泻，使梗阻症状得以解除。

4. 蚀疮，用于痈肿成脓未溃及疥癣恶疮。本品外用有蚀腐肉、疗疮毒作用。治痈肿成脓未溃者，常与乳香、没药、木鳖子同用，外敷患处，以腐蚀皮肤，促进破溃排脓。治恶疮，单用本品炸油，以油调雄黄、轻粉末，外涂疮面即可。

【用法用量】入丸散服，每次 0.1～0.3 g。大多制成巴豆霜用，以降低毒性。外用适量。

【使用注意】孕妇及体弱者忌用。不宜与牵牛子同用。

【现代研究】本品含巴豆油，其中含巴豆油酸、甘油脂和巴豆醇，此外还含巴豆苷、巴豆毒素、花色苷基素等。具有促进胃肠蠕动，抗菌、抗肿瘤、镇痛、免疫抑制等作用。巴豆油接触皮肤粘膜，有强烈刺激作用。

表 7-1 部分泻下药简表

分类	药 名	性味归经	功 效 与 应 用	用法用量
攻下药	番泻叶	甘、苦，寒。归大肠经	泻热行滞，通便，利水。用于热结积滞，便秘腹痛，水肿胀满	2～6 g。入煎剂宜后下，或开水泡服
	芦 荟	苦、寒，归肝、胃、大肠经	清肝热，通便。用于便秘，肝火头痛，小儿疳积，惊风；外治湿癣	2～5 g，入丸散服。外用适量，研末敷患处
润下药	郁李仁	辛、苦、甘，平。归脾、大肠、小肠经	润燥滑肠，下气，利水。用于津枯肠燥，食积气滞，腹胀便秘，水肿，脚气，小便不利	6～9 g
峻下逐水药	红大戟	苦，寒。有小毒。归肺、脾、肾经	泻水逐饮，攻毒消肿散结。用于胸腹积水，二便不利，痈肿疮毒，瘰疬痰核	1.5～3 g。外用适量，煎洗患处
	京大戟	苦，寒。有毒。归肺、脾、肾经	泻水逐饮。用于水肿胀满，胸腹积水，痰饮积聚，气逆喘咳，二便不利	1.5～3 g
	牵牛子	苦，寒。有毒。归肺、肾、大肠经	泻水通便，消痰涤饮，杀虫攻积。用于水肿胀满。二便不利，痰饮积聚，气逆喘咳，虫积腹痛，蛔虫、绦虫病	3～6 g。入丸散服，每次 1.5～3 g
	芫 花	苦，辛，温。有毒。归肺、脾、肾经	泻水逐饮，解毒杀虫。用于水肿胀满，胸腹积水，痰饮积聚，气逆喘咳，二便不利；外治疥癣，秃疮，冻疮	1.5～3 g。醋芫花研末吞服，一次 0.6～0.9 g。一日一次
	商 陆	苦、寒。有毒。归肺、脾、肾、大肠经	逐水消肿，通利二便，解毒散结。用于水肿胀满，二便不利。外治痈肿疮毒	3～9 g。外用鲜品捣烂或干品研末敷患处

【复习思考题】

*1. 试述泻下药的含义、分类、使用注意及各类的性能特点及主要适应证。

*2. 分别比较大黄与芒硝，大黄与巴豆性能、功效与应用之异同点。

3. 大黄配芒硝，大黄配巴豆，大黄配干姜各有什么意义？

（王 秋）

第八章　祛风湿药

【学习要求】

1. 掌握祛风湿药的含义、性能、功效、适应范围及使用注意。

2. 掌握独活、威灵仙、防己、秦艽、徐长卿、木瓜、桑寄生、五加皮的性能、功效和应用，熟悉其配伍和使用特点。

3. 了解其他祛风湿药的功效特点。

凡以祛除风湿、解除痹痛为主要作用的药物，称祛风湿药。

当人体遭受风寒湿邪侵袭之后，经络阻滞，气血流行不畅，便形成痹证。痹证的主要表现为肢体关节疼痛，酸楚麻木，重着，筋脉拘挛等。但由于风寒湿邪各有偏重，所表现的症状也就各异。如风胜者为行痹，因风性轻扬而善行数变，故以游走性疼痛为主，且多见于躯体上部；寒胜者为痛痹，寒主收引，而易致痛，故疼痛较为突出；湿胜者为着痹，有湿则肿，因而肿较明显，且湿邪重着，故病变较多见于下肢。又风寒湿邪留于经络，皆可郁而化热，或素为阳盛之体，内有蕴热，感受风寒湿邪，亦易化热，从而形成红肿热痛的热痹证。本类药物能祛除肌肉、经络、筋骨、关节间的风寒湿邪，部分还分别具有止痛、舒筋、通络或补肝肾、强筋骨等作用。适用于风湿痹痛、麻木不仁、半身不遂、腰膝酸痛、下肢痿软等症。

使用祛风湿药，可根据痹证的性质、部位等具体情况，选用相应的药物，并予以适当的配伍。如病邪在表，或疼痛偏于上部者，配祛风解表药；湿盛之着痹，配祛湿或燥湿药；寒胜之痛痹，配温经散寒止痛药；热痹配清热药；血凝气滞者，配活血通络药；气血不足者配补气养血药；肝肾亏损，腰痛脚弱者，配补益肝肾药等。

痹证多属慢性疾患，为服用方便，可作酒剂或丸散常服；酒剂还能疏通经络，加强祛风湿药的功效。

本类药物辛温香燥，易耗伤阴血，故阴亏血虚者应慎用。

独　活

《本经》

为伞形科多年生草本植物重齿毛当归 *Angelica pubescens* Maxim. f. *biserrata* Shan et Yuan 的干燥根。春初苗刚发芽或秋末茎叶枯萎时采挖，除去须根及泥沙，烘至半干，堆置 2～3 天，发软后，再烘到全干。切片，生用。

【性味归经】辛、苦，微温。归肾、膀胱经。

【功效与应用】

1. 祛风湿，止痛，用于风湿痹痛。独活辛散、苦燥，善祛风湿，止痛，凡风寒湿邪痹着于肌肉关节者，无问新久，皆可应用。尤以下部之痹证为适宜。治行痹者，常与附子、乌头、防风等同用，如《千金方》独活酒；若肾气虚弱，当风受冷所致的偏枯冷痹疼痛等，多与桑寄生、杜仲、防风等同用，如《千金方》独活寄生汤。

2. 解表，用于风寒表证，兼有湿邪者。本品能发散风寒湿邪而解表，但其发散之力较羌活弱，常与羌活同用，如羌活胜湿汤。

【用法用量】煎服，3～9 g。

【使用注意】本品有化燥伤阴之弊，素体阴虚及血燥者慎用。内风证忌用。

【现代研究】本品含甲氧基欧芹素、百里香酚等挥发性成分，以及独活醇和当归酸等。具有抗炎、镇痛、抗血小板凝聚、抗血栓、抗凝、抗心律失常、抑菌、抗肿瘤作用等。

秦 艽

《本经》

为龙胆科多年生草本植物秦艽 *Gentiana macrophylla* Pall.、麻花秦艽 *Gentiana straminea* Maxim.、粗茎秦艽 *Gentiana crassicaulis* Duthie ex Burk. 或小秦艽 *Gentian dahurica* Fisch. 的干燥根。按性状不同，前三种分别习称“秦艽”和“麻花艽”，后一种习称“小秦艽”。春秋两季采挖，除去泥沙，秦艽及麻花艽晒软，堆置“发汗”，或不经发汗，直接晒干；小秦艽趁鲜时搓去黑皮，晒干。切片，生用。

【性味归经】辛、苦，微寒。归胃、肝、胆经。

【功效与应用】

1. 祛风湿，舒筋络，用于风湿痹痛、肌肉或关节拘挛及手足不遂等。秦艽能祛风湿，舒筋络。风湿痹证无问新久、或偏寒偏热，均可配伍应用。本品性偏微寒，兼能清热，痹证见发热、关节红肿等热象者尤为适宜。一般偏热者，可配防己、知母、忍冬藤等；属寒者，配羌活、独活、桂枝、附子等。中风手足不遂者，亦适用本品。

2. 退虚热，用于骨蒸潮热。为治疗阴虚骨蒸潮热的常用药。可与青蒿、鳖甲、知母、地骨皮等配伍，如秦艽鳖甲散。

3. 清湿热，用于湿热黄疸。本品能清利湿热，退黄疸，常与茵陈蒿、栀子等配伍。

【用法用量】煎服，3～9 g。

【使用注意】凡非风寒湿邪侵袭而属气血不足者忌用，阴虚血燥者慎服。

【现代研究】本品含生物碱秦艽碱甲、秦艽碱乙，糖及挥发油。具有抗炎、抗过敏、抗菌、抑制中枢神经系统、升高血糖等作用。

威 灵 仙

《本经》

为毛茛科攀缘性灌木植物威灵仙 *Clematis chinensis* Osbeck、棉团铁线莲 *Clematis hexapetala* pall. 或东北铁线莲 *Clematis manshurica* Rupr. 的根及根茎。秋季采挖，除去泥沙，晒干。生用。

【性味归经】辛、咸，温。归膀胱经。

【功效与应用】

1. 祛风湿，通经络，用于风湿痹痛。本品辛散温通，性猛善走，通行十二经脉，既能祛风湿，又能通经止痹痛。凡风湿痹痛，麻木不仁，无论部位上下皆可用，为风湿痹痛要药。可单用为末，温酒调服。也可配当归、桂心为丸服，如神应丸。

2. 消骨鲠，用于诸骨鲠。可用本品煎汤，缓缓咽下，一般可使骨鲠消失。亦可和入米醋、砂糖服。

【用法用量】煎服，6～9 g。

【现代研究】本品含白头翁素和白头翁醇、皂苷等。具有镇痛、抗疟、抗菌、引产、利胆、抗利尿等作用。

防　己

《本经》

为防己科多年生木质藤本植物粉防己 *Stephnia tetrandra* S. Moore 的根。生用。

【性味归经】苦,寒。归膀胱、肺经。

【功效与应用】

1. 祛风湿,止痛,用于痹证,尤宜于湿热偏胜者,症见骨节烦痛,屈伸不利。本品善能祛风湿,清热通络止痛,常与薏苡仁、滑石、蚕沙同用,如宣痹汤。若风寒湿痹,关节疼痛,常与附子、桂心、白术等同用,如防己汤。

2. 利水消肿,用于水肿、腹水、脚气浮肿。本品能利水、清下焦湿热。常与利水消肿药配伍,如己椒苈黄丸,即以本品与葶苈子、椒目、大黄配伍;若属虚证,可配伍益气健脾之品,如防己黄芪汤,即以本品配黄芪、白术、甘草等药。

【用法用量】煎服,4.5～9 g。

【使用注意】本品大苦大寒,易伤胃气,体弱阴虚,胃纳不佳者慎用。

【现代研究】防己含汉防己甲素及汉防己乙素、丙素等,亦含黄酮苷、挥发油等。有明显的镇痛、解热、消炎、抗过敏性休克、利尿、降压、抗心肌缺血、抗心律失常、抗菌、抗肿瘤、肌肉松弛等作用。在体内有抗阿米巴原虫的作用。

桑寄生

《本经》

为桑寄生科常绿小灌木植物桑寄生 *Taxillus chinensis* (DC.) Danser 的带叶茎枝。冬季至次春采收,除去粗茎,切段,或蒸后干燥。生用。

【性味归经】苦、甘,平。归肝、肾经。

【功效与应用】

1. 祛风湿,补肝肾,强筋骨,用于风湿痹痛,腰膝酸痛等。本品能祛风湿,舒筋络,尤长于补肝肾,强筋骨,故肝肾不足,腰膝酸痛,筋骨无力者更为适宜。常与独活、牛膝、杜仲、当归等药同用,如独活寄生汤。

2. 安胎,用于胎漏下血、胎动不安。本品补肝肾而安胎,可治肝肾虚损,冲任不固之胎漏、胎动不安,常与艾叶、阿胶、杜仲、川续断等配伍。

【用法用量】煎服,9～15 g。

【现代研究】本品含广寄生苷等黄酮类。具有抗菌、抗病毒、镇静、利尿作用。对心血管系统有降压、舒张冠脉、增加冠脉流量等作用。

五加皮

《本经》

为五加科落叶小灌木细柱五加 *Acanthopanax gracilistylus* W. W. Smith 的干燥根皮,习称“南五加皮”。于夏秋两季采挖根部,洗净剥取根皮,晒干,生用。

【性味归经】辛、苦,温。归肝、肾经。

【功效与应用】

1. 祛风湿，用于风湿痹痛，四肢拘挛。本品辛散、苦泄，善祛风湿，通经络。治风湿痹痛，筋脉拘挛，屈伸不利者，可单用浸酒服，如五加皮酒。亦可与木瓜、松节配伍，如《沈氏尊生书》五加皮散。

2. 补肝肾，强筋骨，用于肝肾不足，腰膝软弱及小儿行迟等。本品可补肝肾，强筋骨。治腰膝软弱，常与怀牛膝、杜仲、淫羊藿等药同用。若治小儿行迟，可配龟板、牛膝、木瓜等药，如《保婴撮要》五加皮散。

【用法用量】煎服，4.5～9 g。

【使用注意】阴虚火旺者慎服。

【现代研究】本品含挥发油、鞣质、棕榈酸、亚麻仁油酸及维生素 A、维生素 B_1。具有抗炎、镇痛、增强免疫功能、抗胃溃疡、抑菌性激素样作用等，并有适应原样作用。

徐长卿

《本经》

为萝藦科多年生草本植物徐长卿 *Cynanchum paniculatum* (Bge.) Kitag. 的根及根茎。秋季采挖，除去杂质，阴干。

【性味归经】辛，温。归肝、胃经。

【功效与应用】

1. 祛风止痛，用于风湿痹痛、跌打损伤疼痛、脘腹痛、牙痛等各种痛症。徐长卿有较好的祛风止痛作用，广泛地用于风湿、寒凝、气滞、血瘀所致的各种痛证。近年来用于手术后疼痛及癌肿疼痛，有一定的止痛作用。可单味应用，或随证配伍有关的药物。

2. 止痒，用于湿疹、风疹块、顽癣等皮肤病。本品有较好的祛风止痒作用。可单用内服或煎汤外洗，亦可配伍苦参、地肤子、白鲜皮等清利湿热的药物。

此外本品还能解蛇毒，治毒蛇咬伤。可与半枝莲同用内服或外敷。

【用法用量】煎服，3～12 g。入煎剂宜后下。

【现代研究】本品主要成分为牡丹酚，此外还含有黄酮和少量的生物碱。具有镇痛、镇静、降温、抗炎、抗变态反应、降压、缓解心肌缺血、抗氧化、降血脂、抗动脉粥样硬化、抗菌等作用。

木 瓜

《本经》

为蔷薇科植物贴梗海棠 *Chaenomeles speciosa* Nakai 和木瓜(榠楂)*C. sinensis* (*Thouin*) *Koehne* 的干燥近成熟果实。安徽产者称"宣木瓜"，质量较好。夏秋两季果实绿黄时采摘。切片生用。

【性味归经】酸，温。归肝、脾经。

【功效与应用】

1. 舒筋活络，用于风湿痹痛，筋脉拘挛，脚气肿痛。本品有较好的舒筋活络作用，且能去湿除痹，为久风顽痹、筋脉拘急的要药。治筋急项强，不可转侧，以木瓜配乳香、没药、生地，如木瓜煎。治脚气肿痛，冲心烦闷，常与吴茱萸、槟榔等配伍，如鸡鸣散。

2. 化湿和胃，用于吐泻转筋。一则使湿浊得化，中焦调和；二则舒筋活络，使吐利过多而致的腹痛挛急得以缓解。常与苡仁、蚕沙、黄连、吴萸等同用，即蚕矢汤。

此外，本品尚有消食作用，可用于消化不良证。

【用法用量】煎服,6～9 g。

【使用注意】胃酸过多者不宜用。

【现代研究】本品含皂苷、黄酮类、鞣质、苹果酸、柠檬酸、维生素 C,此外还含过氧化物酶、过氧化氢酶、酚氧化酶等。具有保肝、抗菌、抗肿瘤、抗炎、免疫抑制、解痉等作用。

表 8－1　部分祛风湿药简表

药　名	性味归经	功 效 与 应 用	用法用量
川　乌	辛、苦,热。有大毒。归心、肝、肾、脾经	祛风除湿,温经止痛。用于风寒湿痹,诸寒痛证,跌打损伤,麻醉止痛等	3～9 g。若作散剂或酒剂,应减为 1～2 g,入汤剂应先煎 0.5～1 小时,外用适量。一般炮制后用
蚕　沙	甘、辛,温。归肝、脾、胃经	祛风湿,和中化浊。用于风湿痹痛,湿浊内阻之吐泻转筋	5～15 g。宜布包入煎。外用适量
雷公藤	苦,寒。有大毒。归心、肝经	祛风除湿,活血通络,消肿止痛,杀虫解毒。用于风湿痹痛,疔疮肿毒,腰带疮,皮肤瘙痒	本品大毒,内服宜慎。外用适量,捣烂或研末外敷、调擦。外敷不可超过半小时,否则起泡
桑　枝	微苦,平。归肝经	祛风湿,利关节。用于肩臂、关节酸痛麻木	9～15 g
豨莶草	辛、苦,寒。归肝、肾经	祛风湿,利关节,解毒。用于风湿痹痛,筋骨无力,腰膝酸软,四肢麻痹,半身不遂,风疹湿疮	9～12 g
臭梧桐	辛、苦、甘,凉。归肝经	祛风湿,活络。用于风湿痹痛,肢体麻木,半身不遂,高血压病	5～15 g。用于降压不宜高温久煎。外用适量
络石藤	苦,微寒。归心、肝、肾经	祛风通络,凉血消肿。用于风湿热痹,筋脉拘挛,腰膝酸痛,喉痹,痈肿,跌扑损伤	6～12 g。外用鲜品适量,捣敷患处
海风藤	辛、苦,微温。归肝经	祛风湿,通经络,止痹痛。用于风寒湿痹、肢节疼痛,筋脉拘挛,屈伸不利	6～12 g
香加皮	辛、苦,温。有毒。归肝、肾、心经	祛风湿,强筋骨,利尿。用于风寒湿痹,腰痛酸软,心悸气短,下肢浮肿	3～6 g
千年健	苦、辛,温。归肝、肾经	祛风湿,强筋骨。用于风寒湿痹,腰膝冷痛,下肢拘挛麻木	4.5～9 g
乌梢蛇	甘,平。归肝经	祛风,通络,止痉。用于风湿顽痹,麻木拘挛,中风口眼歪斜,半身不遂,抽搐痉挛,破伤风,麻风疥癣,瘰疬恶疮	9～12 g
狗　脊	苦、甘,温。归肝、肾经	补肝肾,强腰膝,祛风湿。用于腰膝酸软,下肢无力,风湿痹痛	6～12 g
伸筋草	微苦、辛,平。归肝、脾、肾经	祛风除湿,舒筋活络。用于关节酸痛,屈伸不利	3～12 g
青风藤	苦、辛,平。归肝、脾经	祛风湿,通经络,利小便。用于风湿痹痛,关节肿胀,麻痹瘙痒	6～12 g
丝瓜络	甘,平。归肺、胃、肝经	通络,活血,祛风。用于痹痛拘挛,胸胁胀痛,乳汁不通	4.5～9 g
鹿衔草	甘、苦,温。归肝、肾经	祛风湿,强筋骨,止血。用于风湿痹痛,腰膝无力,月经过多,久咳劳嗽	9～15 g

【复习思考题】

1. 试述祛风湿药的含义、性能、功效、使用注意及主要适应证。

*2. 分别比较独活与羌活，香加皮与五加皮其功效与应用的异同点。

（王 秋）

第九章　化湿药

【学习要求】

1. 掌握化湿药的含义、功效、适应范围、配伍方法、使用注意及性能特点。

2. 掌握苍术、厚朴、藿香、砂仁的性能、功效和应用，熟悉其配伍和使用特点。

3. 了解其他化湿药的功效特点。

凡气味芳香，具有化湿运脾作用的药物，称为化湿药，亦称芳香化湿药。

湿性黏滞，易阻滞气机，湿阻中焦，则脾为湿困，运化失常，化湿药味多辛、苦，性偏温燥，主归脾、胃两经，功能行气化湿，健脾助运，主要适用于湿阻中焦之证。脾为湿困，运化失常而症见脘腹胀满，恶心呕吐，食欲不振，肢体困重，大便溏薄，舌苔厚腻。对暑邪夹湿或湿温初起者，亦可适用。加上化湿药大多能行气，故脾胃气滞者亦可选用。

湿有寒湿、湿热之分，使用化湿药时，应根据湿的不同性质进行配伍。寒湿者，配温里药；湿热者，配清热燥湿药。行气有助于化湿，故应用化湿药时，常配伍行气药。脾弱则生湿，脾虚者应配补脾药以培其本。又湿性趋下，配伍利湿药，可使湿邪下泄，提高祛湿效果。

本类药物偏于温燥，易致伤阴，阴虚者应慎用。又因其芳香，含挥发油，入汤剂不宜久煎，以免降低疗效。

藿　香

《名医别录》

为唇形科植物藿香 *Agastache rugosa* (Fish. et Mey.) O. Ktze 和广藿香 *Pogostemon cablin* (Blanco) Benth. 的地上部分。夏秋两季枝叶茂盛时采割。广藿香，热晒夜闷，反复至干；藿香，阴干，或趁鲜切段阴干。生用或鲜用。

【性味归经】辛，微温。归脾、胃、肺经。

【功效与应用】

1. 芳香化湿，用于湿阻中焦证。本品为芳化湿浊的要药。若湿浊内阻，中气不运，见脘腹胀满、食欲不振、恶心呕吐者，常与苍术、厚朴、半夏等配伍，如金不换正气散。

2. 解暑发表，用于暑湿证及湿温初起。藿香性温而不燥，化湿又能发表。对暑月外感风寒，内伤生冷而致恶寒发热、头痛脘痞、呕恶泄泻者，可与紫苏、半夏、厚朴等同用，如藿香正气散。湿温初起，湿热并重者，每与清热祛湿的滑石、黄芩、茵陈蒿等同用，如甘露消毒丹。

3. 止呕，用于呕吐。既能化湿，又能和中止呕，治湿浊中阻所致的呕吐最为适宜。常与半夏配伍；偏于寒湿者，可配丁香、白豆蔻等；偏于湿热者，配黄连、竹茹等。妊娠呕吐，配砂仁、苏梗等。脾胃虚弱者，配党参、白术等。

【用法用量】煎服，5～10 g。鲜品加倍。

【使用注意】本品为辛温化湿之品，阴虚火旺，舌绛光滑者不宜。

【现代研究】本品含挥发油，油中主要成分为广藿香醇、广藿香酮和异回香醚等。具有抗真菌、解热、胃肠解痉、促进胃液分泌、止泻、镇痛、镇吐等作用。

厚 朴

《本经》

为木兰科落叶乔木植物厚朴 *Magnolia officinalis* Rehd. et Wils. 或凹叶厚朴 *Magnolia officinalis Rehd. et Wils. var. biloba* Rehd. et Wils. 的干燥干皮、根皮及枝皮。夏季采取树皮，阴干，再堆存使其发汗后，取出晒干。

【性味归经】苦、辛，温。归脾、胃、肺、大肠经。

【功效与应用】

1. 行气，燥湿，消积，用于湿阻、食积、气滞所致的脾胃不和，脘腹胀满。厚朴苦燥辛散温通，长于行气、燥湿、消积。本品为消胀除满之要药，凡湿阻、食积、气滞所致的脘腹胀满均可适用，以治实胀为主。若湿阻中焦，可配苍术、陈皮，如平胃散。若热结便秘者，配大黄、芒硝、枳实，即大承气汤，以达峻下热结，消积导滞之效。

2. 降逆平喘，用于痰饮喘咳。本品能燥湿化痰，降逆平喘。对于宿有喘病，因外感风寒而发者，可与桂枝、杏仁等配伍，如桂枝加厚朴杏子汤。痰湿内阻，胸闷喘咳者，常与苏子、橘皮等同用，如苏子降气汤。

【用法用量】煎服，3～9 g。

【使用注意】体虚者及孕妇慎用。

【现代研究】本品主要成分是厚朴酚、四氢厚朴酚、异厚朴酚和挥发油等。具有中枢抑制、肌肉松弛、抗溃疡、抗菌、抗病毒、抗癌、抗过敏等作用，对心血管系统有降压、抗血小板凝聚、拮抗钙调素作用。

苍 术

《本经》

为菊科多年生草本植物茅苍术 *Atractylodes lancea*（Thunb.）DC. 或北苍术 *Atractylodes chinensis*（DC.）Koidz 的根茎。春秋两季均可采挖，秋季为佳。挖取根茎后，除去残茎、须根及泥土，晒干。水或米泔水润透切片，炒微黄色。

【性味归经】辛、苦，温。归脾、胃、肝经。

【功效与应用】

1. 燥湿健脾，用于湿阻中焦证。本品善燥脾湿，对湿阻中焦，脾失健运而致的脘腹胀满、食欲不振、吐泻乏力，舌苔白腻等，最为适宜。常与厚朴、陈皮等配伍，如平胃散。若湿热、湿温证，则配清热药同用，以化湿清热。若痰饮或湿溢水肿等证，亦可用之。

2. 祛风湿，用于风寒湿痹，足膝肿痛、痿软无力等。本品辛散温燥，能祛风湿，治痹 证以寒湿偏胜者为宜。因其兼能发汗，故亦适用于外感表证，风寒湿邪偏盛，肢体酸痛较甚者，均可与羌活、防风、细辛等配伍。若湿热下注，足膝肿痛、痿软无力者，应与黄柏配伍，寒温同用，即二妙散。

3. 明目，用于夜盲症及眼目昏涩。可单用，或与猪肝、羊肝蒸煮同食。

【用法用量】煎服，3～9 g。

【使用注意】本品苦温燥烈，故阴虚内热、气虚多汗者忌用。

【现代研究】本品含挥发油，油中主要成分为苍术醇和茅术醇的混合结晶物；尚含少量的苍术酮及维生素 A。具有烟熏消毒、降血糖、镇静、保肝利胆、抗溃疡等作用。维生素 A 可防止因缺乏维生素 A 引起的夜盲症及角膜软化症。苍术醇和茅术醇是抗病毒的有效成分。

砂　仁

《药性论》

为姜科植物阳春砂 *Amomum villosum* Lour. 绿壳砂 *Amomum villosum* Lour. var. xanthioides T. L. Wu et Senjen 或海南砂 *Amomum longiligulare* T. L. Wu 的干燥成熟果实。以阳春砂质量为优。用时打碎生用。

【性味归经】辛，温。归脾、胃、肾经。

【功效与应用】

1. 化湿行气，用于湿阻中焦及脾胃气滞证。本品辛散温通，善于化湿行气，为醒脾和胃的良药。若湿浊内阻，中气不运，见脘腹胀满、食欲不振、恶心呕吐者，常与苍术、厚朴、白豆蔻等配伍。如脾虚气滞者，配党参、白术等，如香砂六君子丸。

2. 温中止泻，用于脾胃虚寒吐泻。以其能化湿行气而调中止呕，温脾止泻，可单用研末吞服，或与干姜、附子等药同用。

3. 理气安胎，用于妊娠恶阻，胎动不安。本品能行气和中而安胎。妊娠中虚气滞而致呕吐、胎动不安者，可与白术、苏梗等配伍。

【用法用量】煎服，3～6 g。入煎剂宜后下。

【现代研究】阳春砂仁和绿壳砂含挥发油，油中主要成分为乙酸龙脑酯、樟脑、柠檬烯等，此外尚含皂苷；海南壳砂仁含挥发油微量，油中主要成分为乙酸龙脑酯、α-胡椒烯等。具有抑制离体肠管平滑肌的收缩、促进胃液分泌、抑制血小板聚集、抑菌作用。

表 9-1　部分化湿药简表

药　名	性　味　归　经	功　效　与　应　用	用　法　用　量
佩　兰	辛，平，归脾、胃、肺经	化湿，解暑。用于湿滞中焦证，口中甜腻，口臭，多涎，暑湿表证，头胀胸闷	3～9 g。鲜品加倍
白豆蔻	辛，温，归脾、胃、肺经	化湿行气，温中止呕。用于湿滞中焦，脾胃气滞，反胃呕吐	3～6 g。入散剂为好。入汤剂宜后下
草豆蔻	辛，温，归脾、胃经	燥湿健脾，温胃止呕。用于寒湿内阻，脘腹胀满冷痛，嗳气呕逆，不思饮食	3～6 g
草　果	辛，温，归脾、胃经	燥湿温中，除痰，截疟。用于寒湿内阻，脘腹胀满，痞满呕吐，疟疾寒热	3～6 g。去壳取仁捣碎用

【复习思考题】

1. 试述化湿药的含义、功效、性能特点、使用注意及主要适应证。

*2. 比较苍术与厚朴性能、功效与应用之异同点。

3. 苍术配厚朴，砂仁配木香各有什么意义？

（王　秋）

第十章　利水渗湿药

【学习要求】

1. 掌握利水渗湿药的含义、功效、适应范围、配伍方法、使用注意、分类及各类性能特点。

2. 掌握茯苓、泽泻、薏苡仁、车前子、滑石、木通、金钱草、茵陈的性能、功效和应用，熟悉其配伍和使用特点。

3. 了解其他利水渗湿药的功效特点。

凡能通利水道、渗泄水湿的药物，称利水渗湿药。

利水渗湿药能使尿量增多，小便通畅，使滞留体内的水湿排出，小便淋漓、涩痛等症状得以解除，故适用于小便不利、水肿、痰饮、淋病等。此外有些药物可用于黄疸、湿疮、湿温病、湿痹以及妇女白带等湿证。

利水渗湿药按其药性及功效的不同，大体可分为两类：一类味甘淡，性平或微寒，长于利水消肿，主要适用于水肿、痰饮等，习称淡渗利湿药，如茯苓、猪苓、泽泻、薏苡仁、滑石等；另一类寒性（苦寒或咸寒）长于清湿热，通淋浊（有的能排结石），主要适用于各种淋病，以热淋、石淋为多用，习称利尿通淋药或清利湿热药，如木通、车前子、萹蓄、瞿麦、石韦、海金沙、金钱草等。其中有的药物既能利水消肿，又善清热通淋，难以截然划分。

脾弱生湿，脾虚不能制水；或肾阳衰微，火衰不能生土，而致水湿泛滥者，应健脾温肾以治其本，适当配伍利水渗湿药，不宜单用渗利之品。再如水肿初起有表证者，当配宣肺发汗药；膀胱气化不利而小便少者，需配通阳化气药。至于下焦湿热淋病，常配清热泻火药；若寒湿相并者，配祛寒药；热伤血络而尿血者，配凉血止血药等。

此外，气行则水行，气滞则水停，故利水渗湿药还常与行气药配伍，以提高疗效。

利水渗湿药易耗伤津液，对阴亏津少、肾虚遗精遗尿者，宜慎用或忌用。

茯　苓

《本经》

为多孔菌科真菌茯苓 *Poria cocos*（Shcw.）Wolf 的干燥菌核。多寄生于松树科植物赤松或马尾松等树的树根上。野生或栽培。多于7～9月采挖，挖出后除去泥沙，堆置“发汗”后，摊开晾至表面干燥，再发汗，反复数次至现皱纹、内部水分大部散失后，阴干，称为“茯苓”；或将鲜茯苓按不同部位切制，阴干，生用。

【性味归经】甘、淡，平。归心、肺、脾、肾经。

【功效与应用】

1. 利水渗湿，用于小便不利，水肿及停饮等水湿证。茯苓利水而不伤正气，药性平和，为利水渗湿要药。凡水湿、停饮均适用。常与猪苓、泽泻同用以加强利水渗湿作用，并根据湿热、寒湿之不同，配伍有关药物。如湿热配车前子、木通；寒湿配附子、干姜等。茯苓既能利水渗湿，又能健脾，故脾虚停湿者用之，有标本兼顾之效；停饮所致的头眩、心悸、咳嗽，亦持为要药。本品与白术同用，其健脾利湿之功益彰，如五苓散、苓桂术甘汤均有茯苓、白术配伍。

2. 健脾止泻，用于脾虚证。茯苓能健脾，脾虚体倦、食少便溏者，每与党参、白术、甘草等补脾药同用，即四君子汤。

3. 宁心安神，用于心悸，失眠。本品益心脾而宁心安神。心脾两虚，气血不足的心神不宁，多与黄芪、当归、远志同用，如归脾汤。若水气凌心之心悸，多与桂枝、白术、生姜同用，如茯苓甘草汤。

【用法用量】煎服，9～15 g。用于安神，可与朱砂拌用，处方上写朱茯苓或朱衣茯苓。

【使用注意】虚寒精滑者慎用。

【现代研究】本品含茯苓聚糖、茯苓酸、乙酰茯苓酸、麦角甾醇、蛋白质、卵磷脂、胆碱等。具有利尿、增强免疫功能、抗肿瘤、镇静、保肝、抗炎、降血糖、抑菌等作用。

薏苡仁

《本经》

为禾本科多年生草本植物薏苡 *Coix lacryma-jobi* L. var. *ma-yuen*（Roman.）Stapf 的成熟种仁。秋季果实成熟时采割植株，晒干，打下果实，再晒干，除去外壳及种皮。生用或炒用。

【性味归经】甘、淡，凉。归脾、胃、肺经。

【功效与应用】

1. 利湿健脾，用于小便不利，水肿，脚气及脾虚泄泻等。本品甘补淡渗，功似茯苓，对于脾虚湿滞者尤为适用。若脾虚湿盛而致水肿腹胀，食少泄泻，脚气浮肿等，多与茯苓、白术、黄芪等药配伍。又因其性偏凉，能清利湿热，亦可用于湿热淋证，如《杨氏经验方》单用薏苡仁煎服，治疗砂石热淋。

2. 除痹，用于风湿痹痛，筋脉挛急。本品既能渗湿，又能舒筋脉，缓和挛急。如配伍麻黄、杏仁、甘草，治风湿病人一身尽疼，日晡发热，如麻黄杏仁薏苡甘草汤。对湿热下注所致的痿弱无力，常与苍术、黄柏、牛膝配伍，如《全国中药成药处方集》四妙丸。

3. 清热排脓，用于肺痈、肠痈。薏苡仁能清热排脓，治疗内痈。治肺痈咳吐脓痰，可与苇茎、冬瓜仁、桃仁配伍，即苇茎汤。治肠痈，可与败酱草、丹皮、桃仁等配伍。

【用法用量】煎服，9～30 g。清热利湿宜生用，健脾止泻宜炒用。本品力缓，用量宜大，除入汤剂、丸散外，亦可煮粥食用，为食疗佳品。

【使用注意】滑精、小便多者不宜服用。

【现代研究】本品主要含薏苡仁油、薏苡仁酯、脂肪油、氨基酸等。具有抑制横纹肌的收缩、镇静、降温、解热、镇痛、抗肿瘤、降血糖、降血钙、保肝、抗炎、增强免疫力等作用。

泽泻

《本经》

为泽泻科多年生沼泽植物泽泻 *Alisma orientalis*（Sam.）Juzep. 的块茎。麸炒或盐水炒用。产于福建者名建泽泻，质量较好。

【性味归经】甘，寒。归肾、膀胱经。

【功效与应用】

1. 利水渗湿，用于小便不利、水肿、泄泻、淋浊、带下及痰饮等证。本品甘淡渗湿，利水作用与茯苓相似，为水湿证所适用。常与茯苓、猪苓、薏苡仁等同用，以加强利水渗湿作用。若水湿痰饮所致的眩晕，可与白术配伍，如泽泻汤。

2. 泄热，本品性寒能清泄肾与膀胱之热，尤其适合下焦湿热者。若用于湿热泄泻，带下，小便淋涩，配木通、车前子。若肾阴不足，虚火亢盛，遗精，配熟地、牡丹皮。

【用法用量】煎服，6～9 g。

【现代研究】本品主要含三萜类化合物、挥发油、生物碱、天门冬素脂等。具有利尿、降血脂、降血糖、抗炎、抑制细胞免疫、抑菌等作用。

猪 苓

《本经》

为多孔菌科真菌猪苓 *Polyporus umbellatus* (Pers) Fr. 的干燥菌核。寄生于桦树、枫树、柞树等的腐枯根上。春秋两季采挖，去泥沙，晒干。切片入药，生用。

【性味归经】甘、淡，平。归肾、膀胱经。

【功效与应用】

利水渗湿，用于小便不利、水肿、淋浊、带下等证。本品甘淡渗泄，利水作用较茯苓为强，凡水湿潴留者均可选用。若脾虚水肿，小便不利，常与茯苓、泽泻、白术同用，如四苓散。若水湿泄泻，配苍术、厚朴、茯苓等，如胃苓汤。阴虚有热小便不利，淋浊等证，又可与泽泻、滑石、阿胶等配伍，如猪苓汤。古方有单用一味猪苓以取效的，如《小品方》猪苓一味为末，热水调服，治妊娠子淋。

【用法用量】煎服，6～12 g。

【使用注意】无水湿者忌用。

【现代研究】本品含有麦角甾醇、生物素、多糖等。具有利尿、抗肿瘤、保肝、抗菌、抗诱变、抗放射、增强血小板聚集、增强免疫功能等作用。猪苓多糖是抗肿瘤、抗衰老的有效成分。

车 前 子

《本经》

为车前科多年生草本植物车前 *Plantago asiatica* L. 或平车前 *Plantago depressa* Willd. 的成熟种子。夏秋两季种子成熟时采收。生用或盐水炙用。

【性味归经】甘，微寒。归肝、肾、肺、小肠经。

【功效与应用】

1. 利尿通淋，用于小便不利，水肿，淋病。本品甘而滑利，寒凉清热，有利尿通淋之功，为治疗湿热淋证的常用药。常与木通、滑石、萹蓄等清热利湿药同用，如八正散。

2. 渗湿止泻。用于暑湿泄泻。本品能利水湿，分清浊而止泻，即利小便以实大便，以治湿盛于大肠而小便不利之水泻为宜，可单用本品研末，米汤送服。或与白术、茯苓、泽泻等同用。

3. 清肝明目，用于目赤，内障，视物昏暗。本品能清肝明目。若肝热目赤肿痛，可与菊花、龙胆草、黄芩等清肝药配伍。若久患内障，肝肾阴虚，可与生地、麦冬、枸杞子等养阴药同用。

4. 清肺化痰，用于痰热咳嗽。本品入肺经，能清肺化痰止咳。用治肺热咳嗽痰多，多与瓜蒌、贝母、枇杷叶等清肺化痰药同用。

此外，治疗高血压病，用本品煎汤代茶饮。

【用法用量】煎服，9～15 g。入煎剂宜包煎。

【现代研究】本品多含黏液质，此外尚含车前烯醇酸、琥珀酸、车前糖、蛋白质、脂肪酸等。具有利尿、排石、抗菌、祛痰、镇咳、抗炎、抗衰老等作用。

滑　石

《本经》

为硅酸盐类矿物滑石族滑石，主含水硅酸镁[$Mg_3 \cdot (Si_4O_{10}) \cdot (OH)_2$]。研末或水飞用。

【性味归经】甘、淡，寒。归膀胱、肺、胃经。

【功效与应用】

1. 利尿通淋，用于小便不利，淋漓涩痛。本品性寒滑利，寒凉清热，滑能利窍，能清膀胱热结，通利水道，为治疗湿热淋证的常用药。如滑石散，即用木通煎汤送服滑石粉治热淋。若用于石淋，可与海金沙、金钱草、木通等配用，如二金排石汤。

2. 清解暑热，用于暑湿，湿温。本品甘寒，既能利水，又解暑热，是治暑湿之常用药。若暑热烦渴，小便短赤，可与甘草同用，即六一散；若湿温，胸闷，气机不畅，可与薏苡仁、白蔻仁、杏仁等配用，如三仁汤。

3. 收湿敛疮，用于湿疮、湿疹、痱子等皮肤病，外用有收湿敛疮作用。可单用，或与石膏、炉甘石、枯矾等配伍。

【用法用量】煎服，10～20 g。外用适量。

【现代研究】本品含硅酸镁、氧化铝、氧化镍等。具有保护皮肤黏膜、抗菌等作用。

川 木 通

《本经》

为毛茛科植物小木通 *Clematis armandii* Franch. 或绣球藤 *Clematis montana* Buch. Ham. 的干燥藤茎。生用。

【性味归经】淡、苦，寒。归心、肺、小肠、膀胱经。

【功效与应用】

1. 利尿通淋，用于热淋涩痛，心烦尿赤，水肿脚气。本品上清心火，下利湿热，使湿热之邪下行从小便排出。如用治心火上炎，口舌生疮，或心火下移小肠而致的心烦尿赤等症，多与生地、甘草、竹叶等配用，如导赤散。若治膀胱湿热，淋漓涩痛，常与瞿麦、滑石、萹蓄等清热利湿药同用，如八正散。

2. 通经下乳，用于经闭乳少，湿热痹痛。本品通经下乳，并能利血脉通关节。若用治乳汁短少或不通，可与王不留行、穿山甲等同用，或与猪蹄炖汤服。用治血瘀经闭，配红花、桃仁、丹参等同用，尤以血热经闭为宜。若治湿热痹痛，多配秦艽、防己、薏苡仁等同用。

【用法用量】煎服，3～6 g。

【现代研究】本品主含三萜及其苷、甾醇等。有明显的利尿作用。

茵　陈

《本经》

为菊科多年生草本植物滨蒿 *Artemisia scoparia* Waldst. Et Kit. 或茵陈蒿 *Artemisia capillaris* Thunb. 的幼苗。春季幼苗高约 10 cm 时采收，除去老茎及杂质。晒干生用。

【性味归经】苦、辛，微寒。归脾、胃、肝、胆经。

【功效与应用】

清利湿热，利胆退黄，用于黄疸。本品苦泄下降，寒能清热，善清利脾胃肝胆的湿热，使之从小便排出，故为治黄疸要药。若湿热阳黄，可配伍大黄、栀子，即茵陈蒿汤。若寒湿阴黄，多与附子、干姜等配用，如茵陈四逆汤。

此外，本品亦可用于湿疮瘙痒，流黄水，乃取其清湿热之功。可煎汤内服或外洗。

【用法用量】煎服，6～15 g。外用适量，煎汤外洗。

【使用注意】蓄血发黄及血虚萎黄者慎用。

【现代研究】本品含挥发油，油中主要成分为β-蒎烯、茵陈烃、茵陈酮及叶酸等。具有保肝、利胆、抗菌、降血压、降血脂、扩张冠脉、抗凝血、抑制血小板聚集、解热、镇痛、镇静、抗炎、增强免疫功能、抗放射等作用。对化学抗癌药的毒性有减毒作用。

金钱草

《本草纲目拾遗》

为报春花科多年生草本植物过路黄 *Lysimachia christinae* Hance 的干燥全草。习称大金钱草、神仙对坐草。夏秋两季采收，除去杂质，晒干切段生用。

【性味归经】甘、咸，微寒。归肝、胆、肾、膀胱经。

【功效与应用】

1. 除湿退黄，用于湿热黄疸。本品清肝胆之火，又能除下焦湿热，有清热利湿退黄之效。常与茵陈蒿、栀子、虎杖等同用。

2. 利尿通淋，用于热淋，石淋。本品能利尿通淋，排除结石，故治石淋尤为多用。可单用大剂量煎汤代茶饮，或与海金沙、鸡内金、滑石等同用。

3. 解毒消肿，用于恶疮肿毒，毒蛇咬伤。本品有解毒消肿作用，可用鲜品捣烂取汁饮，并以渣外敷。

【用法用量】煎服，15～60 g。鲜品加倍。外用适量。

【现代研究】本品含黄酮类、苷类、鞣质、挥发油等。具有利胆排石、利尿排石、抗炎、镇痛、抗菌等作用。

表 10-1　部分利水渗湿药简表

药　名	性味归经	功　效　与　应　用	用法用量
通　草	甘、淡，微寒。归肺、胃经	清热利尿，通气下乳。用于湿热尿赤，淋病涩痛，水肿尿少，乳汁不下	3～5 g
灯心草	甘、淡，微寒。归心、肺、小肠经	清心火，利小便。用于心烦失眠，尿少涩痛，口舌生疮	1～3 g
石　韦	甘、苦，微寒。归肺、膀胱经	利尿通淋，清热止血。用于热淋，血淋，石淋，小便不通，淋漓涩痛，吐血，衄血，尿血，崩漏，肺热咳喘	6～12 g
冬葵子	甘，寒。归大肠、小肠、膀胱经	利尿通淋，下乳通肠。用于水肿，淋证，乳汁不行，乳房胀痛，肠燥便秘	10～15 g
地肤子	辛、苦，寒。归肾、膀胱经	清热利湿，祛风止痒。用于小便涩痛，阴痒带下，风疹，湿疹，皮肤瘙痒	9～15 g。外用适量，煎汤熏洗
萹　蓄	苦，微寒。归膀胱经	利尿通淋，杀虫止痒。用于热淋，小便短赤，淋漓涩痛，皮肤湿疹，阴痒带下	9～15 g。外用适量，煎汤熏洗
瞿　麦	苦，寒。归心、小肠经	利尿通淋，破血通经。用于热淋，血淋，石淋，小便不通，淋漓涩痛，月经闭止	9～15 g

续表 10-1

药　名	性味归经	功　效　与　应　用	用法用量
海金沙	甘、咸，寒。归膀胱、小肠经	清利湿热，通淋止痛。用于热淋，砂淋，石淋，血淋，膏淋，尿道涩痛	6～15 g，入煎剂宜包煎
绵萆薢	苦，平。归肾、胃经	利湿去浊，祛风通痹。用于淋病白浊，白带过多，湿热疮毒，腰膝痹痛	9～15 g

【复习思考题】

*1. 中医常用的祛湿方法有哪几种？每种祛湿法的主要适应证是什么？代表药物有哪些？

*2. 分别比较茯苓与薏苡仁，茯苓、猪苓与泽泻性能、功效与应用之异同点。

3. 试述茯苓配白术，茵陈配山栀各有什么意义。

（王　秋）

第十一章　温里药

【学习要求】

1. 掌握温里药的含义、功效、适应范围、配伍方法、使用注意及性能特点。

2. 掌握附子、干姜、肉桂、吴茱萸、细辛的性能、功效和应用，熟悉其配伍和使用特点。

3. 了解其他温里药的功效特点。

凡能温散里寒，治疗里寒证为主要作用的药物，称为温里药。

寒邪致病有在表、在里之分，表寒证治宜辛温发散以解表，里寒证治宜辛热祛寒以温里。本类药物多味辛而性温热，以其辛散温通、偏走脏腑而能温里散寒、温经止痛，个别药物还能助阳、回阳，故可以用治里寒证。即《内经》所谓"疗寒以热药"之意。

本类药物因其主要归经之不同而奏多种效用。其主入脾胃经者，能温中散寒止痛，可用治脾胃受寒或脾胃虚寒证，症见脘腹冷痛、呕吐泄泻、舌淡苔白等；其主入肺经者，能温肺化饮而治肺寒痰饮证，症见痰鸣咳喘、痰白清稀、舌淡苔白滑等；其主入肝经者，能温肝散寒止痛而治肝经受寒少腹痛、寒疝作痛或厥阴头痛等；其主入肾经者，能温肾助阳而治肾阳不足证，症见阳痿宫冷、腰膝冷痛、夜尿频多、滑精遗尿等；其主入心肾两经者，能温阳通脉而治心肾阳虚证，症见心悸怔忡、畏寒肢冷、小便不利、肢体浮肿等，或能回阳救逆而治亡阳厥逆证，症见畏寒蜷卧、汗出神疲、四肢厥逆、脉微欲绝等。

使用本类药物应根据不同证候进行适当的配伍。若外寒内侵，表寒未解者，须配辛温解表药；寒凝经脉、气滞血瘀者，须配行气活血药；寒湿内阻者，宜配芳香化湿或温燥祛湿药；脾肾阳虚者，宜配温补脾肾药；气虚欲脱者，宜配大补元气药。

温里药辛热而燥，应用不当易助火伤阴，故热证、阴虚证者忌用。病人素体阴虚或失血者，虽患寒证，不宜过剂，以免重伤其阴，寒去热生，或致动血。对假寒真热之证，尤当明辨，误用则祸不旋踵。部分药物对孕妇应慎用。

附　子

《本经》

为毛茛科多年生草本植物乌头 *Aconitum carmichaeli* Debx. 的子根的加工品。6 月下旬至 8 月上旬采收，除去须根及泥沙，然后加工成盐附子、黑附片（黑顺片）、白附片、淡附片、炮附片。

【性味归经】辛、甘，大热。有毒。归心、肾、脾经。

【功效与应用】

1. 回阳救逆，用于亡阳证，症见冷汗自出，四肢厥逆，脉微欲绝。本品能上助心阳以通脉，下补肾阳以益火，挽救散失的元阳，为"回阳救逆第一品药"。常与干姜、甘草同用，以加强回阳救逆之功效，如四逆汤。若阳衰气脱、大汗淋漓、气促喘急者，与大补元气的人参配伍，以回阳固脱，如参附汤。

2. 补火助阳，用于阳虚证。本品能温一身之阳，凡阳虚如肾、脾、心诸脏及卫阳虚弱者均适用。若肾阳不足，命门火衰，而见阳痿宫冷，腰膝冷痛，夜尿频多者，每与肉桂、熟地、山茱萸等同用，如桂附八味丸。脾肾阳虚、寒湿内盛的脘腹冷痛，大便溏泻，常与党参、白术、干姜同用，如附子理中汤。脾肾阳虚，水气内停，见小便不利、肢体浮肿者，用之以助阳化气，常与健脾利水药白术、茯苓等同用，如真武汤。心阳不足，而见心悸气短、胸痹心痛者，可与人参、桂枝等同用。卫阳虚自汗出者，可与黄芪、桂枝同用。

3. 散寒止痛，用于痹痛。本品辛散温通，有较强的散寒止痛作用。以寒湿偏盛、周身骨节疼痛较甚者为适宜，可与桂枝、白术等同用，如甘草附子汤。

【用法用量】煎服，3～15 g，入汤剂应先煎 30～60 分钟以减弱其毒性。

【使用注意】阴虚阳亢者及孕妇忌用或慎用。反半夏、瓜蒌、天花粉、贝母、白蔹、白及。若服用过量或煎煮时间过短，或配伍及服法不当，或生用未炮制等，皆可引起中毒。

【现代研究】本品主含生物碱如乌头碱、次甲基乌头碱等，另含脂类、有机酸及微量元素等。具有强心、抗心律失常、抗心肌缺血缺氧、抗休克、增强免疫功能、抗炎、镇痛、抗凝、抗血栓、抑制中枢等作用。所含乌头碱有毒，中毒时可见心率减缓、传导阻滞、室性期外收缩或室性心动过速、室性纤维颤动，严重时出现抽搐、昏迷以至死亡。

干　姜

《本经》

为姜科多年生草本植物姜 *Zingiber officinale* Rosc. 的干燥根茎。冬季采挖，除去茎叶及须根，洗净晒干或烘干。切片生用或炮制用。

【性味归经】辛，热。归脾、胃、肾、心、肺经。

【功效与应用】

1. 温中散寒，用于脾胃寒证，症见脘腹冷痛，呕吐泄泻等。本品辛热燥烈，主入脾胃而长于温中散寒，健运脾阳，凡脾胃寒证，无论外寒内侵之实证，或阳气不足之虚证均适用。若胃寒呕吐，脘腹冷痛，每配高良姜用，如二姜丸。若脾胃虚寒，脘腹冷痛，呕吐泄泻，多与党参、白术等配伍，如理中丸。

2. 回阳通脉，用于亡阳证。本品性味辛热，能回阳通脉，故可治心肾阳虚，阴寒内盛所致的亡阳厥逆，脉微欲绝者，每与附子相须为用，如四逆汤。

3. 温肺化饮，用于寒饮伏肺，见咳嗽气喘、形寒背冷、痰多清稀。本品能温散肺寒而化痰饮。常与麻黄、细辛、五味子等同用，如小青龙汤。

【用法用量】煎服，3～9 g。

【现代研究】本品含挥发油，油中主要成分为姜烯、姜醇、水芹烯等。具有抗溃疡、抑制肠管收缩、利胆、抗缺氧、抗血栓及抗血小板聚集、镇吐、解热、镇痛、抗炎、抗菌、灭螺、抗血吸虫、抗动脉粥样硬化和改善脑循环等作用。

肉　桂

《本经》

为樟科常绿乔木植物肉桂 *Cinnamomum cassia* Presl 的干皮或粗枝皮。干皮去表皮者称肉桂心；采自粗枝条或幼树干皮者称官桂。大暑前将树皮割裂，立秋后剥皮，刮去栓皮，阴干。切片或研末，生用。

【性味归经】辛、甘，大热。归肾、脾、心、肝经。

【功效与应用】

1. 补火助阳，用于肾阳不足，命门火衰及脾肾阳衰证，肉桂辛热纯阳，能补命门之火，益阳消阴，为治下元虚冷的要药。常与附子、熟地、山茱萸等温补肝肾药同用，如桂附八味丸。脾肾阳衰者，配附子、干姜、白术等以温补脾肾。若下元虚冷，虚阳上浮，见上热下寒者，可用以引火归元。

2. 散寒止痛，用于脘腹冷痛，寒湿痹痛，腰痛，以及血分有寒之瘀滞经闭、痛经等。肉桂既能散沉寒，又能通血脉，无论寒凝气滞，或寒凝血瘀所致的痛证均可应用。可单用研末冲服，或配伍其他散寒止痛药；血分有寒，血行不畅者，并配伍当归、川芎等活血通经的药物。

3. 温通血脉，用于阴疽及气血虚寒、痈肿脓成不溃，或溃后久不收敛等外科疾患。用之能散寒温阳，通畅气血。阴疽者，可配熟地、鹿角胶、麻黄等，如阳和汤。气血虚者，配黄芪、当归等，如托里黄芪汤。

【用法用量】煎服，1～4.5 g；研末冲服，每次 1～2 g，或入丸散。入汤剂应后下。官桂作用较弱，用量可适量增加。

【使用注意】阴虚火旺，里有实热，血热妄行者者及孕妇慎用。不宜与赤石脂同用。

【现代研究】本品含挥发油，油中主要成分为桂皮醛、桂皮酸、乙酸桂皮酯等。此外尚含有微量元素，其中锌含量较高。具有抗溃疡、镇痛、镇静、抗惊厥、解热、抗心肌缺血、抗血小板聚集、升白细胞、抗放射、抗菌等作用。

吴茱萸

《本经》

为芸香科落叶灌木或小乔木植物吴茱萸 *Evodia rutaecarpa* (Juss.) Benth.、石虎 *Evodia rutaecarpa* (Juss.) Benth. var. *officinalis* (Dode) Huang 或疏毛吴茱萸 *Evodia rutaecarpa* (Juss.) Benth. var. *bodinieri* (Dode) Huang 将近成熟的果实。8～11 月果实尚未开裂时采收，晒干或低温干燥。生用或炒制用。

【性味归经】辛、苦，热。有小毒。归肝、脾、胃、肾经。

【功效与应用】

1. 散寒止痛，用于寒滞肝脉诸痛证。本品辛散苦泄，性热祛寒，既散肝经之寒邪，又解肝经之郁滞，为治肝寒气滞诸痛的要药。治寒疝腹痛，常与小茴香、川楝子、木香等配伍，如导气汤。治厥阴头痛，常与人参、生姜等同用，如吴茱萸汤。治冲任虚寒、瘀血阻滞之痛经，可与桂枝、当归、川芎等同用，如温经汤。若寒湿脚气肿痛，或上冲入腹，常与木瓜、苏叶、槟榔等同用，如鸡鸣散。

2. 温中止呕，用于胃寒呕吐证。本品有温中散寒、降逆止呕之功。治中焦虚寒的脘腹冷痛，呕吐泛酸，常与人参、生姜等同用，如吴茱萸汤。治外寒内侵、胃失和降的呕吐，可与半夏、生姜等同用。

3. 助阳止泻，用于虚寒泄泻证。本品能温脾益肾、助阳止泻，为治脾肾阳虚，五更泄泻之常用药，多与补骨脂、肉豆蔻、五味子等同用，如四神丸。

此外，以本品为末醋调敷足心（涌泉穴），可治口疮、高血压病等。

【用法用量】煎服，1～4.5 g。外用适量。

【使用注意】本品辛热燥烈，易耗气动火，故不宜多用、久服，阴虚有热者慎用。

【现代研究】本品含挥发油，油中主要成分为吴茱萸烯、罗勒烯、吴茱萸内酯等。此外尚含吴茱萸胺、吴茱萸碱等多种生物碱。具有抗溃疡、保肝、镇痛、止呕、抗缺氧、抗菌、抗凝和抗血栓形成等作用。

细　辛

《本经》

为马兜铃科多年生草本植物北细辛 *Asarum heterotropoides* Fr. Schmidt *var. mandshuricum*(Maxim.) Kitag.、汉城细辛 *Asarum sieboldii* Miq. var. *seoulense* Nakai 或华细辛 *Asarum sieboldii* Miq. 的根及根茎。夏秋采收，阴干，生用。

【性味归经】辛，温。有小毒。归心、肺、肾经。

【功效与应用】

1. 祛风散寒，用于风寒表证及阳虚外感。本品祛风散寒，达表达里。入肺经能散在表风寒，常与羌活、防风、白芷等同用，治疗一般的风寒表证，如九味羌活汤。入肾经能除在里寒邪，治疗阳虚外感，如麻黄附子细辛汤。

2. 止痛，用于头痛、牙痛、痹痛。细辛芳香气浓，性善走窜，有较好的祛风散寒、止痛作用。治风寒偏正头痛，可与川芎、白芷、羌活等同用，如川芎茶调散。治胃火牙痛，可配石膏、黄芩等泻火药。治风湿痹痛，可与羌活、防风等配伍。

3. 温肺化饮，用于寒饮伏肺，见咳嗽气喘，痰多清稀。本品能温散肺寒而化痰饮，常与麻黄、干姜、五味子等同用，如小青龙汤。

4. 通窍，细辛辛香走窜，善于通窍。其一，通鼻窍，治鼻渊，对鼻窍闭塞不畅，时流清涕者，可配辛夷、白芷等同用。其二，研末吹鼻取嚏，有通窍醒神之功。通并散治中风卒倒，不省人事者，取其粉末吹鼻，以醒神开窍。

【用法用量】煎服，1～3 g；入丸散剂，用 0.5～1 g。外用适量。

【使用注意】细辛性烈，阴虚阳亢头痛、肺热咳嗽、气虚多汗者忌用。反藜芦。细辛用量过大或煎煮时间过短，易引起中毒，中毒时有头痛、呕吐等症状；严重者牙关紧闭、抽搐等，最后可因呼吸麻痹而死亡。不宜与藜芦同用。

【现代研究】本品含挥发油，油中主要成分为甲基丁香油酚。此外尚含黄樟醚、消旋去甲乌药碱等。具有镇静、镇痛、解热、抗炎、抗组胺及抗变态反应、免疫抑制、局部麻醉、强心、抗肾炎、抗菌等作用。

表 11-1　部分温里药简表

药　名	性味归经	功　效　与　应　用	用法用量
丁　香	辛，温。归脾、胃、肺、肾经	温中降逆，散寒止痛，温肾助阳。用于胃寒呕吐，呃逆，脘腹冷痛，肾虚阳痿，宫冷	1～3 g
小茴香	辛，温。归肝、肾、脾、胃经	散寒止痛，理气和胃。用于寒疝腹痛，睾丸偏坠胀痛，少腹冷痛，痛经，中焦虚寒气滞的脘腹冷痛，食少吐泻	3～6 g。外用适量
大茴香	辛，温。归肝、肾、脾、胃经	散寒止痛，理气和胃。用于寒疝腹痛，睾丸偏坠胀痛，少腹冷痛，痛经，中焦虚寒气滞的脘腹冷痛，食少吐泻	3～6 g。外用适量
高良姜	辛，热。归脾、胃经	温中止呕，散寒止痛。用于胃寒呕吐，脘腹冷痛	3～6 g
花　椒	辛，温。有毒。归脾、胃、肾经	温中止痛，杀虫止痒。用于脘腹冷痛，呕吐泄泻，虫积腹痛，蛔虫症；外治湿疹瘙痒	3～6 g。外用适量，煎汤熏洗
胡　椒	辛，热。归胃、大肠经	温中散寒，下气消痰。用于胃寒呕吐，腹痛泄泻，食欲不振，癫痫痰多	0.6～1.5 g，研末吞服。外用适量

【复习思考题】

＊1. 试述温里药的含义、功效、适应证及性能特点。

＊2. 分别比较附子与干姜，附子与肉桂，肉桂与桂枝，干姜与生姜性能、功效与应用之异同点。

3. 试述附子配麻黄、细辛，附子配干姜各有什么意义。

（王　秋）

第十二章　理 气 药

【学习要求】

1. 掌握理气药的含义、功效、适应范围及其性能特点，熟悉配伍方法和使用注意。

2. 掌握橘红、青皮、枳实、木香、香附、沉香、薤白、川楝子的性能、功效、应用，熟悉其配伍和使用特点，了解其来源和现代研究情况。

3. 了解其他理气药功效的特点。

凡以疏理气机、治疗气滞证或气逆证为主要作用的药物，称为理气药，又叫行气药。

理气药大多气香性温，其味辛、苦，辛能行散，苦能疏泄，芳香能走窜，性温能通行，故有行气止痛，疏肝解郁或破气散结等功效，适用于气机不畅所致的气滞、气逆证。

气机不畅主要与脾、胃、肝、肺等脏腑功能失调有关。因胃主受纳、脾主运化、肝主疏泄、肺主气，诸如寒暖失调、忧思郁怒、痰饮、湿浊、瘀阻、外伤以及饮食不节等因素，都会影响上述脏腑气机的运行，导致脾胃升降失司，肝失疏泄，肺失宣降。本类药物主归脾、胃、肝、肺经，分别具有理气健脾、疏肝解郁、理气宽胸作用，适用于不同的气滞病证。如脾胃气滞，升降失司，则见脘腹胀满疼痛，嗳气泛酸，恶心呕吐，便秘或腹泻；肝气郁滞，则见胁肋胀痛，胸闷不舒，疝气疼痛，乳房胀痛或结块，以及月经不调；肺失宣降，则见胸闷不畅，咳嗽气喘。

使用本类药物，须针对病证选择相应功效的药物，并进行必要的配伍。如脾胃气滞因于饮食积滞者，应配消导药同用；因于脾胃气虚者，配补中益气药同用；因于湿热阻滞者，配清热除湿药同用；因于寒湿困脾者，配苦温燥湿药同用。肝气郁滞因于肝血不足者，应配伍养血柔肝药同用；由于肝经受寒者，配伍温肝散寒药同用；因于瘀血阻滞者，配活血祛瘀药同用。肺气壅滞因于外邪客肺者，配宣肺解表药同用；因于痰饮阻肺者，配祛痰化饮药同用。

本类药大多辛温香燥，易耗气伤阴，故气阴不足者慎用。

橘　红

《本经》

为芸香科常绿小乔木植物橘 *Citrus reticulata* Blanco 及同属多种植物的成熟果实之果皮。以陈久者为佳，故称陈皮。产于广东新会者为道地药材，称新会皮、广陈皮。生用。

【性味归经】辛、苦，温。归脾、肺经。

【功效与应用】

1. 理气调中，用于脾胃气滞所致的脘腹胀满、恶心呕吐等证。对于寒湿阻中的脾胃气滞，常与苍术、厚朴等同用，如平胃散。若脾胃气滞而消化不良，常与党参、白术同用，如异功散。如胃失和降，恶心呕秽，可配生姜同用，如橘皮汤。如肝气乘脾所致的腹痛泄泻，可配伍白术、白芍同用，即痛泻要方。

2. 燥湿化痰，用于湿痰、寒痰咳嗽。本品既能燥湿化痰，又能温化寒痰，而且能宣肺止咳，为治痰之要药。治湿痰咳嗽多与半夏同用，如二陈汤。治寒痰咳嗽，多与干姜、细辛等药同用。

【用法用量】煎服，3～10 g。

【现代研究】本品含挥发油、黄酮苷、川皮酮及维生素 B_1、维生素 C 等。本品煎剂对家兔及小白鼠离体肠管，麻醉兔、犬胃及肠运动、小鼠离体子宫均有抑制作用，对麻醉兔的在体子宫可引起强直性收缩。鲜橘皮煎剂有扩张支气管的作用。黄酮苷有维生素 P 样作用，可降低毛细血管通透性，防止微细血管出血；增强纤维蛋白溶解、抗血栓形成；还有利胆作用。

青　皮

《本草图经》

为芸香科植物橘 *Citrus reticulata* Blanco 及同属多种植物的幼果或未成熟果实的果皮。生用或醋拌炒用。

【性味归经】苦、辛，温。归肝、胆、胃经。

【功效与应用】

1. 疏肝理气，用于肝气郁滞所致的胁肋胀痛、乳房胀痛及疝气疼痛等证。青皮辛散温通，苦泄下行，能疏肝胆，破气滞，性较峻烈。治胸胁胀痛，可配柴胡、郁金等品。治乳房胀痛或结块，可配柴胡、香附等。治乳痈肿痛，常配瓜蒌、银花、蒲公英等。若治寒疝腹痛，可与乌药、小茴香、木香等同用，如天台乌药散。

2. 散结消滞，用于食积腹痛。青皮消积散滞之力较强。治食积气滞、脘腹胀痛，常与山楂、神曲等同用，如青皮丸。

此外，因青皮能破气散结，常用于气滞血瘀之癥瘕积聚，久疟癖块等证，可与三棱、莪术、郁金等同用。

【用法用量】煎服，3～10 g。

【使用注意】本品性烈耗气，气虚者当慎用。

【现代研究】本品含挥发油、黄酮苷、对羟福林等。挥发油对胃肠道有温和的刺激作用，能促进消化液的分泌，排除肠内积气。此外，还有祛痰、平喘作用。煎剂能抑制肠管平滑肌、舒张胆囊平滑肌。其注射液有升压作用，对心肌的兴奋性、收缩性、传导性和自律性均有明显的正性作用。

枳　实

《本经》

为芸香科常绿小乔木植物酸橙 *Citrus aurantium* L. 及其栽培变种或甜橙 *C. Sinensis* Osbeck 的幼果。生用或麸炒用。

【性味归经】苦、辛、酸，温。归脾、胃、大肠经。

【功效与应用】

1. 破气消积，用于食积停滞，胃肠热积气滞证。本品能破气除胀，消积导滞。如食积不化，脘腹胀满，可配伍山楂、神曲以消食散结。如热结便秘，腹痛胀满，可配厚朴、大黄以行气破积，泻热通便，如小承气汤。如脾胃虚弱，运化无力，常与白术配伍，以消补兼施，如枳术丸。如湿热积滞，泻痢后重者，可配伍大黄、黄连等药以泻热除湿，消积导滞，如枳实导滞丸。

2. 化痰除痞，用于痰湿阻滞气机，胸脘痞满之证。本品能行气消痰，如胸阳不振，寒痰内阻，可与薤白、桂枝等同用，如枳实薤白桂枝汤。如心下痞满，食欲不振，可与半夏曲等药同用，如枳实消痞丸。如痰热结胸，可与黄连、瓜蒌等同用，如小陷胸加枳实汤。

此外，本品用治胃下垂、子宫脱垂、脱肛等脏器下垂病证，可与补气、升阳药同用以增强疗效。

【用法用量】煎服，3～10 g，大量可用至 30 g。炒后性较平和。

【使用注意】孕妇慎用。

【现代研究】酸橙果皮含挥发油、黄酮苷、N-甲基酪胺、对羟福林等。能缓解乙酰胆碱或氯化钡所致小肠痉挛。增加有胃瘘、肠瘘犬的胃肠收缩节律。对已孕、未孕小白鼠离体子宫有抑制作用，对已孕、未孕家兔离体、在体子宫均呈兴奋作用。注射液静脉注射能增加冠脉、脑、肾血流量，降低脑、肾血管阻力。还能使胆囊收缩，Oddi's 括约肌张力增加，抑制血栓形成。

木 香

《本经》

为菊科多年生草本植物木香 *Aucklandia lappa* Decne. 的根。生用或煨用。

【性味归经】辛、苦，温。归脾、胃、大肠、三焦、胆经。

【功效与应用】

行气止痛，用于脾胃气滞证及泻痢里急后重。本品善于行脾胃、大肠之滞气，为行气止痛及泻痢里急后重之要药。治疗脾胃气滞，脘腹胀痛，食少便溏，可与陈皮等药同用。治疗脾虚气滞，脘腹胀满，可与党参、白术、陈皮同用，如香砂六君子汤。治湿热泻痢里急后重，常与黄连配伍，如香连丸。对于饮食积滞的脘腹胀痛、大便秘结或泻而不爽，可与槟榔等同用，如木香槟榔丸。

此外，本品又能疏理肝胆，对于脾失运化、肝失疏泄而致脘腹胀痛、胁痛、黄疸，可与郁金、大黄、茵陈等药同用。现代还用于治疗胆石症、胆绞痛。

【用法用量】煎服，3～10 g。生用行气力强，煨用行气力缓而多用于止泻。

【现代研究】云木香含挥发油。木香对胃肠道有兴奋或抑制的双向作用，还有利尿、促进纤维蛋白溶解、促进消化液分泌、松弛气管平滑肌及抑制伤寒杆菌、痢疾杆菌、大肠杆菌及多种真菌的作用。

香 附

《名医别录》

为莎草科多年生草本植物莎草 *Cyperus rotundus* L. 的根茎。生用或醋炙用，用时碾碎。

【性味归经】辛、微苦、微甘，平。归肝、脾、三焦经。

【功效与应用】

1. 疏肝理气，用于肝气郁滞所致的胁肋作痛、脘腹胀痛及疝痛等证。本品为疏肝解郁行气止痛之要药。治肝气郁结之胁肋胀痛，多与柴胡、川芎等药同用，如柴胡疏肝散。治寒凝气滞、肝气犯胃之胃脘胀痛，可配高良姜同用，如良附丸。治寒疝腹痛，多与小茴香、乌药等同用。

2. 调经止痛，用于月经不调、痛经及乳房胀痛等证。香附为妇科常用之品，常配伍当归、川芎、白芍、柴胡治疗肝气郁结所致的月经不调；如乳房结块，经前作胀，可配伍柴胡、当归、瓜蒌等药，以行气和营、疏肝散结。

【用法用量】煎服，6～12 g。醋炙止痛力增强。

【现代研究】本品含挥发油，此外，尚含生物碱、黄酮类及三萜类等。香附油对金黄色葡萄球菌有抑制作用。水煎剂有降低肠管紧张性和拮抗乙酰胆碱的作用。总生物碱、苷类、黄酮类及酚类化合物的水溶液有强心及降低血压的作用。

沉 香

《名医别录》

为瑞香科常绿乔木植物白木香 *Aquilaria sinensis*（Lour.）Gillg 含有树脂的木材。锉末，生用。

【性味归经】辛、苦，微温。归脾、胃、肾经。

【功效与应用】

1. 行气止痛，用于寒凝气滞，胃脘胀闷作痛之证。本品能祛除胸腹阴寒，常与乌药、木香、槟榔配伍，即沉香四磨汤。治脾胃虚寒之脘腹冷痛，常配伍肉桂、干姜、附子等同用，如沉香附桂丸。

2. 温中止呕，用于胃寒呕吐、呃逆。本品能温胃散寒，辛开苦降，常配丁香、白豆蔻、柿蒂等药，用于胃寒呕逆之证。

3. 温肾纳气，用于下元虚冷，肾气不纳之虚喘证。本品既能温肾纳气，又能降逆平喘，常与肉桂、附子等同用，如黑锡丹。若治上盛下虚之痰饮喘嗽，常与苏子、半夏等同用，如苏子降气汤。

【用法用量】煎服，1～3 g，宜后下；或磨汁冲服，或入丸散剂，每次 0.5～1 g。

【现代研究】本品含挥发油。本品对家兔离体小肠运动有抑制作用。所含挥发油有促进消化液分泌及胆汁分泌等作用。

薤 白

《本经》

为百合科多年生草本植物小根蒜 *Allium macrostemon* Bge. 和薤 *A. chinensis* G. Don 的地下鳞茎。生用。

【性味归经】辛、苦，温。归肺、胃、大肠经。

【功效与应用】

1. 通阳散结，用于胸痹证。本品为治胸痹之要药。若属寒痰阻滞、胸阳不振所致胸痹证，常与瓜蒌、半夏、枳实等配伍，如瓜蒌薤白白酒汤、瓜蒌薤白半夏汤、枳实薤白桂枝汤等。若属痰瘀胸痹，则可与丹参等药配伍。

2. 行气导滞，用于脘腹痞满胀痛，泻痢，里急后重。本品能行气导滞，消胀止痛，治胃肠气滞，泻痢里急后重，常与木香、枳实同用。治胃寒气滞之脘腹痞满胀痛，可与高良姜、砂仁等同用。

【用法用量】煎服，5～10 g。

【现代研究】本品含大蒜氨酸、甲基大蒜氨酸、大蒜糖等。薤白能促进纤维蛋白溶解，降低动脉脂质斑块、血脂、血清过氧化脂质，抑制血小板聚集和释放反应，抑制动脉平滑肌细胞增生等。

川 楝 子

《本经》

为楝科落叶乔木植物川楝 *Melia toosendan* Sieb. et Zucc. 的成熟果实。生用或炒用，用时打碎。

【性味归经】苦，寒。有小毒。归肝、小肠、膀胱经。

【功效与应用】

1. 行气止痛，用于肝郁气滞或肝胃不和所致的胁肋作痛、脘腹疼痛以及疝气痛等。本品苦寒，对于证见热象者较为适宜。常与延胡索配伍同用，可增强止痛作用，如金铃子散。如寒疝少腹胀痛，可配伍小茴香、吴茱萸等药以散寒理气止痛，如导气散。

2. 杀虫疗癣，用于虫积腹痛。本品既能杀虫，又能止痛，常与槟榔、使君子等同用。此外，本品外用，可治头癣。

【用法用量】煎服，3～10 g。外用适量。炒用寒性降低。

【使用注意】本品有毒，不宜过量或持续服用。

【现代研究】本品含川楝素、楝树碱、山柰醇及脂肪油等。川楝子对金黄色葡萄球菌有抑制作用，内服过量可出现中毒反应，主要为肝脏损害、中毒性肝炎、精神失常、视力障碍、胃及小肠炎症、内脏出血、血压下降、呼吸循环衰竭，甚至死亡。

表 12-1　部分理气药简表

药　名	性味归经	功　效　与　应　用	用法用量
化橘红	辛、苦，温。归肺、脾经	理气宽中，燥湿化痰。用于湿痰或寒痰咳嗽，食积呕恶胸闷	3～10 g
佛　手	辛、苦、酸，温。归肝、脾、肺经	疏肝解郁，理气和中，燥湿化痰。用于肝郁胸胁胀痛，脾胃气滞，以及久咳痰多，胸闷胁痛	3～10 g
香　橼	辛、微苦、酸，温。归肝、脾、胃、肺经	疏肝解郁，理气宽中，化痰止咳。用于肝郁胸胁胀痛，脾胃气滞，脘腹胀痛，湿痰咳嗽痰多	3～10 g
枳　壳	苦、辛，微寒。归脾、胃、大肠经	破气除痞，化痰消积。用于食积证，胃肠热结气滞证，痰滞胸脘痞满，胸痹结胸	3～10 g
乌　药	辛，温。归肺、脾、肾、膀胱经	行气止痛，温肾散寒。用于寒凝气滞所致胸腹诸痛证以及尿频、遗尿	3～10 g
大腹皮	辛，微温。归脾、胃、大肠、小肠经	行气导滞，利水消肿。用于胃肠气滞，水肿，脚气肿满	5～10 g
柿　蒂	苦、涩，平。归胃经	降气止呃。用于呃逆证	6～10 g
荔枝核	甘、微苦，温。归肝、胃经	行气散结，散寒止痛。用于疝气痛，睾丸肿痛，胃脘久痛，痛经以及产后腹痛	煎服，10～15 g，或入丸散剂
甘　松	辛、甘，温。归脾、胃经	行气止痛，开郁醒脾。用于寒凝气滞之脘腹胀痛，不思饮食，以及思虑伤脾，气机郁滞之胸闷、腹胀	3～6 g
九香虫	咸，温。归肝、脾、肾经	理气止痛，温肾助阳。用于胸胁胀痛，肝胃气痛，肾阳不足之阳痿、腰膝冷痛	3～10 g

【复习思考题】

1. 试述理气药的含义、性能、功效、主要适应证及使用注意。

*2. 分别比较橘红与青皮、木香与沉香功效与应用之异同点。

（黄　芳）

第十三章　止 血 药

【学习要求】

1. 掌握止血药的含义、性能、功效、适应范围，熟悉配伍方法和使用注意。

2. 掌握小蓟、大蓟、地榆、白茅根、白及、仙鹤草、三七、茜草、蒲黄、艾叶的性能、功效、应用、特殊用法和使用注意。

3. 了解其他止血药的功效特点。

凡以制止体内外出血为主要作用的药物，称止血药。

止血药均以止血为主要功效，能加速凝血的过程，缩短出血凝血时间，而直接制止出血。适用于各种出血病证。所谓出血，是指血液不循经脉运行而溢出脉外的病证，又称为“血证”或“溢血”。由于出血部位不同，临床表现各有不同。如人体上部出血，可见咳血、衄血、吐血；人体下部出血，可见便血、痔血、尿血、崩漏；若出血在皮下，则表现为紫癜；出血在体表，多属外伤出血。

本类药物性味，以止血作用而论，均可归于酸、涩。因出血证是血液离经外溢，此类药可防止其血液的离经外泄，具收敛向内的作用。但引起出血的原因很多，如血热、气虚、瘀血等。止血药根据其性能功效的不同，大体分为凉血止血药、化瘀止血药、收敛止血药、温经止血药四类。这四类药在性味的标定上亦各不同：如凉血止血药药性苦寒；而化瘀止血、温经止血药则性多辛温；收敛止血药平性居多。因血液外溢皆是肝不藏血，亦与心主血脉相关，故主要归肝、心两经。

止血药物的应用必须根据出血的不同原因和病情，选择药性相宜的止血药，并进行必要的配伍。如血热妄行而出血者，应选择凉血止血药，并配伍清热泻火、清热凉血之品；阴虚火旺而出血者，宜配伍滋阴降火，滋阴潜阳的药物；若瘀血内阻，血不循经而出血者，应选化瘀止血药，并配伍行气活血药；若虚寒性出血，应选温经止血药、收敛止血药，并配伍益气健脾温阳之品。此外，前人在治疗出血证使用止血药时，还非常重视止血药与调气药的配伍。一般来说，上部出血，宜配以降气药，所谓气降则血“无溢出上窍之患”；若下部出血日久，正气亏损者，又常配升阳举陷之药，即所谓治下血久不愈者，“必兼升举”。

前人的经验认为，止血药炒炭可以增强止血效果。《本草纲目》称：“烧炭诸黑药皆能止血”，但临床上又当具体问题具体分析。一般而言，多数药物炒炭可产生或增强止血效力，而寒凉性质的止血药炒炭，其寒凉之性减弱或消失，增强了收敛止血功效，适应范围扩大。然亦有部分药物以生品或鲜品入药，止血力更佳，并不宜炒炭入药。

应用止血药时还应注意止血而不使留瘀，尤其是收敛止血药、凉血止血药，易恋邪、凉遏而留瘀。故用止血药亦不可一味止涩或清泄，在大剂量使用收敛止血药或凉血止血药时，可适当加入活血之品以防留瘀。

出血过多，气随血脱，单用止血药缓不济急，法当峻补元气，益气固脱以救其急。

第一节　凉血止血药

本类药物，药性均寒凉，或苦寒、或甘寒，而入血分。能清血分之热而止血，适用于血热妄行之出血证。出血属热者，十之八九，因此，在止血药中凉血止血药之数量也较多，应用也较广。

在应用时，若血热盛者，宜配伍清热凉血药同用。若血热夹瘀之出血，宜配化瘀止血药同用，或少佐化瘀行气之品。急性出血较甚者，亦可配伍收敛止血药以加强止血之效。本类药物原则上不宜用于虚寒性出血证，但某些药物，通过配伍，亦可用之。

大　蓟

《名医别录》

为菊科多年生草本植物蓟 *Cirsium japonicum* Fisch. ex DC. 的地上部分或根。生用或炒炭用。

【性味归经】苦、甘，凉。归心、肝经。

【功效与应用】

1. 凉血止血，用于血热妄行所致的出血证，如吐血、咯血、衄血、崩漏、尿血等。尤多用于吐血、咯血及崩漏。可单用或配小蓟、侧柏叶等同用。

2. 散瘀解毒，用于热毒痈肿。可单用，尤以鲜品为佳，可以外敷也可以内服，亦可配其他清热解毒药同用。

【用法用量】煎服，10～15 g，鲜品可 30～60 g。外用适量，捣敷患处。鲜品凉血止血、消痈之功，均较干者为佳。本品经炒炭后，其凉性大除，功专收敛止血。

【使用注意】本品味苦性凉，用治失血、痈肿，以热证者为宜，脾胃虚寒者忌服。本品性能散瘀，孕妇、无瘀滞者应当慎用。

【现代研究】全草含生物碱、挥发油、苦味质等。大蓟炒炭能缩短出血时间，动物实验有降压作用；对人型结核杆菌、脑膜炎球菌、白喉杆菌等有抑制作用。

小　蓟

《名医别录》

为菊科多年生草本植物刺儿菜 *Cirsium setosum*（Willd.）MB. 的地上部分。生用或炒炭用。

【性味归经】苦、甘，凉。归心、肝经。

【功效与应用】

1. 凉血止血，用于血热妄行所致的出血证，如吐血、咯血、衄血、崩漏、尿血等。常与大蓟配伍同用。小蓟兼有利尿作用，以治尿血、血淋尤宜，可与生地、蒲黄等配伍，方如小蓟饮子。

2. 散瘀解毒，用于热毒痈肿。其散瘀消痈之功效略逊大蓟。

【用法用量】煎服，10～15 g，鲜品可 30～60 g。外用适量，捣敷患处。

【使用注意】脾胃虚寒，便溏泄泻者慎用。

【现代研究】小蓟含生物碱、皂苷、芸香苷、原儿茶酸、咖啡酸等。可明显缩短出血时间，止血成分为绿原酸和咖啡酸，能降低血胆固醇并有利胆作用，对溶血性链球菌、肺炎双球菌、白喉杆菌及结核杆菌等，均有一定的抑制作用。

地 榆

《神农本草经》

为蔷薇科多年生草本植物地榆 *Sanguisorba officinalis* L. 或长叶地榆 S. *offciinalis* L. var. *longifozia*(Bert). Yü et Li 的根。生用或炒炭用。

【性味归经】苦、酸、涩，微寒。归肝、大肠经。

【功效与应用】

1. 凉血止血，用于各种热性出血证，如吐血、咯血、衄血、便血、崩漏及血痢等。本品味苦而带酸涩，性属寒凉，善入血分，有凉血泄热、收敛止血之功。然本品性沉降而走下焦，尤宜于下焦血热所致的便血、痔血、血痢、崩漏等。治便血、痔血，常配槐花同用；治崩漏，常配生地、黄芩、蒲黄等；治血痢，则配黄连、木香等。

2. 解毒敛疮，用于烫伤、湿疹及疮疡痈肿等。本品能泻火解毒敛疮，常作疡科外治之用，为治烧烫伤之要药。可单味研末麻油调敷，或配大黄粉，或配黄连、冰片用之，可减少渗出，减轻疼痛，促进愈合。治湿疹及皮肤溃烂，可以本品浓煎，纱布浸药外敷，亦可配煅石膏、枯矾研末，撒于患处，或和凡士林调膏外涂。治疮疡肿毒，可单用煎汁温洗或湿敷，或配清热解毒药同用。

【用法用量】煎服，10～15 g；外用适量。

【使用注意】本品性凉酸涩，凡虚寒性的便血、下痢、崩漏及出血有瘀者慎用。对于大面积烧伤者，不宜使用地榆制剂外涂，以防其所含水解型鞣质被人体大量吸收而引起中毒性肝炎。

【现代研究】本品含地榆糖苷Ⅰ、Ⅱ，地榆皂苷 A、B、E，鞣质。可缩短出凝血时间，并能收缩血管，故有止血作用。对实验性烫伤有治疗作用。体外抑菌试验对金黄色葡萄球菌、绿脓杆菌、志贺痢疾杆菌、伤寒杆菌、副伤寒杆菌、人型结核杆菌以及某些致病真菌均有作用。

槐 花

《本草拾遗》

为豆科落叶乔木槐 *Sophora japonica* L. 的花及花蕾。生用或炒炭用。

【性味归经】苦，微寒。归肝、大肠经。

【功效与应用】

1. 凉血止血，用于血热出血证，如吐血、衄血、便血、痔血等。本品性寒凉而苦降，归肝、大肠经，善清泄大肠之火热而凉血止血，故以治疗下部出血为擅长，如痔血、便血。治便血，常配荆芥、侧柏叶等同用。治吐血、衄血，则常配白茅根等同用。

2. 清肝火，用于肝火上炎之头痛头胀、目赤、眩晕等。现代临床亦常用于高血压属肝火偏旺者，有清肝明目降压之功。可单用煎汤代茶，或配夏枯草、菊花等同用。

【用法用量】煎服，10～15 g。止血炒炭用，清热泻火生用。

【使用注意】本品苦寒，脾胃虚寒者慎用。

【现代研究】本品含芸香苷、槐花甲素、乙素、丙素、鞣质。能减少毛细血管的通透性及脆性，缩短出血时间，增强毛细血管的抵抗力。有降血压、防治动脉硬化、扩张冠状血管、改善心肌循环等作用。

白茅根

《神农本草经》

为禾本科多年生草本植物白茅 *Imperata cylindrica* Beauv. var. major (Nees) C. E. Hubb. 的根茎。生用或炒炭用。

【性味归经】甘，寒。归肺、胃、膀胱经。

【功效与应用】

1. 凉血止血，用于血热妄行之出血证，如咳血、吐血、衄血、尿血等。本品性寒味甘，不燥不腻，擅清肺胃膀胱之热而凉血止血。可单用，或配其他凉血止血药同用。

2. 清热利尿，用于热淋、水肿等。治热淋，配木通、滑石等。治水肿、小便不利，配车前子等同用。

此外，本品还可清肺胃热，治温热烦渴，胃热呕吐，肺热咳嗽及湿热黄疸等。

【用法用量】煎服，15～30 g，鲜品加倍。以鲜品为佳，可捣汁服。多生用，止血亦可炒炭用。

【使用注意】本品药性寒凉，脾胃虚寒者、孕妇慎用。

【现代研究】本品含白茅素、芦竹素、5-羟色胺、钾、钙等。煎剂有利尿、解热、促凝血作用，对宋内痢疾杆菌、弗氏痢疾菌有轻度抑制作用。

第二节　化瘀止血药

本类药物既能止血，又能化瘀。能消散瘀血而止血，适用于因瘀血内阻而血不循经之出血证。经配伍也可用于其他各种内外出血证，有止血而不留瘀的优点。因能化除瘀血，大多还可用于跌打损伤、经闭、心腹疼痛等瘀滞病证。

三　七

《本草纲目》

为五加科多年生草本植物三七 *Panax notoginseng* (Burk.) F. H. Chen 的根。主产于云南、广西。研末生用。

【性味归经】甘、微苦，温。归肝、胃经。

【功效与应用】

1. 化瘀止血，用于各种内外出血证，尤以有瘀者为宜。本品既能止血，又能散瘀，有止血而不留瘀、化瘀而不伤正的特点，实为血证良药。常用治咳血、吐血、便血、尿血崩漏及外伤出血等，单味研末内服或外用即可奏效。亦可配花蕊石、血余炭同用，如《医学衷中参西录》化血丹。

2. 活血定痛，用于跌打损伤，瘀滞疼痛。本品能活血化瘀而消肿定痛，为伤科要药。可单味内服或外敷，或配活血行气药同用。如以疗伤止血著名的“云南白药”中，三七是主要组成药。

此外，近年来以其化瘀之功，用治冠心病心绞痛、缺血性脑血管病、脑出血后遗症等，均有较好疗效。

【用法用量】多研末服，每次 1～1.5 g，或入丸散；煎服，3～10 g；外用适量，研末外掺或调敷。

【使用注意】本品活血散瘀，故孕妇慎用。三七性温，故血热妄行，或出血而兼有阴虚口干者，不宜单独使用，须配凉血止血药或滋阴清热药同用。

【现代研究】本品含三七皂苷、黄酮苷、槲皮素、槲皮苷、β-谷甾醇。有止血作用，能缩短家兔凝血时间，止血活性成分为β-N-Z二酸酰基-L-α，β-二氨基丙酸。同时又有活血作用，有显著抗凝作用，能抑制血小板聚集，促进纤溶，并使全血黏度下降。能增加麻醉动物冠脉流量，降低心肌耗氧量，促进冠脉梗塞区侧支循环的形成，增加心输出量并有抗心律失常作用，能扩张脑血管，增加脑血管血流量。有抗炎、镇痛、镇静、增强肾上腺皮质功能、调节糖代谢、保肝、抗衰老及抗肿瘤作用。

茜 草

《神农本草经》

为茜草科多年生草本植物茜草 *Rubia cordifolia* L. 的根及根茎。生用或炒用。

【性味归经】苦，寒。归肝经。

【功效与应用】

1. 凉血化瘀止血，用于血热夹瘀的出血证。本品苦寒泄降，专入肝经血分，既能凉血止血，又能活血散瘀。用于血热夹瘀的出血证，如吐血、衄血、崩漏、尿血、便血等。治吐血、衄血，常配大蓟、侧柏叶等，如十灰散。若冲任不固之崩漏，则配黄芪、白术、乌贼骨等，如《医学衷中参西录》安冲汤。

2. 活血通经，用于血瘀经闭及跌打损伤、风湿痹痛。本品能消瘀滞，通血脉，利关节。尤多用于妇科，早在《内经》中，就有以本品配乌贼骨、雀卵、鲍鱼，治血枯经闭的记载。临床治血瘀经闭，常配桃仁、红花、当归等同用。治跌打损伤及风湿痹痛，可单味泡酒服，或配其他活血疗伤药及祛风通络药同用。

【用法用量】煎服，10～15 g。止血炒炭用，活血通经生用或酒炒用。

【使用注意】本品苦寒泄降，凡脾胃虚弱、精虚血少、阴虚火旺者慎用。

【现代研究】本品含蒽醌类物质，如茜素、茜草素、黑茜草素等。有止血作用，又有轻度抗凝血效应，水提取物有兴奋子宫的作用。茜草提取物及人工合成的茜草双酯，均有升白细胞作用。茜草中的环己肽有抗肿瘤作用。此外，茜草对多种细菌及皮肤真菌有抑制作用。

蒲 黄

《神农本草经》

为香蒲科水生草本植物水烛香蒲 *Typha angustifolia* L. 东方香蒲 *T. orientalis* Presl 或同属植物的花粉。生用或炒用。

【性味归经】甘，平。归肝、心包经。

【功效与应用】

1. 化瘀止血，用于各种内外出血证。本品性平，既能止血，又能化瘀，可用于各种出血证，但以属实夹瘀者尤宜。治吐血、衄血、咯血、尿血、崩漏等，可单味冲服，亦可配伍其他止血药同用。治外伤出血，可单味外敷。

2. 活血祛瘀，用于瘀滞痛证。本品生用能化瘀止痛，治疗心腹痛等，常配五灵脂同用，即失笑散。

3. 利尿通淋，用于血淋。本品能化瘀止血，治疗血淋。常配生地、冬葵子同用。

【用法用量】煎服，3～10 g，布包。外用适量。止血多炒用（生用亦可），散瘀多生用。

【使用注意】孕妇忌服。

【现代研究】蒲黄含黄酮、棕榈酸、异鼠李素、甾醇酚类等。有促凝血作用。另有报道能抑制血液凝固，抑制血小板聚集。蒲黄煎剂对子宫有兴奋作用，注射液对豚鼠、小白鼠有中期引产作用。有降压、扩张血、增加冠脉流量、降血脂及抗动脉粥样硬化的作用。

第三节　收敛止血药

本类药物多味涩，或为炭类，或质黏，故能收敛止血。无论虚寒性出血或热性出血均可用之，然其性收涩，有留瘀恋邪之弊，当以出血无瘀者为宜。

白　及

《神农本草经》

为兰科多年生草本植物白及 *Bletilla striata*（Thunb.）Reichb. f. 的块茎。生用。

【性味归经】苦、甘、涩，微寒。归肺、胃、肝经。

【功效与应用】

1. 收敛止血，用于内外诸出血证。本品质黏而涩，止血作用佳，为收敛止血要药。用于内外诸出血证，如咯血、衄血、吐血、便血及外伤出血。治诸内出血，可单味研末，糯米汤调服，如验方独圣散。临床常与三七粉同用，则既可加强止血作用，又不致瘀血留滞。本品归肺、胃、肝经，故所治之证，以肺胃出血为主。治肺络受损之咯血，若肺阴不足者，配枇杷叶、阿胶等；若肺气不足者，配人参、黄芪等益气摄血。治胃出血之吐血、便血，常配乌贼骨，如乌及散。现代临床以本品治上消化道出血及肺结核空洞出血，不仅有良好的止血作用，而且对促进溃疡愈合、结核病灶的吸收、空洞闭合、痰菌转阴等，均有效。治外伤出血，可研末外掺或水调外敷。

2. 消肿生肌，用于痈肿、烫伤及手足皲裂、肛裂等。本品能消肿生肌。治疮疡痈肿，初起者可消肿散结，常配银花、皂角刺、天花粉等，如《外科正宗》内消散。若痈肿已溃，久不收口者，可生肌敛疮，常研末外用。治烫伤，可配虎杖制成药膜外用。治手足皲裂、肛裂，可研末以麻油调涂，能促使裂口愈合。

【用法用量】煎服，3～10 g；入散剂，每次 2～5 g，每日 1～3 次。外用适量。

【使用注意】反乌头。因本品性涩质黏，外感咳血、肺痈初起、肺胃出血而实热火毒盛者慎用。

【现代研究】本品含黏液质 56.75%～60.15%，其中有多种聚糖，还含挥发油、淀粉。有缩短凝血时间及抑制纤溶作用，具良好的局部止血作用，此与所含黏液质有关，能形成人工血栓而止血。对胃黏膜有保护作用，其所含黏液质有抗肿瘤作用。体外试验对结核杆菌有明显的抑制作用。

仙鹤草

《本草图经》

为蔷薇科多年生草本植物龙芽草 *Agrimonia pilosa* Ledeb. 的全草。生用。

【性味归经】苦、涩，平。归心、肝经。

【功效与应用】

1. 收敛止血，用于多种出血证。本品味涩收敛而性平，用于咯血、吐血、衄血、便血、崩漏等多种出血证。无论寒热均可随证配伍用之。

2. 消积止痢，用于腹泻、痢疾诸证。本品具涩敛之性，有治痢止泻之功，对血痢及久病泻痢尤宜。

3. 健脾补虚，用于脱力劳伤证。本品有补虚强壮之功，可用于劳力过度所致的脱力劳伤之证，症见神倦乏力，面色萎黄而食欲正常，可配大枣同用。

4. 杀虫止痒，用于滴虫性阴道炎。可用本品 120 g，煎浓汁冲洗阴道。

此外，本品还用于疮疖痈肿，有解毒消肿之功。

【用法用量】煎服，10～15 g，大剂可用 30～60 g。外用适量。

【使用注意】本品具有敛涩之性，用治腹泻痢疾，当以慢性泻痢为宜。

【现代研究】本品含仙鹤草素，早期报道有促凝血作用，近来报道有抗凝作用。有抗菌、抗阴道滴虫作用，对绦虫、蛔虫、血吸虫有杀灭作用，并有抗疟作用。对癌细胞有抑制作用，并有调整心率、降低血糖等作用。

第四节　温经止血药

本类药物药性温热，能温内脏，益脾阳，固冲脉而统摄血液，达到温经止血之效。适用于脾不统血，冲脉失固之虚寒性出血证，如便血、崩漏、紫癜等出血日久、色暗淡者。

应用时，若脾不统血者配益气健脾药，若肾虚冲脉失固者配益肾暖宫补摄之品。因此类药药性温热，热盛火旺之出血证忌用。

艾　叶

《别录》

为菊科多年生草本植物艾 *Artemisia argyi* Levl. et Vant. 的叶。以湖北蕲州产者为佳，称蕲艾。生用或炒炭用。

【性味归经】苦、辛，温；有小毒。归肝、脾、肾经。

【功效与应用】

1. 温经止血，用于虚寒出血，尤宜于崩漏。本品气香味辛，性温散寒，能暖气血而温经脉，为温经止血之要药。常配阿胶、地黄等同用，如胶艾汤。若配入大队凉血止血药中，也可用于血热出血，如四生丸，可防止寒凉太过而留瘀，又可加强止血之效。

2. 调经安胎，用于下焦虚寒或寒客胞宫所致的月经不调、痛经、宫冷不孕、胎漏下血、胎动不安等。本品辛温，入肝、脾、肾三阴经，能温通经脉，散寒止痛，又能止血安胎。治痛经、月经不调、宫冷不孕，常配香附、当归、肉桂等，如艾附暖宫丸。治胎漏下血，胎动不安，常配川断、桑寄生等同用。

3. 除湿止痒，用于湿疹瘙痒。本品煎汤外洗，可治湿疹瘙痒。若与地肤子、白鲜皮并投，效果更著。

此外，将本品捣绒，制成艾条、艾炷等，用之熏灸体表穴位，能使热气内注筋骨，温煦气血，透达经络，为温灸的主要药料。

【用法用量】煎服，3～6 g；外用适量。温经止血宜炒炭用，余则生用。

【使用注意】本品药性温燥，阴虚血热者慎用。

【现代研究】本品主要含挥发油。具有平喘、镇咳及祛痰、抗过敏、抑菌作用，近年以本品制成艾叶油胶丸服用，治疗喘息型慢性支气管炎、支气管哮喘。艾叶油有抗过敏作用，治过敏性皮炎、过敏性鼻炎、荨麻疹等。

表 13-1　部分止血药简表

分类	药　名	性味归经	功　效　与　应　用	用法用量
凉血止血药	侧柏叶	苦、涩，寒。归肺、肝、脾经	凉血止血，化痰止咳。用于各种出血证，尤以血热者为宜；治咳嗽，对肺热咳嗽有痰者尤宜	煎服，10～15 g；止血多炒炭用，化痰止咳生用。外用适量
	苎麻根	甘，寒。归心、肝经	凉血止血，安胎。用于血热出血；胎漏下血，胎动不安	煎服，10～30 g；外用适量，捣敷
化瘀止血药	血余炭	苦，平。归肝、胃经	止血化瘀，利尿。用于各种出血病证；小便不通，石淋	煎服，6～10 g；研末服 1.5～3 g
	花蕊石	酸、涩，平。归肝经	化瘀止血。用于吐血、咯血等出血兼瘀滞者及外伤出血	煎服，10～15 g，打碎先煎，研末服，每次 1～1.5 g。外用适量
收敛止血药	紫　珠	苦、涩，凉。归肝、肺、胃经	收敛止血，清热解毒。用于各种内外出血，尤以血热者为宜；烧烫伤及热毒疮疡	煎服，10～15 g；研末服 1.5～3 g。外用适量
	棕　榈	苦、涩，平。归肝、肺、大肠经	收敛止血。用于多种出血证，尤多用于崩漏。还可用于久泻、久痢、带下	煎服，3～10 g；研末服 1～1.5 g
	藕　节	甘、涩，平。归肺、肝、胃经	收敛止血。用于各种出血，对吐血、咯血尤为多用	煎服，10～15 g
温经止血药	炮　姜	辛、热。归脾、胃、肾、心、肺经	温经止血，温中止痛。用于虚寒性吐血、便血、崩漏；虚寒腹痛、腹泻	煎服，3～6 g。炮姜未成炭者偏于温中散寒，炮姜炭则专于温经止血

【复习思考题】

*1. 止血药可分为几类？各类止血药的性能、功效特点如何？

2. 简述三七、白及的功效与应用。

*3. 分别比较三七与蒲黄、地榆与槐花的功效异同点。

4. 试述止血药炒炭的意义。

（耿义红）

第十四章　活血化瘀药

【学习要求】

1. 掌握活血化瘀药的含义、性能、功效、适应范围，熟悉配伍应用和使用注意。

2. 掌握川芎、延胡索、郁金、丹参、牛膝、益母草、桃仁、红花、莪术、虎杖、水蛭的性能、功效应用、特殊用法和使用注意。

3. 了解其他活血药的分类位置和功效特点。

凡以通畅血行，消散瘀血为主要作用的药物，称活血化瘀药或活血祛瘀药，简称活血药或化瘀药。其中活血祛瘀之力峻猛者，又称破血逐瘀药。

活血化瘀药味多辛、苦而性温，辛能散瘀行滞，苦能泄利通降，温可通行血脉，促进血行。本类药物善于走散通行，能促进血行，消散瘀血，而产生调经、止痛、消癥、消肿、消痈、通痹等功效。适用于血行失畅、瘀血阻滞之证。活血祛瘀作用按其强度不同常用不同的功效术语，如"和血"、"和营"多指活血作用较弱，药力平和；"活血"、"化瘀"、"祛瘀"、"消瘀"较"和血"、"和营"作用强，然力量强度又不及"破血"、"破瘀"、"逐瘀"峻猛。

活血化瘀药主治各种瘀血证。瘀血既是病理产物，又是多种疾病的致病因素。所以本章药物主治范围广泛，遍及内、妇、儿、外、伤各科。如内科之头、胸、腹、四肢诸痛，痛如针刺、痛处固定者，体内癥瘕积聚，中风半身不遂，肢体麻木，关节痹痛日久，血证之出血色紫夹有血块，妇产科痛经、闭经、产后恶露不尽、腹痛，外伤科之跌扑损伤肿痛，痈肿疮疡等，均可应用活血化瘀药。

活血祛瘀药的使用，应针对病情，根据药物寒温、猛缓之性和功效特点来加以选择，并作适当的配伍。由于人体气血之间的密切关系，气滞可导致血瘀，血瘀也常兼气滞，故本类药物常需与行气药同用，以增强活血化瘀的功效。寒凝血瘀者，当配伍温里药以温通血脉，助活血化瘀药以消散瘀滞。若热灼营血而致血瘀者，当配伍清热凉血药。对痹证、疮痈，则应与祛风湿药或清热解毒药同用。对癥瘕痞块，应同软坚散结之品配伍。瘀血而兼正虚，又当配伍相应的补虚药，以消补兼施。

本类药物易耗血动血，不宜用于月经过多、血虚经闭者。有催产下胎作用和活血作用强烈的药物，孕妇禁用。古代有将催产下胎的活血药用于难产及胞衣不下者，但其危险性大，一般不宜使用。由现代产科处理更加安全有效。破血逐瘀之品易伤人正气，体虚而兼瘀者应慎用。

川　芎

《神农本草经》

为伞形科多年生草本植物川芎 *Ligusticum chuangxiong* Hort. 的根茎。切片或酒炒用。

【性味归经】 辛，温。归肝，胆、心包经。

【功效与应用】

1. 活血行气，用于血瘀气滞诸痛证。本品辛散温通，既能活血，又能行气，为"血中气药"，为妇科活血调经之要药，治妇女月经不调、经闭、痛经、产后瘀滞腹痛等。月经不调，常配当归、桃仁、香附等同用。若血瘀经闭、痛经，配赤芍、桃仁等，如血府逐瘀汤。若产后恶露不行，瘀滞腹痛，配当归、桃仁等，如生化汤。本品又能"中开郁结"，用于内科疾病。治肝郁气滞，胁肋疼痛者，常配柴胡、白芍、香附等，如柴胡疏肝饮。治瘀血停滞，胸胁刺痛，可与桃仁、红花、当归、柴胡等同用，如血府逐瘀汤。若心脉瘀阻，胸痹心痛者，常配丹参、桂枝、檀香等。近代以川芎及川芎为主的复方治冠心病心绞痛，有较好疗效。此外，本品为伤外科常用之品。外科之疮疡痈肿，脓已成而正虚难溃者，配黄芪、当归、皂角刺以托毒排脓，如《外科正宗》透脓散。治跌扑损伤，瘀血肿痛，常配三七、乳香、没药等同用，以活血消肿止痛。

2. 祛风止痛，用于头痛，风湿痹痛。本品辛温升散，能"上行头目"，祛风止痛。为治头痛之要药，无论风寒、风热、风湿，以及血虚、血瘀头痛，均可随证配伍。外感风寒头痛，常配白芷、细辛等同用，如川芎茶调散；风热头痛，配菊花、石膏、僵蚕等；风湿头痛，可配羌活、防风、藁本等，如羌活胜湿汤；血瘀头痛，可配当归、桃仁、红花等，如血府逐瘀汤；血虚头痛，可配当归、地黄、白芍等同用。故前人有"头痛不离川芎"之说。本品亦可用治风湿痹证，肢体疼痛麻木，能祛风活血止痛。常配独活、桂枝、防风等祛风湿通络药同用。

【用法用量】煎服，3～10 g。

【使用注意】本品味辛，性偏温燥，且有升散作用，故阴虚火旺、多汗者不宜使用。又本品性善走窜，活血行气之力较强，故月经过多者亦不宜应用。

【现代研究】本品主含挥发油、生物碱(如川芎嗪等)、酚性物质(如阿魏酸等)。川芎嗪能抑制血管平滑肌收缩，扩张冠状动脉，增加冠脉血流量，改善心肌缺氧状况，降低心肌耗氧量，增加脑及肢体血流量，降低外周血管阻力、降压，降低血小板表面活性，抑制血小板聚集，预防血栓形成，现多用于冠心病心绞痛及脑血栓、偏头痛的治疗，已取得较好疗效。能增强小鼠巨噬细胞的吞噬功能，保护胃黏膜，还有利尿、抗肿瘤及抗放射的作用。

延胡索

《雷公炮炙论》

为罂粟科多年生草本植物延胡索 *Corydalis yanhusuo* W. T. Wang 的块茎。生用，或醋制用。

【性味归经】辛，苦，温。归肝、脾经。

【功效与应用】

活血，行气，止痛。主要用于气血瘀滞诸痛证。本品辛散温通，为活血行气止痛之要药。既能入血分以活血祛瘀，又能入气分以行气散滞，尤以止痛效用卓著，《本草纲目》称其"能行血中气滞，气中血滞，故专治一身上下诸痛"。其止痛作用优良，无论何种痛证，均可配伍应用。治胸痹心痛，配瓜蒌、薤白或丹参、川芎等。治胃痛，配白术、枳实、白芍等；治肝郁气滞胁肋胀痛，配柴胡、郁金等。治妇女痛经、产后瘀滞腹痛，配当归、红花、香附等。治寒疝腹痛，配小茴香、吴茱萸等。治跌打损伤，配乳香、没药。治风湿痹痛，配秦艽、桂枝等。

【用法用量】煎服，3～10 g；研末服，1.5～3 g。多醋制后用。醋制后可使其有效成分的溶解度大大提高，从而加强止痛药效。

【使用注意】孕妇忌服。

【现代研究】本品主要含生物碱，为延胡索甲素、延胡索丙素、延胡索乙素、延胡索丑素等。有镇痛、镇静、催眠与安定作用，此外尚有轻度中枢性镇吐及降低体温的作用。醇提取物有扩张冠状血管、增加冠脉血流作用。延胡索总碱对某些实验性心律失常有效。有抗溃疡作用，能减少胃液分泌，降低胃酸量。

郁　金

《药性论》

为姜科多年生草本植物温郁金 *Curcuma wenyujin* Y. H. Chen et C. Ling、姜黄 *C. longa* L.、广西莪术 *C. kwangsiensis* S. G. Lee et C. F. Liang 或蓬莪术 *C. phaeocaulis* Val. 的块根。生用，或矾水炒用。

【性味归经】辛，苦，寒。归肝、肺、心经。

【功效与应用】

1. 活血行气止痛，用于气滞血瘀的胸、胁、腹痛。本品味辛能散能行，既能活血祛瘀而止痛，又能行气解郁而达疏泄肝郁之效。善治肝病，临床常与丹参，柴胡、香附、木香等配伍同用。用于妇科，治妇女经行腹痛、乳胀，配柴胡、山栀等同用，如《傅青主女科》宣郁通经汤。用于内科，治胸胁疼痛，配丹参、延胡、杏仁等以疏肝宣肺，活血止痛；治胁下癥积，配鳖甲、莪术等以化瘀消癥。

2. 化痰解郁开窍，用于热病神昏，癫痫痰闭之证。本品辛散苦泄，入心经，能解郁开窍，且其性寒，兼有清心之功。治湿温病湿浊蒙闭心窍者，配菖蒲、山栀等。治癫狂、癫痫痰火蒙心者，配白矾，如白金丸。

3. 利胆退黄，用于肝胆湿热证。本品性寒入肝胆经，能清热利胆退黄。治肝胆湿热黄疸，配茵陈、山栀等；若湿热煎熬成石之胆石症，常配金钱草等以利胆排石。

4. 清热凉血，用治血热妄行的吐血、衄血、尿血及妇女倒经等出血证。本品味苦性寒而入血分，有凉血止血之功，常配生地、丹皮、山栀、牛膝等同用。

【用法用量】煎服，5～12 g；研末服，2～5 g。

【使用注意】畏丁香。

【现代研究】本品含挥发油、姜黄素、淀粉、脂肪油等。能减轻高脂血症，明显防止家兔主动脉、冠状动脉及其分支内膜斑块的形成。能促进胆汁分泌和排泄，提取物对肝脏损伤有保护作用。煎剂有中止妊娠作用，并有镇痛、抗炎作用。

丹　参

《神农本草经》

为唇形科多年生草本植物丹参 *Salvia miltiorrhiza* Bge. 的根及根茎。生用或酒制用。

【性味归经】苦，微寒。归心、肝经。

【功效与应用】

1. 活血祛瘀调经，用于各科瘀血阻滞病证。本品功能活血祛瘀，作用较强，能内达脏腑而化瘀滞，外利关节而通脉络。其活血祛瘀的适应范围很广，善调妇女经水，为妇科要药，常用治妇女月经不调、痛经、经闭、产后腹痛属瘀血阻滞者。可单味为末，酒调服，亦常配当归、川芎、益母草等同用，以加强疗效。因其性偏寒凉，故较适用于血热瘀滞者。本品为活血化瘀之要药，亦可用于内科胸腹疼痛诸证。治胸痹心痛，脘腹疼痛，常配檀香、砂仁等同用，如丹参饮。治癥瘕积聚，常配三棱、莪术以祛瘀消癥。此外，本品能通行血脉，适用于瘀血阻滞、血行不畅所致的肢体关节疼痛。如治风湿痹痛，常配防风、秦艽等祛风湿药同用。治跌打损伤，瘀滞作痛，常配当归、红花、川芎等活血祛瘀之品同用。

2. 凉血消痈，用于疮疡痈肿。本品性寒凉血，又能活血，有清瘀热以消痈肿之功。常配银花、连翘等清热解毒药同用。

3. 清心安神，用于热扰心神或血不养心之烦躁失眠。本品入心经，性寒凉，能清心凉血，除烦安神，且有养血作用。治热病邪入心营之心烦不寐，配生地、黄连、竹叶，如清营汤。治杂病之心血不足，血不养心，心火偏旺之心悸失眠，则配生地、酸枣仁、柏子仁等，如天王补心丹。

【用法用量】煎服，5～15 g。活血化瘀宜酒制用。

【使用注意】反藜芦。

【现代研究】丹参含丹参酮、原儿茶醛、原儿茶酸、丹参素等。能扩张冠状动脉、增加冠脉流量，改善心肌缺血、心肌梗死状况，调整心律；并能扩张外周血管，改善微循环，有抗凝、促进纤溶、抑制血小板聚集、抑制血栓形成的作用。能降血脂、抑制家兔实验性冠脉大分支粥样斑块的形成。临床广泛应用于心、脑血管疾病，如冠心病心绞痛、缺血性中风等。可抑制或减轻肝细胞变性、坏死及炎症反应，促进肝细胞再生，并有抗纤维化作用。临床用治急性病毒性肝炎、慢性活动性肝炎及晚期血吸虫病肝肿大。能提高机体的耐缺氧能力，促进组织的修复，加速骨折的愈合，缩短红细胞及血色素恢复期，使网织红细胞增多。有抑制中枢神经的作用。此外，对多种细菌及结核杆菌有抑制作用，还有增强免疫、降低血糖及抗肿瘤作用。

红　花

《新修本草》

为菊科一年生草本植物红花 *Carthamus tinctorius* L. 的花。晒干，生用。

【性味归经】辛，温。归心、肝经。

【功效与应用】

1. 活血通经，用于血滞经闭，痛经，产后瘀滞腹痛等证。本品辛散温通，专入血分，活血祛瘀作用较强，为治血瘀证的常用之品，尤长于通经止痛。故常用于因血瘀所致的经闭、痛经等证，单用即可奏效，更常配桃仁、当归、川芎等同用，如桃红四物汤。

2. 祛瘀止痛，用于癥瘕积聚，心腹瘀痛及跌打损伤，血脉闭塞紫肿疼痛等。本品能活血祛瘀消癥，通畅血脉，消肿止痛。治癥积，配三棱、莪术等。治跌打损伤、瘀滞肿痛，配苏木、乳香、没药等，或用红花酊、红花油涂擦。治心脉瘀阻、胸痹心痛，配桂枝、瓜蒌、丹参等。

3. 活血化斑，用于斑疹色暗，热郁血瘀者，取本品活血祛瘀化滞之功，常配当归、紫草、大青叶等以活血凉血泄热解毒。

【用法用量】煎服，3～9 g；外用适量。

【使用注意】本品祛瘀力强，故孕妇忌服，有出血倾向者不宜多用。

【现代研究】本品含红花黄素、红花苷、红花素及新红花苷，另含红花油。红花煎剂有轻度兴奋心脏、增加冠脉流量的作用，对急性心肌缺血有减轻作用，并使心率减慢。红花黄素可提高抗缺氧能力，对乌头碱所致心律失常有一定对抗作用，有抑制血小板聚集和增加纤溶作用。红花油还有降低血脂的作用。此外，本品对免疫功能有调节作用，对子宫有兴奋作用，已孕子宫尤为明显。

桃　仁

《神农本草经》

为蔷薇科落叶小乔木桃 *Prunus persica*（L.）Batsch 或山桃 *P. davidiana*（Carr.）

Franth. 的成熟种子。去皮，晒干生用，或炒用。

【性味归经】苦、甘，平。有小毒。归心、肝、大肠经。

【功效与应用】

1. 活血祛瘀，用于瘀血所致的经闭、痛经、产后瘀滞腹痛、癥积、跌打损伤及肺痈、肠痈等证。本品味苦而入心肝血分，善泄血分之壅滞，祛瘀力较强，应用范围较广。临床治血瘀经闭、痛经，常配红花、当归，川芎等同用，如桃红四物汤。治产后瘀滞腹痛，常配炮姜、川芎等，如生化汤。治癥积痞块，配三棱、莪术等。治跌打损伤，瘀肿疼痛，常配当归、红花、大黄等，如复元活血汤。用治热壅血滞之肺痈、肠痈，本品常配清热药同用，以清热解毒活血消痈，如《千金要方》苇茎汤、《金匮要略》大黄牡丹皮汤。

2. 润肠通便，用于肠燥便秘。本品为种仁，含油脂，能润燥滑肠，常配杏仁、柏子仁等同用，如五仁丸。

此外，本品还可用治咳嗽气喘，有止咳平喘作用，常配杏仁等同用。

【用法用量】煎服，5～10 g，宜捣碎入煎。

【使用注意】孕妇忌服，便溏者慎用。本品有小毒，不可过量，过量则可出现头痛、目眩、心悸，甚至呼吸衰竭而死亡。

【现代研究】本品含苦杏仁苷、苦杏仁酶、挥发油、脂肪油等。本品可促进初产妇子宫收缩，有抗凝及较弱的溶血作用，对血流阻滞、血行障碍有改善作用。能增加脑血流量，扩张兔耳血管，对呼吸中枢有抑制作用。脂肪油有润肠缓下作用。

益 母 草

《神农本草经》

为唇形科一年生或二年生草本植物益母草 *Leonurus heterophyllus* Sweet. 的地上部分。生用或熬膏用。

【性味归经】苦、辛，微寒。归肝、心包、膀胱经。

【功效与应用】

1. 活血调经，用于血滞经闭、痛经、经行不畅、产后瘀滞腹痛、恶露不尽等。本品苦泄辛散，主入血分，善于活血祛瘀调经，为妇科经产要药，产后多用，故有“益母”之名。可单用熬膏服，如益母草流浸膏、益母草膏。亦常配当归、川芎、赤芍等，以加强活血调经之功。

2. 利水消肿，用于水肿，小便不利。本品有利尿消肿之功，又因其具有活血化瘀作用，对水瘀互阻的水肿尤为适宜。可单用，亦可与白茅根、泽兰等同用。

此外，本品又有清热解毒消肿之功，可用于跌打损伤、疮痈肿毒、皮肤痒疹等。

【用法用量】煎服，10～30 g；或熬膏、入丸剂。外用适量捣敷或煎水外洗。

【使用注意】孕妇忌服，血虚无瘀者慎用。

【现代研究】本品含益母草碱、水苏碱、益母草定等多种生物碱及苯甲酸、月桂酸、兰香苷等黄酮类物质。对多种动物的离体、在体、未孕、已孕或产后子宫均呈明显兴奋作用，使子宫收缩频率、幅度及紧张度增加。能增加冠脉流量、减慢心率、改善微循环、抑制血小板聚集及血栓形成、扩张外周血管及降低血压，对急性肾衰竭有保护作用。另外还有抑制呼吸中枢、抗早孕作用。

牛　膝

《神农本草经》

为苋科多年生草本植物牛膝(怀牛膝) *Achyranthes bidentata* Bl. 和川牛膝 *Cyathula officinalis* Kuan. 的根。前者主产河南,后者主产于四川、贵州、云南等地。生用或酒制用。

【性味归经】苦、甘、酸,平。归肝、肾经。

【功效与应用】

1. 活血通经,用于瘀血阻滞的经闭、痛经、月经不调、产后腹痛等及跌打伤痛。川牛膝活血祛瘀力较强,长于活血通经,祛瘀止痛。多用治妇科经产诸疾,常配桃仁、红花、当归等同用。亦能祛瘀疗伤,治跌打损伤、腰膝瘀痛者,配续断、当归、乳香,没药等同用。

2. 补肝肾,强筋骨,用于肾虚腰痛及久痹腰膝酸痛乏力等。肝主筋,肾主骨,肝肾不足,则筋骨萎软,足膝乏力。本品归肝、肾二经,制用能补肝肾,强筋骨,尤以怀牛膝为佳。且性善下行,长于治疗下半身腰膝筋骨酸痛。治肝肾亏虚,腰痛膝软者,常配杜仲、续断、熟地等补肝肾药同用。若痹痛日久,腰膝酸痛者,常配独活、桑寄生等祛风湿、强筋骨药同用。若湿热下注,足膝痿软,则配苍术、黄柏同用,如三妙丸。

3. 利水通淋,用于淋证、水肿、小便不利。牛膝性善下行,能利水通淋,治热淋、血淋、砂淋等,配冬葵子、瞿麦、滑石等。治水肿小便不利,配地黄、泽泻等。

4. 引火(血)下行,用于头痛、眩晕、吐血、衄血等火热上炎、阴虚火旺之证。本品味苦泄降,能导热下泄,引血下行,以降上炎之火。如肝阳上亢之头痛眩晕目赤,则配代赭石、牡蛎等平肝潜阳,如镇肝息风汤。若阴虚火旺,虚火上炎所致之齿龈肿痛,口舌生疮,可配熟地、石膏、知母同用以清胃滋阴降火,如玉女煎。若气火上逆,迫血妄行之吐血、衄血,则配白茅根、山栀、代赭石等泻火凉血药同用,以引血下行,降火止血。

【用法用量】煎服,6～15 g。活血通经、利水通淋、引火下行宜生用,多用川牛膝;补肝肾强筋骨宜酒制用,多用怀牛膝。

【使用注意】孕妇及月经过多者忌用。

【现代研究】牛膝含昆虫变态激素,如促脱皮甾酮、牛膝甾酮;尚含三萜皂苷,水解后产生齐墩果酸。川牛膝提取物有抗生育和着床作用,对已孕及未孕子宫均显兴奋作用,有抗炎、镇痛作用。具有降血糖作用,其机理与促进蛋白质合成有关。怀牛膝有降血脂、增强免疫、抗凝血、抗衰老及抗肿瘤的作用。

莪　术

《药性论》

为姜科多年生宿根草本植物蓬莪术 *Curcuma phaeocaulis* Val. 、广西莪术 *C. kwangsiensis* S. GLee et C. F. Liang 或温郁金 *C. wenyujin* Y. H. Chen et C. Ling 的根茎。生用或醋制用。

【性味归经】辛、苦,温。归肝,脾经。

【功效与应用】

1. 破血行气,用于气滞血瘀所致的癥瘕积聚、经闭以及心腹瘀痛等。本品辛散苦泄温通,既能破血逐瘀,又能行气止痛,用于气滞血瘀日久之重症。常与三棱相须而用。临床治妇科经闭、痛经，常配当归、红花等同用。治胁下痞块、疟母，配柴胡、鳖甲等。治胸痹心痛，配川芎、丹参等。若体虚而瘀血久留不去者，配黄芪、党参等以消补兼施。

2. 消积止痛，用于食积脘腹胀痛。本品不仅消血瘀癥积，还能破气消食积。治食积腹痛，常配青皮、槟榔等。

此外，本品还可用于跌打损伤、瘀肿疼痛，取其化瘀消肿止痛之功。

【用法用量】煎服，3～15 g。醋制后可加强祛瘀止痛作用。

【使用注意】本品破血力强，孕妇及月经过多者忌用。

【现代研究】本品含挥发油，其中主要为莪术酮、莪术烯、姜黄素等。近年又从挥发油中分离出抗癌有效成分莪术醇、莪术双酮。本品有抗癌作用，除直接作用外，还可使宿主特异性免疫功能增强而获得明显的免疫保护效应，现代临床用本品治子宫颈癌等多种癌肿，有较佳疗效。能抑制血小板聚集，抗血栓形成，现有用治冠心病者。能兴奋胃肠平滑肌，有抗早孕作用。挥发油有抑菌作用。

虎 杖

《名医别录》

为蓼科多年生草本植物虎杖 *Polygonum cuspidatum* Sieb. et. Zucc. 的根茎和根，茎叶亦可入药。生用或鲜用。

【性味归经】微苦，微寒。归肝、胆、肺经。

【功效与应用】

1. 活血祛瘀，用于血瘀经闭，跌打损伤。有活血祛瘀止痛之功。治经闭、痛经，常与桃仁、延胡索、红花等配用。治跌打损伤疼痛，可与当归、乳香、没药、三七等配用。

2. 利胆退黄，用于湿热黄疸，淋浊带下。本品苦寒，善泻中焦瘀滞，降泻肝胆湿热，利胆退黄，是清热利湿之良药。若湿热黄疸，可单用本品煎服即效；亦可与茵陈、黄柏、栀子配伍，效力更佳。若湿热蕴结膀胱之小便涩痛，淋浊带下等，单用即效，亦可配利尿通淋药同用。

3. 清热解毒，用于烧烫伤，痈肿疮毒，毒蛇咬伤等。本品有清热解毒作用。若水烫火伤而致肌肤灼痛或溃后流黄水者，单用研末，香油调敷，亦可与地榆、冰片共末，油调敷患处。若湿毒蕴结肌肤所致痈肿疮毒，以虎杖根烧灰贴敷，或煎汤洗患处。若治毒蛇咬伤，可取鲜品捣烂敷患处，亦可煎浓汤内服。

4. 祛痰止咳，用于肺热咳嗽。既能苦降泄热，又能化痰止咳。可单味煎服，也可与贝母、枇杷叶、杏仁等配伍。

此外，还有泻下通便作用，用于热结便秘。

【用法用量】煎服，10～30 g。外用适量。

【使用注意】孕妇忌服。

【现代研究】本品含虎杖苷、黄酮类、大黄素、大黄素甲醚。有泻下、祛痰止咳、止血、镇痛、抗炎作用。煎剂对多种病菌及某些病毒有抑制作用。

水 蛭

《神农本草经》

为环节动物水蛭科蚂蟥 *Whitmania pigra* Whitman、水蛭 *Hirude nipponica* Whitman 或柳叶蚂蟥 *W. acranulata* Whitman 的全体。生用，或用滑石粉烫后用。

【性味归经】咸、苦,平。有小毒。归肝经。

【功效与应用】破血消癥,逐瘀通经,用于癥瘕积聚、血瘀经闭及跌打损伤等。本品咸苦入血分,功擅破血逐瘀,作用较为峻猛。治癥瘕、经闭,常配三棱、桃仁、红花等同用;若体虚者,配人参,当归等补益气血药同用,以防伤正。治跌打损伤,配苏木、自然铜等。

【用法用量】入煎剂,1.5～3 g;研末服,0.3～0.5 g,以入丸散或研末服为宜。或以鲜活者放置瘀肿局部吸血消瘀。

【使用注意】本品为破血逐瘀之品,孕妇忌服。

【现代研究】新鲜水蛭唾液腺中含水蛭素,还含肝素、抗血栓素、蛋白质等。本品有抗血小板聚集、降低血液黏度、预防血栓形成作用,对已形成的血栓有溶解作用。能促进血肿吸收,近代临床用治脑出血颅内血肿,有较好疗效。有降血脂、降压作用,有极显著的中止妊娠作用,对肾损害有一定保护作用。

表 14-1 部分活血化瘀药简表

药 名	性味归经	功 效 与 应 用	用法用量
乳 香	辛、苦,温。归肝、心,脾经	活血行气止痛,消肿生肌。用于跌打损伤,疮疡痈肿,溃疡久不收口,瘀血阻滞诸痛证	煎服,3～10 g,宜炒去油用。外用适量,生用或炒用,研末外敷
没 药	苦、辛,平。归心,肝、脾经	活血止痛,消肿生肌。功效主治与乳香相似,常与乳香相须为用	煎服,3～10 g,宜炒去油用。外用适量,生用或炒用,研末外敷
泽 兰	苦、辛,微温。归肝、脾经	活血祛瘀,调经,利水消肿。用于妇科血瘀经闭、痛经、产后瘀滞腹痛;跌打损伤及痈肿	煎服,10～15 g,外用适量
鸡血藤	苦、甘,温。归肝、肾经	行血补血,调经,舒筋活络。用于妇科月经不调、痛经、血虚经闭;风湿痹痛及手足麻木,肢体瘫痪,血虚萎黄	煎服,10～15 g,大剂量可用30 g;或浸酒服,或熬成膏服
五灵脂	苦、咸、甘,温。归肝经	活血止痛,化瘀止血。用于瘀血阻滞诸痛证;出血证属瘀血所致者,如妇女血瘀崩漏等	煎服,3～10 g,包煎;或入丸,散用。外用适量
姜 黄	辛、苦,温。归肝、脾经	活血行气,通经止痛。用于血瘀气滞的心腹胸胁痛,经闭,产后腹痛,跌打损伤;风湿痹痛	煎服,3～10 g;外用适量
三 棱	苦、辛,平。归肝、脾经	破血行气,消积止痛。所治病证与莪术基本相同,常相须而用	煎服,3～10 g。醋炙可加强止痛作用
虻 虫	苦,微寒。有小毒。归肝经	破血消癥,逐瘀通经。用于癥瘕积聚,血瘀经闭及跌打损伤	煎服,1～1.5 g;研末服,0.3 g
䗪 虫	咸,寒。有小毒。归肝经	破血逐瘀,续筋接骨,用于血瘀经闭,产后瘀滞腹痛,癥积,跌打损伤,筋断骨折,瘀肿疼痛	煎服,3～10 g;研末服,1～1.5 g,以黄酒送服为佳。外用适量
穿山甲	咸,微寒。归肝、胃经	活血消癥,通经下乳,消肿排脓。用于癥瘕,经闭,风湿痹痛,产后乳汁不下,痈肿疮毒,瘰疬	煎服,3～10 g;研末服,1～1.5 g
干 漆	辛、苦、咸,温。有小毒。归肝、胃、大小肠经	破血通络,杀虫消积。用于瘀血经闭,癥瘕积聚,虫积腹痛,风寒湿痹	内服,1.5～4 g,入丸散,不入煎剂;外用烧烟熏
王不留行	苦,平。归肝、胃经	活血通经,下乳,消痈,利尿通淋。用于血瘀经闭,痛经,产后乳汁不下及乳痈,热淋,血淋,石淋	煎服,5～10 g

续表 14 - 1

药　名	性味归经	功　效　与　应　用	用法用量
自然铜	辛，平。归肝经	散瘀止痛，接骨疗伤。用于跌打损伤，骨折筋断，瘀肿疼痛	煎服，10～15 g；多入丸散，醋淬研末服，每次 0.3 g
骨碎补	苦，温。归肝、肾经	活血续伤，补肾强骨。用于跌扑闪挫或金创，损伤筋骨，瘀肿疼痛，肾虚腰痛脚弱，耳鸣耳聋，牙痛，久泻	煎服，10～15 g。外用适量
血　竭	甘、咸、平。归心、肝经	活血疗伤，止血生肌。用于跌打损伤及其他瘀滞心腹疼痛，外伤出血及疮疡不敛等	内服，多入丸散，研末服，每次 1～1.5 g。外用适量，研末撒敷
西红花	甘，平。归心、肝经	活血祛瘀，通经止痛，凉血解毒。用于血滞经闭、痛经，产后瘀滞腹痛，癥瘕积聚，心腹瘀痛，跌打损伤及痈肿疮疡。尤宜于温热病热入血分发斑，热郁血瘀，斑色鲜红者	煎服，1～3 g
苏　木	甘、咸、辛，平。归心、肝经	活血疗伤，祛瘀通经。用于跌打损伤，骨折伤筋，瘀滞肿痛，妇科血瘀经闭、痛经，产后瘀滞腹痛，心腹瘀痛，痈肿疮毒	煎服，3～10 g。外用适量，研末撒

【复习思考题】

1. 简述活血化瘀药的性能特点及配伍应用。
2. 试述川芎、丹参的性能、功效及应用。

＊3. 分别比较桃仁与红花、三棱与莪术、川牛膝与怀牛膝功效之异同点。

（耿义红）

第十五章　化痰止咳药

【学习要求】

1. 掌握化痰药、止咳平喘药的含义、功效、主治，熟悉配伍应用和使用注意。

2. 掌握半夏、天南星、白芥子、桔梗、旋覆花、瓜蒌、川贝母、浙贝母、竹茹、苦杏仁、枇杷叶、百部、桑白皮、葶苈子的性能、功效应用、特殊用法和使用注意。

3. 了解其他化痰止咳药的功效特点。

凡具有祛除或消除痰浊作用的药物，称化痰药；能制止或减轻咳嗽和喘息的药物，称止咳平喘药。痰、咳、喘三者，在病机上相互影响。咳嗽喘息病证每挟有痰涎，痰浊壅盛又能刺激或阻塞气道，引起咳嗽气喘。而化痰药多兼止咳平喘之功，止咳平喘药亦多有化痰之效，所以，将这两类药合于一章，总称之为化痰止咳药。

化痰药适用于各种痰证。痰是一种病理性的致病因素，既是人体水液代谢和津液运行障碍所形成的病理产物，又可作为致病因素引起多种病证。它"随气升降，无处不到"，故痰之为病，部位广泛，病证复杂，随痰浊停留阻滞的部位不同，症状特点各异。如痰停脏腑，阻于肺窍，则发为咳喘有痰；阻于胸中则为胸痹；停于脘腹发为痞满证；若痰浊上蒙清窍可引起眩晕、痫证、癫狂；肝风夹痰上犯可致中风、惊风；痰阻经络则可见肢体麻木，半身不遂，口眼歪斜；痰火互结形成瘰疬、瘿瘤；痰凝肌肉，流注骨节发为阴疽流注等。一般说来，化痰药主要用于痰多咳嗽或痰饮气喘，咯痰不爽等证。若痰流于经络、肌肤所致的瘿瘤瘰疬、阴疽流注，或痰浊蒙蔽心窍引起的癫痫惊厥、中风等证，因病机上与痰有密切的关系，故亦可用化痰药治疗。

止咳平喘药具有宣肺祛痰、润肺止咳、降气平喘等作用，主要用于外感、内伤所引起的各种咳嗽和喘息。

应用本章药物，除应根据病证不同，有针对性地选择不同的化痰药及止咳、平喘药外，因咳喘每多夹痰，痰多易发咳嗽，故化痰、止咳、平喘三者常配伍同用。

痰、咳、喘是病之标，非病之本，故临床须审症求因，辨证论治。张介宾倡导"见痰休治痰"，即应根据痰、咳、喘的不同病因病机而配伍，以治病求本，标本兼顾。如外感而致者，当配解表散邪药；火热而致者，应配清热泻火药；里寒者，配温里散寒药；虚劳者，配补虚药。此外，如癫痫、惊厥、眩晕、昏迷者，则当配平肝息风、开窍、安神药；痰核、瘰疬、瘿瘤者，配软坚散结之品；阴疽流注者，配温阳通滞散结之品。

某些温燥之性强烈的化痰药，凡痰中带血等有出血倾向者，宜慎用，否则有促使出血之虞。麻疹初起有表邪之咳嗽，一般以清宣疏解为主，不宜单用止咳，尤不宜用温燥或有收敛之性的化痰止咳药，以免助热敛邪而影响麻疹的透发。

第一节　化痰药

化痰药主治痰证，痰从性质上有寒痰、热痰，燥痰、湿痰之分，化痰药的药性相应有温燥与凉润之别，可分为温化寒痰药与清化热痰药两类。

温化寒痰药，药性多温燥，有温肺祛寒，燥湿化痰之功，主治寒痰、湿痰证，表现为咳嗽气喘、痰多色白、苔腻，并伴有畏寒胸痞、肢体倦怠，以及由寒痰、湿痰所致的眩晕、肢体麻木、阴疽流注等。临床应用时常与温散寒邪、燥湿健脾的药物配伍，以期达到温化寒痰、湿痰的目的。代表药物有半夏、天南星、白芥子等。

清化热痰药，药性多寒凉，有清化热痰之功。部分药物质润，兼能润燥；部分药物味咸，兼能软坚散结。主治热痰证，如咳嗽气喘，痰黄质稠者。其中痰稠难咯，唇舌干燥之燥痰证，宜选质润之润燥化痰药；如痰热痰火所致的癫痫、中风惊厥、瘿瘤、瘰疬等，均可用清化热痰药。其中痰浊坚结之证，当用咸味软坚之品。临床应用时常与清热泻火、养阴润肺药配伍，以期达到清化热痰、清润燥痰的目的。代表药物有贝母、瓜蒌、竹茹等。

化痰药应用时除应分清不同痰证而选用不同的药物外，应据成痰之因，审因论治。"脾为生痰之源"，脾虚则津液不归正化而聚湿生痰，故常配健脾燥湿药同用，以标本兼顾。又因痰易阻滞气机，"气滞则痰凝，气行则痰消"，故常配理气药同用，以加强化痰之功。

温燥之性的温化寒痰药，不宜用于热痰、燥痰之证；药性寒凉的清化热痰药、润燥化痰药，则不宜用于寒痰与湿痰证。

半　夏

《神农本草经》

为天南星科多年生草本植物半夏 *Pinellia ternata*（Thunb.）Breit. 的块茎。夏秋季采挖，洗净，晒干，为生半夏。

半夏有毒，须经炮制后使用。一般取生半夏，用水浸泡，漂至口尝仅微有麻辣感，再与生姜、白矾同煮至透，取出晾干，闷润后切片，称姜半夏。取生半夏浸漂法同姜半夏，再置甘草石灰汤中拌匀，浸泡至内无白心为度，捞出阴干，称法半夏。取生半夏用水浸漂至口尝无麻辣感为度，晾干后加白矾共煮透，取出切片，再晾干入药，称清半夏。取经制后的半夏或法半夏，用竹沥拌透阴干入药，称竹沥半夏。取浸泡后的生半夏晒干，研成粉末，用姜汁、面粉调匀，经发酵制成的，称半夏曲。

【性味归经】辛，温。有毒。归脾、胃、肺经。

【功效与应用】

1. 燥湿化痰，用于湿痰证。脾为生痰之源，肺为贮痰之器。脾不化湿，痰涎壅滞以致出现痰多、咳嗽、气逆等症。本品入脾、肺二经，辛温而燥，善燥湿浊而化痰，为治湿痰要药，尤善治脏腑之湿痰。治痰湿阻肺之咳嗽气逆，痰多质稀者，常配陈皮、茯苓等同用，以增强燥湿化痰之功，如二陈汤。若兼表寒，痰多清稀，可与麻黄、桂枝、细辛、干姜等解表散寒、温肺化饮之品同用，如小青龙汤。治湿痰眩晕，则配天麻、白术以化痰息风，如半夏白术天麻汤。若治寒气痰浊结聚的胸痹证，以本品配瓜蒌、薤白等同用，加强化痰散结的作用，如瓜蒌薤白半夏汤。

2. 降逆止呕，用于胃气上逆呕吐。胃气以降为顺。由于痰浊内阻，升降失常，胃气上逆则恶心、呕吐。半夏既能燥湿以化痰，又能降逆以和胃，为止呕要药。各种原因的呕吐，皆可随证配伍用之。因其性温燥，故对痰饮或胃寒呕吐尤宜。常配生姜同用，以加强温中止呕之功，如小半夏汤。若胃热呕吐，则可配黄连、竹茹等清胃止呕之品同用。胃阴虚呕吐，则配石斛、麦冬等养胃阴之品同用。若胃气虚呕吐，则配人参、白蜜同用，补气益胃以治其虚，如大半夏汤。

3. 消痞散结，用于心下痞、结胸、梅核气等。本品还具有辛开散结，化痰消痞之功。治心下痞满，配干姜、黄连、黄芩，以苦辛通降，开痞散结，如半夏泻心汤。治痰热结胸，常与瓜蒌、黄连等清热化痰药同用，如小陷胸汤。治气滞痰凝，咽中如有物阻的梅核气证，无热象者，常与厚朴、苏叶、茯苓等同用，以行气解郁，化痰散结，如半夏厚朴汤。对于瘿瘤痰核，可与昆布、海藻、浙贝母等软坚散结药同用。

4. 外用消肿止痛，用于痈疽肿毒及毒蛇咬伤。本品内服能消痰散结，外用能消肿止痛。治痈疽发背、无名肿毒、毒蛇咬伤，以生品研末或鲜品捣敷。

【用法用量】煎服，3～10 g；外用适量。内服一般宜制过用。姜半夏长于降逆止呕；法半夏温燥之性较强，长于燥湿和胃；清半夏，温燥之性减，长于化湿痰；半夏曲则有化痰消食之功。至于竹沥半夏，药性由温变凉，能清化热痰，主治热痰、风痰之证。

【使用注意】不宜与乌头配伍。本品药性温燥，阴亏燥咳、出血证当慎用。

【现代研究】本品含β-谷甾醇及葡萄糖苷，多种氨基酸和挥发油、皂苷、辛辣性醇类、胆碱、左旋麻黄碱等生物碱等。对咳嗽中枢有抑制作用，可解除支气管痉挛，并使支气管分泌减少而有镇咳祛痰作用。可抑制呕吐中枢而止呕。所含葡萄糖醛酸的衍化物，有显著的解毒作用。半夏对小鼠有明显的抗早孕作用，煎剂可降低眼内压。

天南星

《神农本草经》

为天南星科多年生草本植物天南星 *Arisaema erubescens*（Wall.）Schott 异叶天南星 *A. heterophyllum* Bl. 或东北天南星 *A. amurense* Maxim. 的块茎。晒干，即生南星；用姜汁、明矾制过，为制南星。以牛胆汁拌制，成胆南星。

【性味归经】苦、辛，温。有毒。归肺、肝、脾经。

【功效与应用】

1. 燥湿化痰，用于湿痰、寒痰证。本品燥湿化痰功似半夏而温燥之性更甚，祛痰作用较强。治顽痰阻肺，咳喘胸闷，痰多色白清稀，常配半夏、枳实等，如导痰汤。若属痰热咳嗽，咯痰黄稠，则须配黄芩、瓜蒌等清热化痰药用之。

2. 祛风解痉，用于风痰证，如眩晕、中风、癫痫、口眼歪斜及破伤风等。本品专走经络，善祛风痰而止痉。治风痰眩晕，配半夏、天麻等。治风痰留滞经络，半身不遂，手足顽麻，口眼歪斜等，则配半夏、川乌、白附子等。治破伤风角弓反张，痰涎壅盛，则配白附子、天麻、防风等，如玉真散。治疗癫痫，痰浊踞扰包络，上蒙清窍，用本品配半夏、石菖蒲等豁痰开郁。

3. 外用消肿止痛，用于痈肿痰核，毒蛇咬伤等。本品外用有消肿散结止痛之功。治痈疽肿痛、痰核，可研末醋调敷，治毒蛇咬伤，可配雄黄外敷。

【用法用量】煎服，3～10 g，多制用。外用适量。胆南星以牛胆汁制过，性凉。能清热化痰，息风定惊，主要用于热痰、风痰之中风、惊痫、眩晕、喘咳等证。

【使用注意】本品辛烈温燥，故阴虚燥痰者及孕妇忌用。

【现代研究】本品主含三萜皂苷、安息香酸、氨基酸、D-甘露醇等。煎剂具有祛痰及抗惊厥、镇静、镇痛作用，水提取液对小鼠实验性肿瘤有明显抑制作用。近年来以生南星内服或局部应用治癌肿有一定效果，以子宫颈癌为多用。此外，提取物二酮哌嗪类生物碱还有抗心律失常作用。

芥　子

《名医别录》

为十字花科一年生或越年生草本植物白芥 *Sinapis alba* L. 或芥 *Brassica juncea*（L.）Czern. Et Coss. 的种子。生用或炒用。

【性味归经】辛，温。归肺、胃经。

【功效与应用】

1. 温肺化痰，用于寒痰喘咳、悬饮等。本品辛温走散，利气机，通经络，化寒痰，逐饮邪，善治“皮里膜外之痰”。治寒痰壅肺，咳喘胸闷痰多，配苏子、莱菔子，即三子养亲汤。若悬饮咳喘胸满胁痛者，配甘遂、大戟等以逐饮，如控涎丹。

2. 利气散结，用于阴疽流注及痰阻经络关节之肢体麻木、关节肿痛等。本品能祛经络之痰，又能消肿散结，通络止痛。治阴疽流注，配鹿角胶、肉桂、熟地等，以温阳通滞，消痰散结，如阳和汤。治痰湿阻滞经络之肢体麻木或关节肿痛，配马钱子、没药等。

【用法用量】煎服，3～6 g。不宜久煎。外用适量，研末调敷，或作发泡用。

【使用注意】本品辛温走散，耗气伤阴，久咳肺虚及阴虚火旺者忌用。用量不宜过大，过量易致胃肠炎，产生腹痛、腹泻。本品外敷对皮肤黏膜有刺激，易发泡。有消化道溃疡、出血者忌内服，皮肤过敏者不宜外用。

【现代研究】本品含芥子苷、芥子碱、芥子酶等。芥子苷水解后的产物有较强的刺激作用，可致充血、发泡。白芥子内服可催吐、祛痰，其水浸剂对皮肤真菌有抑制作用。

旋覆花

《神农本草经》

为菊科多年生草本植物旋覆花 *Inula japonica* Thunb. 或欧亚旋覆花 *I. britannica* L. 的头状花序。生用或蜜炙用。

【性味归经】苦、辛、咸，微温。归肺、胃、脾、大肠经。

【功效与应用】

1. 降气化痰，用于咳喘痰多及痰饮蓄结，胸膈痞满。本品苦降辛开，化痰下气而平喘咳，化痰消痞利水而除痞满。用于痰涎壅肺，咳喘痰多，不论寒证或热证，通过配伍皆可应用。治寒痰咳喘，配苏子、半夏；若属痰热者，则配桑白皮、瓜蒌以清热化痰。若顽痰胶结，胸中满闷者，则配海浮石、海蛤壳等以化痰软坚。

2. 降逆止呕，用于噫气，呕吐。本品不仅降肺气，又善降胃气而止呕噫。治痰浊中阻，胃气上逆而噫气呕吐，胃脘痞硬者，配代赭石、半夏、生姜等，如旋覆代赭汤。

此外，本品有活血通络之功，还可用于胸胁痛，常配香附等同用。

【用法用量】煎服，3～10 g。因本品有绒毛，易刺激咽喉作痒而致呛咳呕吐，故须包煎。

【使用注意】本品温散降逆，故阴虚劳嗽、津伤燥咳者忌用。

【现代研究】本品含黄酮苷、旋覆花甾醇及槲皮素等。有抗菌作用，能增加肠蠕动。所含黄酮苷对组胺引起的动物支气管痉挛有缓解作用，并有较弱的利尿作用。

桔　梗

《神农本草经》

为桔梗科多年生草本植物桔梗 *Platycodon grandiflorum*(Jaoq.) A. DC. 的根。切片晒干，生用。

【性味归经】苦、辛，平。归肺经。

【功效与应用】

1. 宣肺祛痰，用于肺气不宣的咳嗽痰多，胸闷不畅。本品辛散苦泄，宣开肺气，祛痰利气，治疗咳嗽痰多，无论属寒属热皆可应用。风寒者，配紫苏、杏仁，如杏苏散。风热者，配桑叶、菊花、杏仁，如桑菊饮。若痰阻气滞，升降失司，胸膈痞闷者，配枳壳以升降气机，理气宽胸。

2. 利咽，用于咽喉肿痛，失音。本品能宣肺利咽开音。凡外邪犯肺，咽痛失音者，配甘草、牛蒡子等，如桔梗汤、加味甘桔汤。若咽喉肿痛，热毒盛者，配射干、马勃、板蓝根等以清热解毒利咽。

3. 排脓，用于肺痈咳吐脓痰。本品性散上行，能利肺气以排壅肺之脓痰。临床上常配以鱼腥草、冬瓜仁等以加强清肺排脓之效。

此外，桔梗有载药上行的作用，可作舟楫之剂，载诸药上浮，临床常在治疗肺经病变的方药中加入桔梗，以引药上行。

【用法用量】煎服，3～10 g。

【使用注意】本品性升散，凡气机上逆、呕吐、呛咳、眩晕、阴虚火旺咳血等，不宜单用。用量过大，易致恶心呕吐。

【现代研究】本品含多种皂苷，主要为桔梗皂苷，另外还含菊糖、植物甾醇等。本品能反射性地增加气管分泌，稀释痰液而有较强的祛痰作用，并有镇咳作用。所含桔梗皂苷有抗炎作用，能抑制胃液分泌和抗溃疡，还有解痉、镇痛、镇静、降血糖、降血脂等作用。

川 贝 母

《神农本草经》

为百合科多年生草本植物川贝母 *Fritillaria cirrhosa* D. Don，暗紫贝母 *F. unibracteata* Hsiao et K. C. Hsia，甘肃贝母 *F. przewalskii* Maxim. 或梭砂贝母 *F. delavayi* Franch. 的鳞茎。生用。

【性味归经】苦、甘，微寒。归肺、心经。

【功效与应用】

1. 清热化痰，润肺止咳，用于虚劳咳嗽，肺热燥咳或痰热咳嗽。本品性寒味微苦，能清肺泄热化痰，又味甘质润能润肺止咳，尤宜于内伤久咳，燥痰、热痰之证。用于肺虚劳嗽，阴虚久咳有痰者，常配沙参、麦冬等以养阴润肺化痰止咳。治肺热肺燥咳嗽，常配知母以清肺润燥化痰止咳，如二母丸。治痰热较甚，可与蛇胆汁配伍，如成药蛇胆川贝末。

2. 清热散结，用于瘰疬疮肿及乳痈、肺痈。本品能清热解郁，化痰散结。治痰火郁结之瘰疬，配玄参、牡蛎等以化痰软坚，如消瘰丸；治热毒壅结之疮痈、肺痈，常配蒲公英、鱼腥草等以清热解毒，消肿散结。

【用法用量】煎服，3～10 g；研末服，1～2 g。

【使用注意】本品性寒质润，善化热痰燥痰，如属寒痰湿痰则不宜用。不宜与乌头配伍。

【现代研究】本品含多种生物碱，有镇咳、祛痰、平喘作用。此外，还有降压、兴奋离体子宫及抗菌作用。

浙 贝 母

《本草正》

为百合科多年生草本植物浙贝母 *Fritillaria thunbergii* Miq. 的鳞茎。切厚片或打成碎块用。

【性味归经】苦，寒。归肺、心经。

【功效与应用】

1. 清热化痰，用于风热、燥热、痰热咳嗽。本品功似川贝母而偏苦泄。治风热咳嗽，常配桑叶、前胡等，治痰热郁肺之咳嗽，常配瓜蒌、知母等。

2. 清热散结，用于瘰疬、瘿瘤、痈疡疮毒、肺痈等。本品苦寒，清泄热毒，开郁散结，治瘰疬，配玄参、牡蛎等，如消瘰丸。治瘿瘤，配海藻、昆布。治疮痈，配连翘、蒲公英等。治肺痈，配鱼腥草、芦根等。

【用法用量】煎服，3～10 g。

【使用注意】不宜与乌头配伍。

【现代研究】本品所含生物碱有明显镇咳作用。此外还有镇静、镇痛等中枢抑制作用。

瓜 蒌

《神农本草经》

为葫芦科多年生草质藤本植物栝楼 *Trichosanthes kirilowii* Maxim. 和双边栝楼 *T. rosthornii* Harms 的成熟果实。壳、种子分别干燥生用，称瓜蒌皮、瓜蒌仁，皮仁合用称全瓜蒌。或以仁制霜用。

【性味归经】甘、微苦，寒。归肺、胃、大肠经。

【功效与应用】

1. 清热化痰，用于痰热咳喘。本品甘寒清润，有清肺化痰之功，用于肺热咳嗽，痰稠不易咯出之证。可单用，临床常配知母、浙贝母等同用。若痰热内结，咳痰黄稠，胸闷而大便不畅者，又可配以黄芩、胆南星、枳实等，如清气化痰丸。

2. 利气宽胸，用于胸痹、结胸。本品既能清化痰热，又能宽胸散结，故可通利胸膈之痹塞，为治胸痹、结胸要药。治痰浊痹阻，胸阳不通之胸痹，可配薤白、半夏同用，如栝楼薤白白酒汤、栝楼薤白半夏汤。治痰热结胸，胸膈痞满，按之则痛者，则配黄连、半夏，如小陷胸汤。

3. 消痈散结，用于肺痈、肠痈、乳痈等。本品能消肿散结。治肺痈咳吐脓血，配鱼腥草、芦根等同用。治肠痈，则配败酱草、红藤等同用。治乳痈初起，红肿热痛，可配蒲公英、银花、牛蒡子等同用。

4. 润肠通便，用于肠燥便秘。瓜蒌仁质润多油，有润肠通便之功，用治胃肠实热、肠燥便秘者，常配火麻仁、郁李仁等同用。

【用法用量】煎服，全瓜蒌 10～20 g，瓜蒌皮 6～12 g，瓜蒌仁 10～15 g 打碎入煎。瓜蒌皮功专清肺化痰，利气宽中；瓜蒌仁主在润燥滑肠；全瓜蒌则上清肺胃之热而化痰散结，下润大肠之燥而滑肠通便，应用更加广泛。

【使用注意】本品性寒润而滑肠，脾虚便溏及湿痰、寒痰者忌用。反乌头。

【现代研究】瓜蒌主含三萜皂苷。种子含脂肪油、皂苷。瓜蒌皮含多种氨基酸及生物碱等。本品有祛痰、扩张冠状动脉、增加冠脉流量、抗缺氧、降血脂作用。临床用于冠心病的治疗，有较好疗效。对多种病菌有抑制作用。瓜蒌仁有致泻作用。

竹　茹

《名医别录》

为禾本科多年生常绿乔木或灌木植物青秆竹 *Bambusa tuldoides* Munro、大头典竹 *Sinocalamus beecheyanus*（Munro）McClure var. *pubescens* P. F. Li 或淡竹 *Phyllostachys nigra*（Lodd.）Munro var. *henonis*（Mitf）Stapf ex Rendle 的茎的中间层。生用或姜汁炙用。

【性味归经】甘，微寒。归肺、胃经。

【功效与应用】

1. 清热化痰除烦，用于痰热所致的咳嗽或心烦不眠等。竹茹甘寒，善清痰热。痰热除，肺气清肃则咳止；痰火清，心神得安则烦除，寐安。治肺热咳嗽，痰黄稠者，常配瓜蒌、桑白皮等同用。治痰火内扰心烦不眠者，配枳实、半夏、茯苓，如温胆汤。

2. 止呕，用于胃热呕吐。本品能清胃止呕，胃热呕吐常配黄连、半夏等同用。若胃虚有热而呕者，可配橘皮、生姜、人参等同用，如《金匮》橘皮竹茹汤。

此外，本品还有凉血止血作用，可用于吐血、衄血、崩漏等。

【用法用量】煎服，6～10 g。生用清化痰热，姜汁炙用止呕。

【现代研究】竹茹粉对白色葡萄球菌、枯草杆菌、大肠杆菌、伤寒杆菌均有较强的抑制作用。

海　藻

《神农本草经》

为马尾藻科植物海蒿子 *Sargassum pallidum*（Turn.）C. Ag. 或羊栖菜 *S. fusiforme*（Harv.）Setch. 的藻体。前者习称“大叶海藻”，后者习称“小叶海藻”。晒干生用。

【性味归经】苦、咸，寒。归肝、胃、肾经。

【功效与应用】

1. 消痰软坚，用于瘿瘤、瘰疬、睾丸肿痛等。本品味咸寒，有消痰软坚散结之功。治瘿瘤，常配昆布、贝母等同用，如海藻玉壶汤；治瘰疬，常与夏枯草、玄参、连翘等同用，如内消瘰疬丸。

2. 利水消肿，用于脚气浮肿及水肿等。本品有利水消肿之功，但单用力薄，多与猪苓、泽泻等利湿药同用。

【用法用量】煎服，10～15 g。

【使用注意】传统认为反甘草，但临床也有配伍同用者。

【现代研究】海藻因含碘化物，对缺碘引起的地方性甲状腺肿大有治疗作用；并对甲状腺功能亢进，基础代谢率增高有暂时抑制作用。有抗高血脂症、降压、抗凝、抗溃疡、调节免疫、抗肿瘤等作用。对枯草杆菌、单纯疱疹病毒有抑制作用。

第二节　止咳平喘药

本类药物味或辛或苦或甘，其性或温或寒，其止咳平喘之理也就有宣肺、清肺、润肺、降肺、敛肺及化痰之别。而有的药物偏于止咳，有的偏于平喘，有的则兼而有之。

本节药物主治咳喘。而咳喘病因复杂，凡外感六淫，或内伤气火、痰湿等，均可引起咳嗽喘息，又咳喘与各脏腑的功能失调有关，但主要系于肺肾两脏。肺为娇脏，为气之主，职司呼吸，若肺失清肃，气不得降，上逆则发为咳喘。肾为气之根，主纳气，若肾虚气不摄纳，则引起喘息。因此，咳喘既有外感内伤之别，又有寒热虚实之异。

临床应用时应审证求因，随证选用不同的止咳、平喘药，并配伍相应的药物，方能标本兼顾，切不可见咳治咳、见喘治喘。

个别麻醉镇咳定喘药，因易成瘾，易恋邪，用之宜慎。

苦杏仁

《神农本草经》

为蔷薇科落叶乔木植物山杏 *Prunus armeniaca* L. var. ansu Maxim. 西伯利亚杏 *P. sibirica* L. 东北杏 *P. mandshurica*(Maxim.) Koehne 或杏 *P. armeniaca* L. 的成熟种子。生用。

【性味归经】苦，微温。有小毒。归肺、大肠经。

【功效与应用】

1. 止咳平喘，用于咳嗽气喘。本品味苦能降，主入肺经，降肺气之上逆，兼能宣肺气之郁滞，为治疗咳喘之要药，随证配伍可用于多种咳喘病证。如风寒咳喘，配麻黄、甘草，以散风寒宣肺平喘，即三拗汤。风热咳嗽，配桑叶、菊花，以散风热宣肺止咳，如桑菊饮。燥热咳嗽，配桑叶、贝母、沙参，以清肺润燥止咳，如桑杏汤。肺热咳喘，配石膏等以清肺泄热宣肺平喘，如麻杏石甘汤。

2. 润肠通便，用于肠燥便秘。本品含油脂而质润，味苦而下气，故能润肠通便。常配柏子仁、郁李仁等同用，如《世医得效方》五仁丸。

【用法用量】煎服，3～10 g，宜打碎入煎。

【使用注意】本品有小毒，用量不宜过大，婴儿慎用。

【现代研究】本品含苦杏仁苷及脂肪油、蛋白质、各种游离氨基酸。所含苦杏仁苷分解后产生少量氢氰酸，能抑制咳嗽中枢而起镇咳平喘作用。过量食用，可能使呼吸中枢高度抑制而中毒，甚至死亡。有明显的抗真菌作用，对蛔虫、钩虫及伤寒杆菌、副伤寒杆菌有杀灭作用，且有润滑性通便作用。此外，还有抗肿瘤、镇痛等作用。

紫苏子

《名医别录》

为唇形科草本植物紫苏 *Perilla frutescens*(L.) Britt. 的成熟果实。生用或微炒，用时捣碎。

【性味归经】辛，温。归肺，大肠经。

【功效与应用】

1. 降气化痰，止咳平喘，用于痰壅气逆，咳嗽气喘。本品辛温而不燥，质润下降，长于降气化痰，气降痰消则咳喘自平。用于痰涎壅盛，胸膈满闷，气逆咳喘，食少难消之证，常配白芥子、莱菔子，即三子养亲汤。若上盛下虚之久咳痰喘，则配肉桂、当归、厚朴等，如苏子降气汤。

2. 润肠通便，用于肠燥便秘。本品含油脂，能润燥滑肠，又能降泄肺气以助大肠传导。常配杏仁、火麻仁、瓜蒌仁等同用。

【用法用量】煎服，5～10 g。

【使用注意】本品有滑肠耗气之弊，阴虚喘咳及脾虚便溏者慎用。

百　部

《名医别录》

为百部科多年生草本植物直立百部 *Stemona sessilfolia*（Miq.）Miq. 蔓生百部 *S. japonica*（BL.）Miq. 或对叶百部 *S. tuberosa* Lour. 的块根。生用，或蜜炙用。

【性味归经】甘、苦，微温。归肺经。

【功效与应用】

1. 润肺止咳，用于新久咳嗽、百日咳、肺痨咳嗽。本品甘润苦降，微温不燥，主入肺经，功专润肺止咳，无论外感内伤、暴咳、久嗽，皆可用之，尤以治久咳虚嗽者为良，可单用或配伍应用。治外感咳嗽，配荆芥、桔梗、紫菀等，如止嗽散。若久咳不已，气阴两虚者，则配黄芪、沙参、麦冬等。治肺痨咳嗽，阴虚者配沙参、麦冬、川贝母等。

2. 杀虫止痒，用于蛲虫、阴道滴虫、头虱及疥癣等。本品有杀虫之功，可制成杀虫剂。治蛲虫病，以本品浓煎，睡前保留灌肠。治阴道滴虫可单用，或配蛇床子、苦参等煎汤坐浴外洗。治头虱、体虱及疥癣，可制成 20%乙醇溶液，或 50%水煎剂外搽。

【用法用量】煎服，5～15 g。外用适量。久咳虚嗽宜蜜炙用。

【现代研究】本品含多种生物碱。所含百部碱具有中枢性镇咳作用，对组胺所致的离体豚鼠支气管平滑肌痉挛有松弛作用。水煎剂及醇浸剂对头虱、衣虱等均有明显杀灭作用，对鼠蛲虫有显著杀灭作用。对人型结核杆菌及多种球菌、杆菌、流感病毒、皮肤真菌有抑制作用。

枇 杷 叶

《名医别录》

为蔷薇科常绿小乔木植物枇杷 *Eriobotrya japonica*（Thunb.）Lindl. 的叶。刷去毛，切丝生用或蜜炙用。

【性味归经】苦，微寒。归肺、胃经。

【功效与应用】

1. 清肺化痰止咳，用于肺热咳嗽。本品味苦能降，性寒能清，肃降肺气而止咳。治肺热咳嗽，常配桑叶、前胡等同用。治燥热咳喘，配桑白皮、知母、沙参等，若肺虚久咳，则配阿胶、百合等养阴润肺药同用。

2. 降逆止呕，用于胃热呕吐，哕逆。本品能清胃热降胃气而止呕吐、呃逆，常配橘皮、竹茹等同用。

此外，还可用于热病口渴及消渴，取其清胃止渴之功。

【用法用量】煎服，5～10 g。止咳宜炙用，止呕宜生用。

【现代研究】本品含挥发油及皂苷、熊果酸等。有止咳、平喘、抗炎作用及轻度祛痰作用，煎剂在体外对金黄色葡萄球菌有抑制作用。

桑白皮

《神农本草经》

为桑科小乔木植物桑 *Morus alba* L. 的根皮。生用或蜜炙用。

【性味归经】甘，寒。归肺经。

【功效与应用】

1. 泻肺平喘，用于肺热咳喘等。本品甘寒性降，主入肺经，以泻肺热、平喘咳为专长。治肺热咳喘，常配地骨皮同用，如泻白散。若水饮停肺，胀满喘急，可配麻黄、杏仁、葶苈子等宣肺逐饮之药同用。

2. 利水消肿，用于水肿实证。本品能清降肺气，通调水道而利水。故全身水肿，面目肌肤浮肿，胀满喘急，小便不利者用之，常配茯苓皮、大腹皮等，如五皮饮。

【用法用量】煎服，5～15 g。泻肺清热宜生用，肺虚咳嗽宜蜜炙用。

【现代研究】含多种黄酮衍生物，如桑皮素、桑皮色烯素、桑根皮素等。本品有利尿、降压作用，对神经系统有镇静、安定、抗惊厥、镇痛、降温作用，对兔离体肠和子宫有兴奋作用。

葶苈子

《神农本草经》

为十字花科草本植物独行菜 *Lepidium apetalum* Willd. 或播娘蒿 *Descurainia sophia* (L.) Webb ex prantl 的成熟种子。生用或炒用。

【性味归经】苦、辛，大寒。归肺、膀胱经。

【功效与应用】

1. 泻肺平喘，用于痰涎壅盛，喘咳不得平卧之证。本品苦降辛散，性寒清热，专泻肺中水饮及痰火而平喘咳。常佐大枣以缓其性，如《金匮》葶苈大枣泻肺汤。临床常配苏子、桑白皮、杏仁等泻肺平喘。

2. 利水消肿，用于水肿、悬饮、胸腹积水、小便不利等。肺为水之上源，肺气壅实，则气化失司，水道不通而水肿胀满。本品泄肺气之壅闭而通调水道，利水消肿。治腹水肿满属湿热蕴阻者，配防己、椒目、大黄，即己椒苈黄丸。治结胸证之胸胁积水，配杏仁、大黄、芒硝，即大陷胸丸。

【用法用量】煎服，5～10 g；研末服，3～6 g。

【使用注意】本品性泄利，易伤正，只宜于实证，故肺虚喘促、脾虚肿满、膀胱气虚、小便不利者忌用。

【现代研究】两种葶苈子醇提取物均有强心作用，能使心肌收缩力增强，心率减慢，对衰弱的心脏可增加输出量，降低静脉压。大剂量可引起心律不齐等强心苷中毒症状。本品尚有利尿作用。现有用于治疗肺心病心力衰竭者。

表 15－1　部分化痰止咳药简表

分类	药　名	性味归经	功　效　与　应　用	用法用量
化痰药	白附子	辛、甘，温。有毒。归肝、胃经	祛风痰，燥湿痰，止痉止痛，散结解毒。用于头痛、眩晕，中风口眼歪斜，破伤风，瘰疬及毒蛇咬伤	3～5 g；研末服，0.5～1 g。外用适量
	竹　沥	甘，寒。归心、肺、肝经	清热豁痰，定惊利窍。用于痰热咳喘，中风痰迷，惊痫癫狂	内服 30～50 g，冲服
	昆　布	咸，寒。归肝、肾、胃经	消痰软坚，利水消肿。用于瘿瘤，瘰疬，睾丸肿痛，脚气浮肿及水肿	6～12 g
	瓦楞子	咸，平。归肺、胃、肝经	消痰软坚，化瘀散结。用于瘰疬，瘿瘤，癥瘕痞块	10～15 g，宜先煎；研末服，每次 1～3 g
	胖大海	甘，寒。归肺，大肠经	清肺化痰，利咽开音，润肠通便。用于肺热声哑，咽喉疼痛，咳嗽，燥热便秘，头痛目赤	2～4 枚，沸水泡服或煎服
	天竺黄	甘，寒。归心、肝经	清热化痰，清心定惊。用于小儿惊风，中风，癫痫，热病神昏	3～6 g；研粉冲服，每次 0.6～1 g
	海浮石	咸，寒。归肺经	清肺化痰，软坚散结。用于咳嗽痰稠，瘿瘤，瘰疬	10～15 g，打碎先煎
	海蛤壳	咸，寒。归肺、胃经	清肺化痰，软坚散结。用于咳嗽气喘，瘿瘤，痰核等	10～15 g。蛤粉宜包煎
	礞　石	咸，平。归肺、肝经	坠痰下气，平肝镇惊。用于顽痰老痰胶结，癫狂惊痫	煎服，6～10 g，宜打碎布包先煎。入丸散，1.5～3 g
	白　前	辛、苦，微温。归肺经	降气化痰。用于咳嗽痰多，胸满喘急	3～10 g
	前　胡	苦、辛，微寒。归肺经	降气化痰，宣散风热。用于咳喘痰多色黄，外感风热咳嗽有痰者	6～10 g
止咳平喘药	马兜铃	苦，微寒。有毒。归肺、大肠经	清肺化痰，止咳平喘。用于肺热咳喘	3～10 g。外用适量，煎汤熏洗
	紫　菀	辛、甘、苦，温。有小毒。归肺经	润肺化痰止咳。用于咳嗽有痰。咳嗽无论新久，寒热虚实，皆可用之	5～10 g
	款冬花	辛、微苦，温。归肺经	润肺止咳化痰。用于多种咳嗽	5～10 g
	白　果	甘、苦、涩，平。有毒。归肺经	敛肺定喘，缩尿，止带。用于哮喘痰嗽，带下，白浊，遗尿，尿频	5～10 g，捣碎。生用毒性大，多炒用
	洋金花	辛，温。有毒。归肺、肝经	平喘止咳，镇痛止痉。用于哮喘咳嗽，心腹疼痛及风湿痹痛，跌打损伤，癫痫，小儿慢惊风。麻醉，用于外科手术	多作散剂吞服 0.3～0.6 g；作卷烟吸，每日不超过 1.5 g

【复习思考题】

1. 试述化痰药、止咳平喘药的功效、主治和配伍特点。

2. 简述半夏、杏仁、百部的主要功效主治。

*3. 分别比较半夏与天南星、川贝母与浙贝母、桑白皮与葶苈子、旋覆花与桔梗功效、主治之异同点。

（耿义红）

第十六章　平肝息风药

【学习要求】

1. 掌握平肝潜阳药、息风止痉药的含义、功效、主治，熟悉配伍应用和使用注意。

2. 掌握石决明、牡蛎、代赭石、羚羊角、天麻、钩藤、地龙、全蝎、蜈蚣的性能、功效与应用、特殊用法和使用注意。

3. 了解其他平肝息风药的功效特点。

凡以平定肝阳、息灭内风为主要作用，主治肝阳上亢或肝风内动病证的药物，称平肝息风药。

本章药物具有平肝潜阳、息风止痉及镇静安神等作用，主要适用于肝阳上亢，肝风内动之证。其主要表现有眩晕头痛，抽搐震颤，或卒然昏倒，不省人事，口眼歪斜，半身不遂等。《素问·至真要大论》说："诸暴强直，皆属于风"，"诸风掉眩，皆属于肝"，指出病变主要在肝经，故本章药物主归肝经。其药性多偏寒凉，多为介类、昆虫等动物药及矿物药。本章药物因功效主治之不同，可分为两类：一类以平肝阳为主要作用，称平肝潜阳药；另一类以息肝风为主要作用，称息风止痉药。

应用平肝息风药时，须根据病因、病机及兼证的不同，进行相应的配伍。如用治肝阳上亢证，多配伍滋养肾阴的药物，益阴以制阳，用治肝阳化风之肝风内动，应将息风止痉药与平肝潜阳药物并用；热极生风之肝风内动，当配伍清热泻火药物；阴血亏虚之肝风内动，当配伍补养阴血药物。兼窍闭神昏者，当配伍开窍醒神药物；兼失眠多梦、心神不宁者，当配伍安神药物；兼痰邪者，当配伍祛痰药；肝火盛者，又当配伍清泻肝火药物等。

本类药物大多偏寒凉，对脾虚慢惊者非所宜；个别性偏温燥的，血虚阴亏者又当慎用。

第一节　平肝潜阳药

凡能平抑肝阳，主要用治肝阳上亢病证的药物，称平肝潜阳药，或称平抑肝阳药，简称平肝药。

本类药物多为质重之介类或矿石类药物，具有平抑肝阳之功效，以及清肝热、安心神等作用。主要用于治疗肝阳上亢之眩晕耳鸣，肝火上炎之头痛目赤。肝阳上气者有时亦可见头重足轻、腰膝酸软等下虚之症，或伴见急躁易怒、心悸、失眠等症。

本类药还常与息风止痉药配伍，治疗肝风内动痉挛抽搐；与安神药配伍，治疗浮阳上扰之烦躁不眠。

石决明

《名医别录》

为鲍科动物杂色鲍（光底石决明）*Haliotis diversicolor* Reeve、皱纹盘鲍（毛底石决明）*H. discus hanna* Ino、羊鲍 *H. ovina* Gmelin、澳洲鲍 *H. ruber*（Leach）、耳鲍 *H. asinina*

Linnaeus 或白鲍 *H. laevigata*（Donovan）的贝壳。生用或煅用。

【性味归经】咸，寒。归肝经。

【功效与应用】

1. 平肝潜阳，用于肝阳上亢之头晕目眩。石决明咸寒清热，质重潜阳，专入肝经，而有平肝阳、清肝热之功，为平肝潜阳重镇之要药。用治肝肾阴虚，肝阳上亢眩晕证，常与生地黄、白芍、牡蛎等养阴、平肝药物配伍。若肝阳独亢而有热象，见头晕头痛、烦躁易怒者，可与夏枯草、钩藤、菊花等清热、平肝药物同用。

2. 清肝明目，用于目赤、翳障、视物昏花。肝开窍于目，肝火内盛，则上炎于目。本品清肝火而明目退翳，为治目疾之常用药。治疗肝火上炎、目赤肿痛，可与夏枯草、决明子、菊花等配伍。治疗风热目赤、翳膜遮睛，可与蝉蜕、菊花、木贼等配伍。治阴虚血少之目暗不明、雀盲眼花者，每与熟地黄、枸杞子、菟丝子等配伍。

【用法用量】煎服，15～30 g，应打碎先煎。平肝、清肝宜生用，外用点眼宜煅后水飞用。

【现代研究】本品主含碳酸钙，达 90%以上。有镇静作用。对急性肝损伤有保护作用，在胃中能中和过多的胃酸，此外有一定的抗凝血酶作用。

牡　蛎

《本经》

为牡蛎科动物长牡蛎 *Ostrea gigas* Thunb.、大连湾牡蛎 *O. talienwhanensis* Crosse 或近江牡蛎 *O. rivularis* Gould 等的贝壳。生用或煅用。

【性味归经】咸，微寒。归肝、胆、肾经。

【功效与应用】

1. 平肝潜阳，用于肝阳上亢，头晕目眩。本品咸寒质重，有类似石决明之平肝潜阳作用。多用于治水不涵木，阴虚阳亢，眩晕耳鸣等，常与龙骨、龟板、牛膝等同用，如镇肝息风汤。亦用治热病后期，灼烁真阴，虚风内动，四肢抽搐之证，每与龟板、鳖甲、生地黄等同用，如大定风珠。

2. 软坚散结，用于痰核、瘰疬、癥瘕积聚等。牡蛎味咸，软坚散结。用治痰火郁结之痰核、瘰疬，常与浙贝母、玄参等配伍，如消瘰丸。用治血瘀气结之癥瘕痞块，多与鳖甲、丹参、莪术等配伍。现代常用治肝脾肿大有效。

3. 收敛固涩，用于滑脱诸证。本品味涩，煅用有收敛固涩作用。常与煅龙骨相须为用，治疗遗精、滑精、遗尿、尿频、崩漏、带下、自汗、盗汗等多种正虚不固、滑脱之证，并配伍相应的补虚及收涩药物。

此外，煅牡蛎有收敛制酸作用，可治胃痛泛酸，与乌贼骨、浙贝母共为细末，内服取效。

【用法用量】煎服，10～30 g，宜打碎先煎。除收敛固涩煅用外，余皆生用。

【现代研究】本品主含碳酸钙、磷酸钙及硫酸钙，并含有机质等。可通过增强免疫而抑制肿瘤生长，有抗实验性胃溃疡以及局部麻醉作用，所含钙盐有抗酸及轻度镇静、消炎作用。

代 赭 石

《本经》

为三方晶系氧化物类矿物刚玉族赤铁矿的矿石，产于许多种矿床和岩石中。打碎生用，醋淬研粉用。

【性味归经】苦，寒。归肝、心经。

【功效与应用】

1. 平肝潜阳,用于肝阳上亢,头晕目眩。本品为矿物药,质重沉降而长于镇潜肝阳,性味苦寒,又清降肝火。用治肝阳上亢肝火盛者见烦躁易怒,头胀失眠,常与石决明、夏枯草、牛膝等同用,如代赭石汤。用治肝肾阴虚,肝阳上亢者之眩晕头痛,目胀耳鸣,每与龟板、牡蛎、白芍等滋阴潜阳药配伍,如镇肝息风汤。

2. 重镇降逆,用于呕吐、呃逆、噫气、喘息等证。代赭石重镇降逆,既可降上逆之胃气而止呕、止呃、止噫,亦可降上逆之肺气而平喘。用治胃气上逆之呕吐、呃逆、噫气不止等,常与旋覆花、半夏、生姜等配伍,如旋复代赭汤。用治哮喘有声,卧睡不得者,可单用本品研末,米醋调服取效。用治肺肾不足,阴阳两虚之虚喘,每与党参、山茱萸、胡桃肉等配伍。

3. 凉血止血,用于血热吐衄、崩漏。本品苦寒,入心肝血分,有凉血止血之效。故用治血热妄行之吐血、衄血,可与白芍、竹茹、牛蒡子等同用,如寒降汤。用治血热崩漏下血,可与禹余粮、赤石脂、五灵脂等同用,如震灵丹。

【用法用量】煎服,10～30 g,宜打碎先煎。入丸散,每次 1～3 g。降逆、平肝宜生用,止血煅用。

【使用注意】本品质重而坠,孕妇慎用。因含微量砷,故不宜长期服用。

【现代研究】本品主含三氧化二铁。所含铁质能促进红细胞及血红蛋白的新生。对肠管有兴奋作用,使肠蠕动亢进。对中枢神经有镇静作用,对离体蛙心有抑制作用。

第二节　息风止痉药

凡以平息肝风、制止痉挛抽搐为主要作用,主治肝风内动、痉厥抽搐病证的药物,称息风止痉药,简称息风药或止痉药。

本类药物主入肝经,以息肝风、止抽搐为主要功效。主治肝风内动证。该证以痉挛抽搐动风为特征,又因病因不同,伴见症状各异。如肝阳化风所致者,多以眩晕欲仆,头痛而摇,肢体震颤,语言不利,或卒然昏倒,不省人事,舌强不语,偏瘫为主症,兼见手足麻木,步履不稳等;温热病,热入营血或肝热内盛而热极生风者,常以四肢抽搐,两目上视,牙关紧闭为主症,并伴见高热、神昏、躁扰如狂等;阴虚动风,血虚生风者,多以手足蠕动、震颤,关节拘急,肢体麻木为主症,常伴见阴血不足之表现。息风止痉药主要适宜于肝阳化风、热极动风的肝风内动证,亦可用于痫证、破伤风、脾虚慢惊风等痉挛抽搐者。而阴血不足之虚风内动证非本章药所主治。

部分息风止痉药物兼有平肝潜阳、清泻肝火等作用,亦可用治肝阳上亢头晕目眩及肝火上攻目赤头痛等症。

羚羊角

《本经》

为牛科动物赛加羚羊 *Saiga tatarica* Linnaeus 的角。镑成薄片、锉末或磨汁用。

【性味归经】咸,寒。归肝、心经。

【功效与应用】

1. 清肝息风,用于肝风内动,惊痫抽搐。羚羊角主入肝经,有较强的清肝热、息肝风的作用,为治疗惊风、癫痫、中风等肢体痉挛抽搐之要药。因其性寒,清热力强,故尤宜于火热炽盛,热极生风之证。如治温热病热邪炽盛,热极动风之高热神昏,痉厥抽搐者,常与钩藤、菊花、白芍药等配伍,即羚角钩藤汤。用治癫痫、惊悸,可与钩藤、天竺黄、郁金、朱砂等同用。

2. 平肝潜阳，用于肝阳上亢，头晕目眩。本品亦有显著的平肝潜阳作用，可与石决明、牡蛎、天麻等平肝潜阳药物同用。

3. 清肝明目，用于肝火上炎，目赤头痛。肝开窍于目，肝经火盛，上攻眼目，则致头痛、头晕、目赤肿痛、羞明流泪等症。本品入肝经，善于清泻肝火，故宜治肝火上炎之症。常与龙胆草、决明子、黄芩等配伍，如羚羊角散。

4. 清热解毒，用于温热病壮热神昏，热毒发斑。本品入心、肝两经，气血两清，有清热泻火、解毒化斑之效。用治热病神昏、壮热、躁狂、抽搐等症，常与石膏、寒水石等配伍，如紫雪丹。用治热毒发斑，每以本品配入白虎汤中取效。

【用法用量】煎服，1～3 g。单煎 2 小时以上，取汁服。磨汁或研粉服用，每次 0.3～0.6 g。

【现代研究】本品含磷酸钙、角蛋白及不溶性无机盐等。能抑制中枢神经系统，有解热、镇痛、抗惊厥作用，能增强动物对缺氧的耐受能力。煎剂或醇提取液，小剂量使离体蟾蜍心脏收缩加强，中等剂量可致心脏传导阻滞，大剂量则引起心率减慢、振幅减小，最后心跳停止。

钩　藤

《名医别录》

为茜草科常绿木质藤本植物钩藤 *Uncaria rhynchophylla*（Miq.）Jacks.、大叶钩藤 *U. macrophylla* Wall. 毛钩藤 *U. hirsuta* Havil.、华钩藤 *U. sinensis*（Oliv.）Havil. 或无柄果钩藤 *U. sessilifructus* Roxb. 的带钩茎枝。以嫩枝切段入药。

【性味归经】甘，凉。归肝、心包经。

【功效与应用】

1. 息风止痉，用于肝风内动，惊痫抽搐。钩藤甘而微寒，入肝，息风止痉作用和缓，为治疗肝风内动，惊痫抽搐之常用药，亦多用于小儿。如用治小儿惊风壮热神昏、牙关紧闭、手足抽搐等症，常与天麻、全蝎等同用，即钩藤饮。用治温热病热极生风，痉挛抽搐，多与羚羊角、白芍药、菊花等配伍，如羚角钩藤汤。用治诸痫啼叫，痉挛抽搐，可与天竺黄、蝉蜕、黄连等同用，如钩藤饮子。

2. 清热平肝，用于头痛、眩晕。本品既清肝热，又平肝阳，故可用治肝火上攻或肝阳上亢之头痛、眩晕。属肝火者，常与夏枯草、栀子、黄芩等配伍；属肝阳者，常与天麻、石决明、菊花等配伍。

此外，本品与蝉蜕、薄荷同用，可治疗小儿夜啼，有凉肝止惊之效。

【用法用量】煎服，10～15 g。其有效成分钩藤碱加热后易破坏，故不宜久煎，一般不超过 20 分钟。

【现代研究】本品含钩藤碱、异钩藤碱，有降压、抗心律失常作用。煎剂有明显的镇静作用，但无催眠作用，可降低大脑皮层的兴奋性。能抑制离体肠管，兴奋大鼠离体子宫。

天　麻

《本经》

为兰科多年生寄生草本植物天麻 *Gastrodia*，*elata* Bl. 的块茎。切片生用，或研末用。

【性味归经】甘，平。归肝经。

【功效与应用】

1. 息风止痉，用于肝风内动，惊痫抽搐。天麻入肝，功能息风止痉，且甘润不烈，作用平和。故可用治各种病因之肝风内动，惊痫抽搐，不论寒热虚实，皆可配伍应用。有"定风草"、"治风神药"之称，可见其治肝风疗效之卓著。如用治小儿急惊风，可将本品与羚羊角、钩藤、全蝎等药配伍，即钩藤饮子。用治小儿脾虚慢惊，则与人参、白术、白僵蚕等药配伍，如醒脾丸。用治破伤风痉挛抽搐、角弓反张，又与天南星、白附子、防风等药配伍，如玉真散。

2. 平抑肝阳，用于眩晕、头痛。天麻既息肝风，又平肝阳，故为止眩晕头痛之良药。不论虚证实证，随不同配伍皆可应用，且功效显著。用治肝阳上亢之眩晕、头痛，常与钩藤、石决明、牛膝等同用，如天麻钩藤饮。用治风痰上扰之眩晕、头痛，常与半夏、白术、茯苓等同用，如半夏白术天麻汤。

3. 祛风通络，用于肢麻痉挛抽搐，风湿痹痛。天麻还有祛外风、通经络的作用。用治风中经络手足不遂、肢体麻木、痉挛抽搐等症，常与川芎同用，如天麻丸。用治风湿痹痛关节屈伸不利者，多与秦艽、羌活、桑枝等祛风湿药同用，如秦艽天麻汤。

【用法用量】煎服，3～10 g。研末冲服，每次 1～1.5 g。

【现代研究】天麻含天麻素、天麻苷元、香荚兰醇、香荚兰醛等。有镇静、抗惊厥、镇痛作用。能提高学习记忆能力，延缓衰老。可降低外周血管和冠状血管阻力而具有温和的降压作用。天麻多糖有免疫活性，能增强机体免疫功能。

天麻必须与密环菌共生，其生长繁殖过程中与密环菌结成极密切的营养关系。近年研究证明，密环菌的固体培养物质具有与天麻相似的药理作用和临床疗效。故密环菌可代天麻药用，密环菌片等已应用于临床。

地　龙

《本经》

为钜蚓科动物参环毛蚓 *Pheretima aspergillum*（E. Perrier）或通俗环毛蚓 *Pheretima vulgaris* Chen、威廉环毛蚓 *Pheretima guillelmi*（Michaelsen）或栉盲环毛蚓 *Pheretima pectinifera* Michaelsen 的虫体。生用或鲜用。

【性味归经】咸，寒。归肝、脾、膀胱经。

【功效与应用】

1. 清热息风，用于高热惊痫、癫狂。地龙咸寒降泄，性走窜，既能息风止痉，又善清解高热，故适用于高热所致的狂躁、惊风抽搐、癫痫等症。治疗温病热极生风神昏谵语、痉挛抽搐，可单用本品煎服取效，或与钩藤、牛黄、白僵蚕等息风止痉药同用。治疗小儿惊风、高热、惊抽，可以本品研烂，与朱砂共为丸服。治疗高热狂躁或癫痫，常单用鲜品，同盐化为水，饮服。

2. 通经活络，用于痹证及半身不遂。地龙长于通行经络，用于多种原因引起的经络阻滞，血脉不畅，肢节不利。因其性寒能清热，故适宜治疗关节红肿疼痛、屈伸不利之热痹，常与防己、秦艽、忍冬藤等除湿热、通经络药物配伍。亦用治风寒湿痹，肢体关节麻木、疼痛、屈伸不利等症，可与川乌、天南星、乳香等配伍，如小活络丹。治疗气虚血滞，中风后经络不利、半身不遂、口眼歪斜等症，常与黄芪、当归、川芎等配伍，如补阳还五汤。

3. 清肺平喘，用于肺热哮喘。本品又清肺热平喘。用治邪热壅肺，肺失肃降之喘息不止，喉中哮鸣有声者，单用研末内服即效，亦可与麻黄、石膏、杏仁等同用。

4. 清热利尿，用于热结膀胱，小便不利或尿闭不通。本品咸寒走下入肾，能清热结、利水道，用治小便不利或尿闭不通，可用鲜品捣烂、浸水、滤取浓汁服，也可与车前子、木通、泽泻等利水渗湿药同用。

【用法用量】煎服，5～15 g；鲜品 10～20 g。研末吞服，每次 1～2 g。

【使用注意】脾胃素弱，或无实热之证者忌用。

【现代研究】本品含蚯蚓解热碱、蚯蚓素、蚯蚓毒素及黄嘌呤、腺嘌呤、鸟嘌呤、胆碱等。具有解热、镇静、抗惊厥作用。有缓慢而持久的降压作用。能显著舒张支气管，而起平喘作用。有明显的抑制血栓形成作用。从广地龙中提出一种针状结晶，对离体和在体子宫及肠道平滑肌有兴奋的作用。此外，还有抗突变、抗疲劳、利尿作用等。

全　蝎

《蜀本草》

为钳蝎科动物东亚钳蝎 *Buthus martensii* Karsch 的干燥体。捕得后，置沸水或沸盐水中，烫死，阴干用，或研末用。

【性味归经】辛，平。有毒。归肝经。

【功效与应用】

1. 息风止痉，用于痉挛抽搐。本品主入肝经，性善走窜，既平息肝风，又搜风通络，兼具息风止痉及搜风止痉之效。可用治各种原因之痉挛抽搐，常与蜈蚣同用，研细末服，即止痉散。如用治小儿急惊风高热、神昏、抽搐，常与羚羊角、钩藤、天麻等清热、息风药物配伍。用治小儿慢惊风抽搐，常与党参、白术、天麻等益气健脾、息风止痉药物配伍。用治痰迷癫痫抽搐，可与郁金、白矾等份，研细末服。用治破伤风痉挛抽搐、角弓反张，又与蜈蚣、天南星、蝉蜕等配伍，如五虎追风散；或与蜈蚣、钩藤、朱砂等配伍，如摄风散。用治中风面瘫，口眼歪斜，或面部肌肉抽动者，可与白僵蚕、白附子同用，如牵正散。

2. 攻毒散结，用于疮疡肿毒、瘰疬结核。本品味辛、有毒，辛以散结，以毒攻毒。治疮毒、结核，可内服，亦可外敷。《医学衷中参西录》以本品 10 枚，焙焦，分两次，黄酒下，消颌下肿硬。

3. 通络止痛，用于风湿顽痹、偏正头痛。全蝎性善走窜，具有搜风通络止痛功效，对风寒湿痹久治不愈，筋脉拘挛，甚则关节变形之尪痹，作用颇佳。可与川乌、白花蛇、没药等祛风、活血、舒筋活络之品同用。亦用于顽固性偏正头痛，常与蜈蚣、白僵蚕、白附子、川芎等同用；或单用，研末吞服，亦奏效。

【用法用量】煎服，2～5 g；研末吞服，每次 0.6～1 g。外用适量。

【使用注意】本品性善走窜，孕妇慎用。因本品有毒，用量不宜过大。一般常用量时无明显毒副作用。内服中毒量为 30～60 g。

【现代研究】本品含蝎毒，为一种类似蛇毒神经毒的蛋白质，主要危害是使呼吸麻痹。但含硫量较少，故作用时间短。并含三甲胺、甜菜碱、牛黄酸、软脂酸、硬脂酸、胆甾醇、卵磷脂及铵盐等。有抗惊厥、降压、镇静及镇痛作用。能抑制血栓形成，并有抗肿瘤作用。

蜈　蚣

《本经》

为蜈蚣科动物少棘巨蜈蚣 *Scolopendra subspinipes mutilans* L. Koch. 的干燥体。用竹片插入头、尾，绷直，干燥，或先用沸水烫过，然后晒干或烘干。

【性味归经】辛，温。有毒。归肝经。

【功效与应用】

1. 息风止痉，用于痉挛抽搐。蜈蚣辛温，性善走窜，通达内外，有比全蝎更强的息内风及搜风通络的作用，两者常相须为用，治疗多种原因引起的痉挛抽搐，如止痉散。经适当配伍，亦可用于急、慢惊风，破伤风，中风口眼歪斜等。

2. 攻毒散结，用于疮疡肿毒、瘰疬结核。本品以毒攻毒，味辛散结。以本品同雄黄、猪胆汁配伍制膏，外敷恶疮肿毒颇佳，如不二散。与茶叶共为细末，敷治瘰疬溃烂。若以本品焙黄，研细末，开水送服，或与黄连、大黄、生甘草等同用，可治毒蛇咬伤。

3. 通络止痛，用于风湿顽痹、顽固性头痛。本品亦有与全蝎相似的搜风通络止痛作用，用于风湿顽痹，可与防风、独活、威灵仙等祛风、除湿、通络药物同用。治疗久治不愈之顽固性头痛或偏正头痛，可与天麻、川芎、白僵蚕等同用。

【用法用量】煎服，1～3 g；研末吞服，每次 0.6～1 g。外用适量，可研末用或油浸涂敷患处。

【使用注意】本品有毒，用量不宜过大，孕妇忌服。

【现代研究】本品除含毒性成分外，尚含脂肪油、胆甾醇、蚁酸及多种氨基酸。蜈蚣有抗惊厥及扩张血管，降压作用。蜈蚣水浸剂对结核杆菌及多种皮肤真菌有不同程度的抑制作用。并有促进免疫、抗肿瘤作用。

表 16－1 部分平肝息风药简表

分类	药名	性味归经	功效与应用	用法用量
平肝潜阳药	珍珠	甘、咸，寒。归心、肝经	镇心安神，息风定惊，明目消翳，解毒敛疮。用于心悸，怔忡，小儿惊风，癫痫，目赤翳障，疮疡久溃不敛，口疮	0.3～1.5 g，研细水飞入丸散。外用适量
	珍珠母	咸，寒。归肝、心经	平肝潜阳，清肝明目，镇心安神。用于肝阳上亢，头晕目眩，目赤肿痛，视物昏花，惊悸失眠，心神不宁	15～30 g，宜打碎先煎。外用适量
	刺蒺藜	苦、辛，平。归肝经	平肝疏肝，祛风明目。用于肝阳上亢之头晕目眩，肝郁气滞之胸胁胀痛，风热上攻之目赤翳障	6～15 g
	罗布麻叶	甘、苦，凉。归肝经	平抑肝阳，清热利尿。用于头晕目眩，水肿，小便不利	水煎服或开水泡服，3～15 g
	决明子	苦、甘、咸，微寒。归肝、大肠经	清肝，明目，润肠。用于头痛眩晕，目赤肿痛，肠燥便秘	10～15 g。单味可用至 30 g
息风止痉药	僵蚕	咸、辛，平。归肝、肺、胃经	息风止痉，祛风止痛，化痰散结。用于惊痫抽搐，风热头痛，目赤咽肿，风疹瘙痒，痰核，瘰疬	3～10 g；研末吞服，每次 1～1.5 g。散风热宜生用，余多制用

【复习思考题】

*1. 平肝息风药的功效及主治病证是什么？

2. 简述石决明、代赭石、钩藤、地龙的功效、主治病证及用法。

*3. 试比较牡蛎与龙骨、全蝎与蜈蚣功用的异同。

4. 天麻息风止痉可用于哪些病证？

（耿义红）

第十七章　安神药

【学习要求】

1. 掌握安神药的含义、功效、适应范围、分类及其性能特点，熟悉配伍方法与使用注意。

2. 掌握酸枣仁、远志、朱砂、龙骨、磁石的性味、功效与应用，熟悉其配伍和应用特点，了解其来源及现代研究。

3. 了解其他安神药的功效特点。

凡以安定神志为主要作用的药物，称为安神药。

心藏神，肝藏魂，人的神志变化和心、肝二脏关系密切，故安神药多入心、肝二经，主要用于心气虚、心肝阴血不足或心火亢盛及其他原因引起的心神不安、失眠健忘、烦躁多梦、心悸怔忡及惊风、癫狂、癫痫等证。

神志不安可由多种原因引起，临床亦有多种证型，故在运用安神药时须根据不同的病因病机和证候选取适宜的药物，并作相应的配伍。如因于热者，当配伍清热药；因于痰者，当配伍化痰药；因于瘀者，当配伍活血化瘀药；肝阳上亢者，当配伍平肝潜阳药；阴血不足者，当配伍补血、养阴药；心脾两虚者，当配伍补气、养血药。至于惊风及癫狂痫证等，多以化痰开窍或平肝息风药为主，本类药多作辅助之品。

根据药材和应用特点的不同，安神药可分为重镇安神药和养心安神药两类。

第一节　重镇安神药

重镇安神药多为矿石、化石类药物，质重沉降。重可去怯，能镇能降，故本类药有重镇安神、平惊定志等作用，主要用于心火亢盛、痰热扰心等引起的烦躁不安、心悸、失眠及惊痫、癫狂等证。

本类药物如作丸散服，易伤脾胃，须酌情配伍养胃健脾之品，且只宜暂服，不宜长期服用。部分药物有毒，更须慎用。入煎剂须打碎久煎，以利于有效成分的溶出。

朱　砂

《本经》

为硫化物类矿物辰砂族辰砂，主含硫化汞（HgS）。研细水飞，生用。

【性味归经】甘，微寒。有毒。归心经。

【功效与应用】

1. 镇心安神，用于烦躁不安、惊悸不眠及惊风、癫痫。朱砂秉寒降之性，既可重镇安神，又能清心火，故最宜于心火亢盛、心神不宁之证，每与黄连、莲子心等清心除烦之品同用。兼心血虚者，可配伍当归、生地黄等补血之品，共奏清心养血安神之功，如朱砂安神丸。将本品纳入猪心中炖服，可用治心虚惊悸、遗精等证。取本品重镇安神之功，也可用治惊风及癫狂痫证。治高热神昏、惊厥，常与麝香、牛黄、冰片等配伍，如安宫牛黄丸。治小儿急惊风，常与牛黄、金蝎等同用，如牛黄散。合磁石、神曲，即磁朱丸，常用治癫痫。配伍白矾、郁金制成蜜丸，薄荷汤送下，可治喜怒无制，发狂之证。

2. 清热解毒，用于疮痈肿毒、咽喉肿痛、口舌生疮及毒蛇咬伤。本品性寒，内服、外用均有较强的清热解毒作用。治疗疮疡肿毒，常与雄黄配伍，如紫金锭。合冰片、硼砂等，可用治咽喉肿痛、口舌生疮，如冰硼散。单用朱砂末水调敷患处，可治蜂蝎叮蜇，毒蛇咬伤。

此外，本品可作丸剂的外衣，能加强安神作用，并有防腐之功。

【用法用量】入丸散或研末冲服，每次 0.3～1 g。一般不入煎剂。若用于煎剂，多拌染其他药物，如拌茯苓、灯芯同煎。外用适量。

【使用注意】内服不可过量或长期持续服用，以防汞中毒。忌火煅，火煅则析出水银，有剧毒。肝肾功能不良者慎用。

【现代研究】朱砂主含硫化汞（HgS），有解毒防腐作用，外用能抑制或杀灭皮肤细菌和寄生虫。关于其镇静催眠的药理作用，认识不甚一致。长期口服朱砂制剂可引起慢性汞中毒，以神经衰弱为主，症见心神不安，口中有金属味，牙龈肿胀，食欲不振，腹痛腹泻，汞毒性手足震颤，以及肝肾功能损害、性功能减退等。

磁　石

《本经》

为等轴晶系氧化物类矿物尖晶石族磁铁矿，主含四氧化三铁（Fe_3O_4）。击碎生用或醋淬研细用。一般选择吸铁能力强者入药，习称“活磁石”或“灵磁石”。

【性味归经】咸，寒。归心、肝、肾经。

【功效与应用】

1. 镇惊安神，用于心神不宁、烦躁失眠、惊悸癫痫。磁石质重性降，入心经，有镇惊安神之功。其味咸入肾，又有益肾之效。常用于肾虚肝旺，肝火上扰心神，或惊恐气乱，神不守舍所致之心神不宁、失眠、惊悸及癫痫等证。常与朱砂、神曲配伍，如磁朱丸。

2. 平肝潜阳，用于肝阳上亢之头痛眩晕。磁石入肝、肾二经，既能平肝潜阳，又能益肾阴而敛浮阳，常与石决明、白芍、生地等同用，治疗阳亢眩晕之证。

3. 聪耳明目，用于肝肾亏虚之耳鸣、耳聋、目暗等。磁石能养肾益精、聪耳明目，常用治肝肾亏虚所致的视力、听力下降。治肾虚耳鸣、耳聋，多配伍熟地、山茱萸等补肾之品，如耳聋左慈丸；治肝肾不足，视物昏花，可以磁朱丸配合补肝肾明目之品如女贞子、枸杞子等同用。近年用磁朱丸治疗白内障，可使视力改善。

4. 纳气平喘，用于肾虚作喘。磁石既能养肾，又可纳气，常与五味子、胡桃肉、代赭石等同用，治肾不纳气之虚喘。

另外，磁石酒渍服，可治阳痿；研末外敷，又治金疮出血。

【用法用量】煎服，15～30 g，打碎先煎。入丸散，每次 1～3 g。本品很少生用，多煅后用。

【使用注意】因碍消化，如入丸散，不可多服。脾胃虚弱者慎用。

【现代研究】本品主含四氧化三铁（Fe_3O_4），有镇静作用，对缺铁性贫血有补血效果。

龙　骨

《本经》

为古代多种大型哺乳动物，如三趾马、犀类、鹿类、牛类、象类等的骨骼化石或象类门齿的化石。生用或煅用。

【性味归经】甘、涩，平。归心、肝、肾经。

【功效与应用】

1. 镇惊安神，用于神志不安、心悸失眠、惊痫癫狂。龙骨质重，有良好的镇惊安神作用，可用治各种神志不安病证，常与朱砂、远志、酸枣仁等同用。合牛黄、胆南星、礞石等化痰、止痉之品，又治惊痫抽搐、癫狂发作者。

2. 平肝潜阳，用于肝阳眩晕。本品能平肝而潜敛浮阳，常与牡蛎、代赭石、白芍等同用，治疗阴虚阳亢之头晕目眩、烦躁易怒等，如镇肝息风汤。

3. 收敛固涩，同于滑脱诸证。龙骨煅用，收敛固涩之功颇佳，尤善涩精，常用于遗精、滑精、带下、虚汗、崩漏等正虚滑脱之证。治肾虚遗精、滑精，常与牡蛎、沙苑子、芡实等配伍，如金锁固精丸。治带下赤白及月经过多，可与牡蛎、海螵蛸、山药等同用。治虚汗，每与五味子、牡蛎等配伍。

此外，煅龙骨外用，有吸湿敛疮之功，可用于湿疹痒疮及疮疡溃后经久不愈，常与枯矾同用。

【用法用量】煎服，15～30 g，先煎。外用适量。收敛固涩煅用，其他生用。

【现代研究】本品主含钙盐，尚含铁、钾、钠、氯等。其所含钙盐被吸收后，有促进血液凝固、降低血管壁通透性及抑制骨骼肌兴奋等作用。

第二节　养心安神药

养心安神药多为种子类药物，质润性补，能滋养心肝阴血，且具安神定志作用。主要用于阴血不足、心脾两虚及心肾不交等所致的虚烦不安、心悸、怔忡、失眠、健忘等。

酸 枣 仁

《本经》

为鼠李科植物酸枣 *Ziziphus jujuba* Mill. Var. spinosa (Bunge) Hu ex H. F. Chou. 的成熟种子。生用或炒用，用时打碎。

【性味归经】苦、酸，平。归心、肝、胆经。

【功效与应用】

1. 养心安神，用于失眠、心悸。本品补养心肝阴血，宁心安神作用较强，是养心安神要药。主要用于心肝血虚引起的心烦、不眠，对兼有心悸不安、虚汗的患者尤宜。常与当归、白芍、何首乌、龙眼肉同用。若肝虚有热之虚烦不眠，常与知母、茯苓等同用，如酸枣仁汤。若心肾不足、阴虚阳亢所致心悸失眠、健忘，可与玄参、生地黄、柏子仁等同用，如天王补心丹。

2. 敛汗生津，用于体虚多汗。本品味酸，有收敛止汗生津之功，常用于体虚自汗、盗汗，兼心神不宁者尤宜。如合人参、茯苓，各等份为末，米饮调下，治盗汗。

【用法用量】煎服，10～20 g。研末吞服，每次 1.5～3 g。

【使用注意】内服剂量过大易引起中毒。孕妇慎用。

【现代研究】本品含多量脂肪油和蛋白质，另含白桦酯酸、多糖、酸枣仁皂苷及黄酮类化合物等。有镇静、催眠、抗惊厥、镇痛和降温作用，能抗心律失常、改善心肌缺血、降血压、降血脂，还能增强免疫功能和抗血小板聚集，并有兴奋子宫作用。

远　志

《本经》

为远志科植物远志 *Polygala tenuifolia* Willd. 或卵叶远志 *polygala sibirica* L. 的根。生用或炙用。

【性味归经】苦、辛，温。归心、肾、肺经。

【功效与应用】

1. 宁心安神，用于心神不安，失眠、健忘、惊悸。远志主入心肾，为交通心肾、安定神志之佳品。治失眠健忘，常与人参、石菖蒲配伍，如不忘散。治惊悸，常与朱砂、龙齿等同用，如远志丸。

2. 祛痰开窍，用于咳嗽痰多及痰阻心窍之神志恍惚、惊痫发狂。远志有较强的祛痰作用，治咳嗽痰多，难咯出者，每与杏仁、桔梗、甘草同用。治痰阻心窍之精神错乱、惊痫等，常与石菖蒲、郁金、白矾等同用。临床用于治疗痴呆亦有一定效果。

3. 消痈肿，用于痈疽肿毒。单用为末，酒送服，或外用调敷即效。

【用法用量】煎服，5～10 g。外用适量。一般生用。以甘草水制后，能减去燥性、缓和药性。蜜炙后，能增强其化痰止咳作用并可缓和药性，减少对胃的刺激。

【使用注意】剂量过大易致呕吐。有胃炎及溃疡者慎用。

【现代研究】本品主含两种皂苷，其中一种水解后得远志皂苷元 A 和 B，另一种为细叶远志素，尚含远志醇、远志碱等。有镇静、抗惊厥、祛痰及降压、抗菌等作用。可收缩动物已孕和未孕子宫。远志皂苷在体外有较强的溶血作用。

表 17－1　部分安神药简表

分　类	药　名	性味归经	功　效　与　应　用	用法用量
重镇安神药	琥　珀	甘，平。归心、肝、膀胱经	镇惊安神，活血散瘀，利尿通淋。用于心神不宁，惊悸失眠，血滞经闭，癥瘕，淋证、癃闭	研末冲服，每次 1.5～3 g
养心安神药	柏子仁	甘，平。归心、肾、大肠经	养心安神，润肠通便。用于心悸失眠，肠燥便秘	10～20 g
	合欢皮	甘，平。归心、肝、肺经	安神解郁，活血消肿。用于郁怒、忧郁、烦躁不眠，血瘀肿痛，痈肿疮毒	10～30 g
	夜交藤	甘，平。归心、肝经	养心安神，祛风通络。用于虚烦不眠、多梦，血虚身痛，风湿痹痛	15～30 g

【复习思考题】

1. 试述安神药的作用和适应证。

*2. 试述安神药的分类，每类药的特点及适应证。

*3. 分别比较龙骨和牡蛎、朱砂和磁石性能、功效的异同。

（陈立军、赵志英）

第十八章　开 窍 药

【学习要求】

1. 掌握开窍药的含义、功效、适应范围，熟悉配伍方法和使用注意。

2. 掌握麝香、冰片、石菖蒲的性能、功效和应用，熟悉其配伍和应用特点，了解其来源和现代研究。

3. 了解其他开窍药的功效特点。

凡具辛香走窜之性，以开窍醒神为主要作用的药物，称开窍药。

古人认为，心的孔窍透达空灵，则神明自旺。如心窍为邪所蒙则神明内闭，遂致神志不清。因此，苏醒神志的作用即称为开窍。开窍药多归于心经，主要用于温病热陷心包、痰浊蒙蔽清窍之神昏谵语，以及惊风、癫痫、中风等卒然昏厥、痉挛抽搐等证。

神志昏迷有虚、实之分，虚证即脱证，实证即闭证。脱证多见冷汗、肢凉、脉微欲绝。闭证多见口噤、握固、脉来有力。以性质而言，闭证又有寒闭和热闭之分。寒闭多见面青、身凉、苔白、脉迟；热闭多见面赤、身热、苔黄、脉数。开窍药宜用于闭证，不宜用于脱证。

寒闭当温开，热闭当凉开。临床须视证候性质选取适宜的开窍药并予以必要的配伍。如温开者，当选用温热性开窍药，并配伍祛寒行气药；凉开者，当选用寒凉性开窍药，并配伍清热解毒药。

开窍药为救急、治标之品，只可暂用，不宜久服，以免耗伤元气。其气味多辛香，有效成分易于挥发，故内服多只入丸、散，仅个别药可入煎剂。

麝　香

《本经》

为鹿科动物林麝 *Moschus berezovskii* Flerov、马麝 *M. sifanicus* Przewalski 或原麝 *M. moschiferus* Linnaeus 成熟雄体香囊中的干燥分泌物。阴干入药。

【性味归经】辛，温。归心、脾经。

【功效与应用】

1. 开窍醒神，用于窍闭神昏证。本品辛香走窜之性甚烈，为醒神回苏要药，无论寒热，均可使用。配合清热药，即属凉开之剂，如安宫牛黄丸以之配伍牛黄、犀角等同用，治疗邪热内陷心包，中风昏迷及小儿惊厥等热闭神昏；配伍祛寒药，即成温开之剂，如苏合香丸以之配伍苏合香、丁香等同用，治疗寒闭证。

2. 活血止痛，用于血瘀经闭、心腹暴痛、跌打损伤、痹证疼痛及疮疡肿毒、咽喉肿痛。本品辛香行散，活血散结、消肿止痛作用颇佳，内服外用，均有良效。用治血瘀经闭，常与红花、桃仁等活血祛瘀之品同用，如通窍活血汤。用治心腹暴痛，常与木香、桃仁等行气活血之品同用。用治跌打损伤，常与乳香、没药、红花等活血祛瘀、消肿止痛之品同用，如伤科常用之七厘散。用治疮疡肿毒，常与雄黄、乳香、没药同用，如醒消丸。用治咽喉肿痛，常与牛黄、蟾酥等同用，如六神丸。现代临床以麝香注射液皮下注射，治白癜风有效。

3. 催产，用于胎死腹中或胞衣不下。本品有催生下胎作用，可与肉挂同用。亦有合天花粉、猪牙皂、葱汁为丸，外用取效者。

【用法用量】入丸、散，每次 0.06～0.1 g。不入煎剂。外用适量。

【使用注意】孕妇忌用。

【现代研究】本品主含麝香酮，还含 5－β－雄甾酮、胆甾醇类化合物、少量降麝香酮。对中枢神经系统表现为兴奋与镇静的双重作用，可显著减轻脑水肿，增强中枢对缺氧的耐受性，改善脑循环。能扩张冠脉，增加冠脉流量，降低心肌耗氧量。尚有抗菌、抗炎、抑制血小板聚集和抗凝血酶作用。对离体及在体子宫均呈明显兴奋作用，妊娠子宫较非妊娠子宫敏感。

冰 片

《新修本草》

为龙脑香科植物龙脑香 *Dryobalanops aromatica* Gaertn. f. 树脂的加工品，或龙脑香的树干经蒸馏冷却而得的结晶，称“龙脑冰片”，亦称“梅片”。由菊科多年生草本植物艾纳香(大艾)*Blumea balsamifera* DC. 叶的升华物加工劈削而成者，称“艾片”。用松节油、樟脑等经化学方法合成者，称“机制冰片”，为国产冰片的主流品种。成品贮于阴凉处，密闭。研粉用。

【性味归经】辛、苦，微寒。归心、脾、肺经。

【功效与应用】

1. 开窍醒神，用于窍闭神昏证。本品苏醒神志力缓，一般不单独使用，常与麝香同用。因其性寒凉，故宜用于热闭，如安宫牛黄丸中用之。但若与祛寒药及性偏温热的开窍药同用，亦可用治寒闭。

2. 清热止痛，用于胸腹疼痛及疮疡肿痛、目赤肿痛、咽痛口疮。本品苦寒，能清热解毒、消肿止痛、防腐生肌。治胸腹疼痛，常与苏合香等同用。治疮痈肿毒，单用即效。如调入核桃油中外滴耳道，可治化脓性中耳炎。以本品与银朱、香油制成药膏外用，可治水火烫伤。治目赤肿痛，可单用点眼，亦可与熊胆、硼砂等制成点眼药水。治咽喉肿痛、口舌生疮，常与硼砂、玄明粉等共研细末吹患处，如冰硼散。

【用法用量】入丸、散，每次 0.03～0.1 g。不宜入煎剂。外用适量。

【使用注意】孕妇慎用。

【现代研究】龙脑冰片含右旋龙脑，又含葎草烯、β－榄香烯、石竹烯等倍半萜，以及齐墩果酸、麦珠子酸、龙脑香醇等。艾片含左旋龙脑。机制冰片含消旋混合龙脑。本品经肠系膜吸收迅速，给药 5 分钟即可通过血脑屏障，且在脑蓄积时间长，量也相当高。局部应用对感觉神经有轻微刺激，有一定的止痛及温和的防腐作用。体外对链球菌、大肠杆菌、金黄色葡萄球菌、肺炎双球菌及部分致病性皮肤真菌有抑制作用。对中、晚期妊娠小鼠有引产作用。

石菖蒲

《本经》

为天南星科植物石菖蒲 *Acorus tatarinowii* Schott. 的根茎。我国长江流域以南各省均有分布。生用或鲜用。

【性味归经】辛、苦，温。归心、胃经。

【功效与应用】

1. 开窍宁神，用于湿浊蒙蔽清窍之神志昏乱及健忘、耳鸣、耳聋。本品芳香开窍、宁心安神，兼有化湿、豁痰、辟秽之功。治湿浊蒙蔽清窍之神志昏乱，常与半夏、郁金同用。治健忘、耳鸣、耳聋，常与远志、茯苓等配伍，如安神定志丸。本品单用或配伍平肝、安神药同用，又可治癫狂、痴呆等证。

2. 化湿和胃，用于湿阻中焦之脘腹胀闷，痞塞疼痛。本品芳香化湿，醒脾和胃，是治疗湿阻中焦，脘闷腹胀之良药，常与砂仁、厚朴、苍术等化湿、行气之品同用。

此外，本品可用于治疗痈疽疥癣、风湿痹痛、跌打损伤，内服外用均有效。

【用法用量】煎服，5～10 g。鲜品加倍。外用适量。

【现代研究】本品含挥发油，油中主要成分是β-细辛醚、α-细辛醚等。尚含氨基酸、有机酸和糖类。有中枢抑制作用，有效成分主要是β-细辛醚。其水煎剂能缓解胃肠平滑肌的痉挛，促进消化液分泌，制止胃肠的异常发酵。挥发油能缓解乙酰胆碱、组织胺或5-HT所致离体豚鼠气管和回肠痉挛，抑制小鼠肝癌和肉瘤S_{180}的生长。高浓度浸出液对常见致病性皮肤真菌有抑制作用。有研究认为β-细辛醚有致癌作用。

表18-1　部分开窍药简表

药　名	性味归经	功　效　与　应　用	用法用量
苏合香	辛，温。 归心、脾经	开窍醒神，辟秽止痛。用于寒闭神昏，胸腹冷痛满闷	入丸、散， 每次0.3～1 g
樟　脑	辛，热。有毒。 归心、脾经	内服可开窍辟秽；外用可除湿杀虫，止痛。用于痧胀腹痛，吐泻，神昏，疥癣湿疮，牙痛及跌打损伤	入丸、散或酒化服，每次0.1～0.2 g。外用适量

【复习思考题】

1. 试述开窍药的药性特点、适应证及使用注意。

*2. 开窍药为何只宜用于闭证，忌用于脱证？

3. 冰片与麝香在功效、应用上有何异同？

(陈立军、赵志英)

第十九章　补虚药

【学习要求】

1. 掌握补虚药的含义、功效、适应范围、分类及其性能特点，熟悉配伍方法和使用注意。

2. 掌握人参、党参、黄芪、白术、山药、甘草、熟地、当归、阿胶、何首乌、白芍、鹿茸、淫羊藿、肉苁蓉、补骨脂、益智仁、续断、杜仲、菟丝子、蛤蚧、南沙参、北沙参、麦冬、石斛、黄精、枸杞子、女贞子、龟甲、鳖甲的性能、功效和应用，熟悉其配伍和使用特点，了解其来源和现代研究。

3. 了解其他补虚药的功效特点。

凡能补益正气，增强体质，提高抗病能力，以治疗虚证为主要作用的药物，称补虚药。

虚证是临床上出现的一系列虚弱、衰退和不足的证候，多见于素体虚弱或疾病后期，以及多种慢性病证。实质上，包括了机体的精、气、血、津液等基本物质的不足及其功能的减退，同时也包括了脏腑经络等生理功能的减退和失调。概括起来，虚证不外气虚、阳虚、血虚、阴虚四种类型。相应地，补虚药亦可根据其作用和应用范围的不同而分为补气药、补阳药、补血药和补阴药四类。

在运用补虚药时，首先当分清虚证的类型而予以相应的药物。如气虚证用补气药，血虚证用补血药，阳虚证用补阳药，阴虚证用补阴药。其次，当重视人体气血阴阳相互依存的关系。气能生血，血能载气，阴阳互根互用，临床上气血两亏、阴阳俱虚的病证也较常见。此时当气血并补、阴阳兼顾。而阳虚多兼气虚，气虚也易导致阳虚；阴虚多兼血虚，血虚也易导致阴虚。因此，补气药和补阳药、补血药和补阴药，往往相须为用。另外，还应注意顾护脾胃，适当配伍健脾胃助运化的药物同用。

补虚药不能用于纯实无虚的病证。但在实邪未除、正气已虚的情况下，于祛邪之中可适当选用补虚药，以“扶正祛邪”。而体质强健者又不可滥用补益，否则反致气血阴阳失调，产生不良后果。

第一节　补气药

凡具有补气作用，以治疗气虚证为主的药物，称补气药。

气虚证是脏腑组织功能减退所表现的证候。常由久病体虚，劳累过度，年老体弱等因素引起。补气药性多甘温或甘平，能补益脏腑之气，特别是脾、肺之气，故多归脾、肺二经。

脾主运化，为气血生化之源，脾气虚则食少纳呆，脘腹虚胀，大便溏薄，肢体倦怠，少气懒言，面色萎黄，甚则浮肿、脱肛、脏器下垂。肺主一身之气，肺气虚则少气懒言，语音低微，易出虚汗等。临床当根据辨证，选取有针对性的药物。兼阴虚或阳虚者，当与补阴药或补阳药同用。因气能生血、摄血，故补气药还可用于血虚证或出血证。

使用补气药时，可适当配伍理气药同用，因补气药性多壅滞，易致中满。而对脾胃虚弱，虚不受补者，常配伍健脾和胃药同用。

人　参

《本经》

为五加科植物人参 *Panax ginseng* C. A. Mey. 的根。主产辽宁、吉林、黑龙江。野生者名“野山参”，简称“山参”；栽培者称“园参”。一般栽培6～7年后，于秋季茎叶将枯萎时采挖。鲜参洗净后干燥者称“生晒参”；蒸制后干燥者称“红参”；焯烫浸糖后干燥者称“糖参”或者“白参”；断下的细根经加工后称“参须”。以吉林抚松县产量最大，质量最好。切片或研粉用。

【性味归经】甘、微苦，平。归心、肺、脾经。

【功效与应用】

1. 大补元气，用于气虚欲脱。人参是补气固脱第一要药。治疗大失血、大吐泻或久病、大病所致之气虚欲脱、脉微欲绝的重证危候，可单用人参浓煎频服，即独参汤。若兼见四肢逆冷，阳气衰微者，可合附子以回阳，即参附汤。若兼见汗多口渴，气阴两伤者，可合麦冬、五味子以益气养阴，即生脉散。

2. 补脾益肺，用于肺、脾气虚证。治肺气虚弱之短气喘促，声微懒言，易出虚汗等，常配黄芪、五味子同用；治脾气虚弱之倦怠乏力、食少便溏等，常配白术、茯苓、甘草等同用，如四君子汤。若肺肾两虚之咳喘，则需补肺纳肾，以人参配伍蛤蚧或核桃仁同用。

3. 生津止渴，用于热病气津两伤及消渴。治热病气津两伤，身热汗多，口渴脉虚，常配石膏、知母等同用，如白虎加人参汤；治消渴，可合生地、玄参、麦冬等养阴生津之品同用。

4. 安神益智，用于气血不足之心神不安，失眠多梦，心悸健忘。可单用，亦可配伍当归、龙眼肉等同用，如归脾汤。

此外，还可配伍用于血虚、出血及阳痿等证。对邪实正虚之证，可用人参配伍祛邪药，以扶正祛邪。

【用法用量】文火另煎，5～10 g，急重证时15～30 g。研末吞服，每次1.5～2 g。

【使用注意】反藜芦，畏五灵脂，恶皂荚。不宜同时吃萝卜或喝茶，以免影响药力。实证、热证而正气不虚者忌服。

【现代研究】本品主要成分为多种人参皂苷，尚含挥发油、有机酸、多糖、多肽等。对中枢神经系统有兴奋和抑制双重作用，以兴奋作用更为明显。有益智作用，对大鼠和小鼠的学习与记忆障碍均有改善作用。能全面增强机体的免疫功能，其活性成分主要是皂苷和多糖。有强心、抗心肌缺血及扩张冠状动脉、脑血管等作用。能防止血液凝固，促进骨髓造血功能。适量人参能兴奋下丘脑-垂体-肾上腺皮质轴，使其功能加强。能增强性腺功能，有促性腺激素样作用。此外，尚能促进蛋白质、核酸代谢，降低血糖、抗休克、抗过敏、抗应激、抗肿瘤、抗疲劳及延缓衰老。其药理活性常因机体功能状态不同呈双向作用，是具有“适应原样作用”的典型代表药。

党　参

《本草从新》

为桔梗科植物党参 *Codonopsis pilosula*(Franch.) Nannf.、素花党参 *Codonopsis pilosula* Nannf. var. *modesta*(Nannf.) L. T. Shen 或川党参 *Codonopsis tangshen* Oliv. 的干燥根。切片，生用。野生者以山西五台山质量最好，叫“台党参”。

【性味归经】甘，平。归脾、肺经。

【功效与应用】

1. 补中益气，用于肺、脾气虚证。党参补中益气，常合黄芪、白术等同用，治中气不足之食少便溏、体虚倦怠等。其又能补肺气，可伍黄芪、五味子等同用，治肺气虚弱之咳嗽气促、语声低微等。

2. 生津，用于气津两伤之气短口渴。可与麦冬、五味子等生津药同用。

3. 生血，用于血虚或气血两虚之面色萎黄、头晕心悸等。常与当归、熟地等补血药同用。

此外，可与解表药或泻下药同用，治体虚外感或里实正虚之证，以扶正祛邪。

【用法用量】煎服，10～30 g。

【使用注意】热证不宜单独服用。反藜芦。

【现代研究】党参主含多糖、皂苷、植物甾醇、生物碱、挥发油、黄酮等。能增强机体免疫功能，提高抗应激能力，抑制溃疡形成，保护胃黏膜，调节胃肠运动。能强心、抗心肌缺血、调节血压，明显增加红细胞、血红蛋白含量，抑制血小板聚集，对放疗和化疗引起的白细胞下降有提升作用。尚能增进和改善小鼠的学习记忆过程。

黄　芪

《本经》

为豆科植物蒙古黄芪 *Astragalus membranaceus* (Fisch.) Bge. var. *mongholicus*(Bge.) Hsiao 或膜荚黄芪 *Astragalus membranaceus* (Fisch.) Bge. 的根。生用或蜜炙用。产于山西绵山者，称“绵黄芪”，为道地药材。

【性味归经】甘，温。归脾、肺经。

【功效与应用】

1. 补气升阳，用于脾胃气虚、中气下陷及肺气虚证。黄芪为补气升阳要药，擅补脾、肺之气，又善升举阳气。治脾胃气虚，食少便溏，倦怠乏力等，常配白术或人参。治气虚血亏，合当归补气生血，即当归补血汤；治气虚阳衰，畏寒多汗，常配附子补气助阳。若中气下陷，久泻脱肛，脏器下垂，合人参、白术、升麻等同用，如补中益气汤。治气不摄血的便血、崩漏，合人参、龙眼肉等，如归脾汤。又治肺气虚弱，短气喘咳，常配人参、五味子等。

2. 益卫固表，用于表虚卫外不固之自汗，易感冒者。本品既补肺气，又益卫气，能固表止汗。治表虚自汗常配白术、防风同用，如玉屏风散。此外，亦可用于阴虚盗汗，但须与生地、黄柏等滋阴降火药同用，如当归六黄汤。

3. 托毒生肌，用于气血不足之痈疽不溃或久溃不敛。常与当归、穿山甲等同用，治痈疽脓成不溃，如透脓散。与当归、人参、肉桂等同用，可生肌敛疮，治痈疽久溃不敛，如十全大补汤。

4. 利水消肿，用于浮肿尿少。黄芪为补气利水要药，常用治气虚脾弱，脾失健运而致的水肿、脚气、面目浮肿、小便不利等，多配伍防己、白术等同用，如防己黄芪汤。现代以之配伍茯苓、白术等治疗慢性肾炎蛋白尿久不消除者，有一定疗效。

此外，还可用于气虚血滞之肢体麻木，关节痹痛或半身不遂，以及气虚津亏的消渴证等。

【用法用量】煎服，10～15 g；大剂量可用 30～60 g。补气升阳炙用，余皆生用。

【使用注意】表实邪盛，内有积滞，阴虚阳亢，疮疡阳证、实证均不宜用。

【现代研究】本品主含多种黄芪多糖及皂苷。能提高免疫机能和应激能力，延缓衰老，有强心、扩张血管、改善微循环、降低血压、抑制血小板聚集、促进骨髓造血及保肝、抗炎、抗菌、抗病毒等作用。

白　术

《本经》

为菊科植物白术 *Atractylodes macrocephala* Koidz. 的根茎。生用或土炒、麸炒用。炒至黑褐色，称焦白术。浙江于潜天目山产者称“于术”，是道地药材。

【性味归经】苦、甘，温。归脾、胃经。

【功效与应用】

1. 补气健脾，用于脾胃气虚证。白术专入脾胃，为补气健脾要药，常配伍人参、茯苓、甘草等，治脾虚气弱之食少便溏、脘腹胀痛、倦怠乏力等证，如四君子汤。若脾胃虚寒，脘腹冷痛，大便泄泻者，配伍人参、干姜、甘草同用，即理中丸。与枳实同用，即枳术丸，消补兼施，用于脾胃虚而有积滞者。

2. 燥湿利水，用于痰饮、水肿。白术既可补气健脾，又能燥湿利水，是治脾虚不运，水湿停留所致痰饮、水肿之良药。治痰饮，可配伍桂枝、茯苓等同用，如苓桂术甘汤。治水肿，可配伍茯苓皮、大腹皮等同用。

3. 固表止汗，用于脾虚气弱，肌表不固之自汗、盗汗之证。可配伍黄芪等同用，如玉屏风散。经适当配伍，亦可用于阴虚盗汗。

4. 健脾安胎，用于脾虚气弱所致之胎动不安。常配伍当归、白芍，如当归散，为安胎常用之剂。有内热者，配伍黄芩同用。兼气滞者，配伍苏梗、砂仁同用；兼肝肾不足、腰酸脚弱者，配伍杜仲、续断同用。

此外，生白术尚有通便之功，可用于体虚或老人便秘，单用水煎服即效。

【用法用量】煎服，10～15 g。燥湿利水生用，补气健脾炒用，健脾止泻炒焦用。

【使用注意】阴液不足、火热内盛者忌用。

【现代研究】本品含挥发油、白术内酯 A、白术内酯 B 及糖类等。有抗突变作用，对多种实验性肿瘤有抑制作用及肿瘤免疫保护作用。有明显保肝作用，可减少肝细胞变性坏死，促进肝细胞再生。尚有强壮、利尿、降血糖、抗血凝等作用。少量挥发油有镇静作用。

山　药

《本经》

为薯蓣科植物薯蓣 *Dioscorea opposita* Thunb. 的根茎。生用或麸炒用。产于河南新乡者，称“怀山药”，为道地药材。

【性味归经】甘，平。归脾、肺、肾经。

【功效与应用】

1. 补气健脾，用于脾虚气弱所致之食少便溏或泄泻。山药补脾气，益脾阴，且兼涩性，有止泻之功。常配伍人参、白术、茯苓等同用，如参苓白术散。

2. 补肺养阴，用于肺虚喘咳。山药补肺气，养肺阴，可配伍党参、麦冬、五味子等同用，治肺虚久咳虚喘。

3. 补肾固精，用于肾虚遗尿、尿频、遗精、白带过多。山药有补肾之功，且能缩尿涩精止带。治肾虚遗精，以本品配伍熟地、山茱萸等同用，如六味地黄丸。治肾虚遗尿、尿频，合益智仁、乌药等同用，如缩泉丸。治肾虚不固之白带过多，多合熟地、菟丝子、山茱萸等补肾收涩之品。若白带过多因于脾湿者，多配伍党参、白术、茯苓等健脾利湿药同用。

4. 生津止渴，用于消渴。山药补气养阴而止渴。可以本品大量水煎代茶饮，对消除口渴症状有一定效果。亦可配伍黄芪、知母、天花粉等同用，如玉液汤。

【用法用量】煎服，10～30 g；大量 60～250 g。研末吞服，每次 6～10 g。养阴生用，健脾止泻、收涩止带炒用。

【现代研究】本品含薯蓣皂苷、薯蓣皂苷元、胆碱、多糖、维生素及糖蛋白等。有止渴、祛痰、脱敏、降血糖等作用。

甘 草

《本经》

为豆科植物甘草 *Glycyrrhiza uralensis* Fisch.、胀果甘草 *Glycyrrhiza inflata* Bat. 或光果甘草 *Glycyrrhiza glabra* L. 的根及根茎。生用或蜜炙用。

【性味归经】甘，平。归心、肺、脾、胃经。

【功效与应用】

1. 益气补中，用于脾气虚弱之食少便溏、倦怠乏力及心气不足之心动悸、脉结代。治脾气虚，常作辅助药，须配伍人参、白术等补气之品同用，如四君子汤。治心气虚，做主药，配伍人参、阿胶、桂枝等同用，如炙甘草汤。

2. 祛痰止咳，用于痰多咳嗽气喘。甘草有止咳平喘和祛痰作用，对咳嗽痰喘之证，不分寒热，均有良效。如配伍麻黄、杏仁，即三拗汤，治风寒犯肺之喘咳；上方加石膏，即麻杏石甘汤，治肺热咳喘。现代常以本品与镇咳祛痰的中西药制成多种复方剂型应用，如甘草流浸膏、复方甘草合剂等，治各种原因所致之咳喘。

3. 缓急止痛，用于脘腹及四肢挛急作痛。治阴血不足、筋失所养所致之四肢拘挛作痛，或脚挛急不伸，常与白芍同用，即芍药甘草汤。

4. 热解毒，用于热毒证及药物、食物中毒。生甘草性凉，能清热泻火解毒，临床广泛用于各种热毒证，尤长于疮痈、咽喉肿痛等的治疗。治热毒疮痈，常配伍金银花、连翘等同用。治咽喉肿痛，常配伍桔梗，即桔梗汤。本品常用于解除食物及药物中毒，古有“解百药毒”的记载。可单用煎汤服，或与绿豆同用。

5. 调和药性，用于药性峻猛的方剂中，能缓和烈性或减轻毒副作用，又可调和脾胃。如白虎汤中与石膏、知母同用，能缓和石膏、知母之寒，以防伤胃；调胃承气汤中与大黄、芒硝同用，能缓硝、黄的泻下作用，并防腹痛。

【用法用量】煎服，3～10 g。清热解毒生用，补中缓急炙用。

【使用注意】湿盛中满、浮肿者不宜用。不可长期大量使用。反大戟、芫花、甘遂、海藻。

【现代研究】本品主含甘草甜素。尚含甘草苷、甘草素、异甘草苷、异甘草素、新甘草苷、甘草利酮等。有类似肾上腺皮质激素样作用，能抗消化性溃疡、解痉、保肝，并能抗炎、抗病毒、解毒、抗心律失常、抗变态反应及镇咳祛痰。

第二节 补 血 药

凡有补血作用，以治疗血虚证为主的药物，称补血药。

心主血，肝藏血，血虚多为心肝血虚。补血药味甘性温或平，多归心、肝二经，能补养心肝，滋生血液，主要用于心肝血虚所致面色萎黄、头晕眼花、心悸怔忡、唇舌爪甲淡白或月经后期、量少色淡，甚则闭经等。

血虚往往导致阴虚。血虚兼阴虚者，当与补阴药同用，或选用兼补阴作用的补血药。因气能生血，故补血药又常与补气药同用，可以增强疗效。因脾为气血生化之源，故在使用补血药时，可适当配伍健脾助运药。

补血药多滋腻碍胃，凡湿浊中阻、脘腹胀满、食少便溏者慎用。

当 归

《本经》

为伞形科植物当归 *Angelica sinensis* (Oliv.) Diels 的根。主产于甘肃东南部的岷县，称"西当归"或"秦归"，为道地药材。生用，或经酒拌、酒炒用。

【性味归经】甘、辛，温。归肝、心、脾经。

【功效与应用】

1. 补血，用于血虚诸证。本品补而不滞，作用良好，为补血要药。常配伍熟地、白芍等同用，如四物汤。亦可合黄芪同用，如当归补血汤。

2. 活血止痛，用于瘀血作痛、跌打损伤、痹痛麻木。治瘀血作痛、跌打损伤，常配丹参、乳香、没药等，如活络效灵丹。治风湿痹痛，可配羌活、桂枝等祛风湿药同用，如蠲痹汤。

3. 调经，用于月经不调、经闭、痛经。本品既能补血活血，又善止痛，为调经要药。常合川芎、白芍、熟地同用，即四物汤，为调经基本方。该方加桃仁、红花，即桃红四物汤，可治经闭不通。加香附、延胡索等行气止痛药，又可用于痛经。

4. 消肿生肌，用于痈疽疮疡。本品为外科常用药。治痈疽疮疡，不管是疮疡初起还是脓成溃后均可应用。如仙方活命饮以之配伍银花、赤芍、炮山甲等同用，治疮疡初起。十全大补汤以之配伍黄芪、人参等，治痈疽溃后不敛。

5. 润肠通便，用于血虚肠燥便秘。血虚肠失濡润，大便不行则成便秘。本品性质滋润，既能补血又可润肠，为治血虚肠燥便秘要药，常配伍火麻仁、肉苁蓉等同用。

【用法用量】煎服，5～15 g。酒制可增强活血化瘀作用。

【使用注意】大便溏泄者慎用。必要时可配伍健脾药或用土炒当归。

【现代研究】本品含挥发油和水溶性成分阿魏酸。能抗血栓、抑制血小板聚集、促进造血机能，能扩张血管、降压，抗心肌缺血、缺氧、缺糖，能促进免疫功能，对子宫平滑肌有兴奋和抑制的双向作用，还有保肝、镇静、镇痛、抗炎、抗辐射损伤等作用。

熟地黄

《本草图经》

为生地黄加黄酒拌蒸至内外色黑、油润，或直接蒸至黑润而成。切厚片用。

【性味归经】甘，微温。归肝、肾经。

【功效与应用】

1. 补血，用于血虚诸证及月经不调、崩漏等。本品为补血要药。合当归、川芎、白芍同用，即四物汤，为补血调经的基本方剂，可随证加减应用。

2. 滋阴，用于肾阴虚证。本品为滋阴要药。合山茱萸、山药等同用，如六味地黄丸，可治肾阴不足引起的各种证候。

3. 补精益髓，用于精血亏虚之证。可与制首乌、枸杞子等同用，治精血亏虚之腰酸脚软、头昏眼花、耳鸣耳聋、须发早白、小儿发育迟缓等。

此外，取本品补肾之功，还可用于肾虚喘咳。

【用法用量】煎服，10～30 g。

【使用注意】本品滋腻碍胃，气滞痰多、脘腹胀痛、食少便溏者忌服。

【现代研究】本品含梓醇、甘露醇、地黄素、糖类、氨基酸及维生素 A 类物质等。有强心、利尿、降血糖、增强免疫功能及升高外周白细胞等作用。

阿　胶

《本经》

为马科动物驴 *Equus asinus* L. 的皮经煎煮、浓缩制成的固体胶。捣成碎块或以蛤粉炒珠用。

【性味归经】甘，平。归肺、肾、肝经。

【功效与应用】

1. 补血，用于血虚证。本品为补血要药，常与黄芪、熟地等补气养血之品同用。亦可单味应用，黄酒化服。

2. 止血，用于多种出血证。本品为止血要药，对出血而兼见阴虚、血虚者尤宜，单用即效。常用于吐血、衄血、便血、崩漏等的治疗，如黄土汤以本品配伍灶心土、生地、黄芩、附子等，治吐血、衄血、便血、崩漏。胶艾汤以本品配伍白芍、生地、艾叶炭等，治崩漏、月经过多、妊娠下血等。

3. 滋阴润肺，用于阴虚证及肺燥证。本品入肾滋阴，入肺润燥，是治阴虚及肺燥的常用药物。治热病伤阴，心烦失眠，可以本品配伍黄连、白芍、鸡子黄等，如黄连阿胶汤。治肺虚火旺，喘咳咽干痰少或痰中带血，可以本品与牛蒡子、杏仁等同用，如补肺阿胶汤。治燥热伤肺，干咳无痰或少痰，可合石膏、杏仁、桑叶、麦冬等同用，如清燥救肺汤。

【用法用量】入汤剂，烊化冲服，5～10 g。止血常用阿胶珠。

【使用注意】本品滋腻，胃弱便溏者慎用。

【现代研究】本品主含胶原及多种氨基酸，尚含钙、硫等。能促进红细胞和血红蛋白的生成，预防和治疗进行性肌营养障碍，改善动物体内钙平衡，促进钙的吸收和在体内的停留，并可使血压升高而有抗休克作用。

何首乌

《何首乌录》

为蓼科植物何首乌 *Polygonum multiflorum* Thunb. 的块根。切片，干燥，为生首乌；再以黑豆汁拌蒸，为制首乌。

【性味归经】生首乌，甘、苦、涩，温。归心、肝、肾经。制首乌，苦、甘、涩，温，归肝、心、肾经。

【功效与应用】

1. 补肝肾、益精血，用于肝肾精血亏虚之证。制首乌为滋补良药，常用于精血亏虚之头晕眼花、腰膝酸软、耳鸣耳聋、遗精滑精、崩漏带下、须发早白等。如七宝美髯丹，即以本品为主药，配伍当归、菟丝子、枸杞子等。

2. 解毒，用于痈疽瘰疬。生首乌有解毒之功，合金银花、连翘等同用，可治痈疽疮疡，如《疡医大全》何首乌汤。合夏枯草、香附、土贝母等同用，可治瘰疬痰核。

3. 截疟，用于久疟。何人饮即以生首乌配伍人参、当归、煨姜等，治气血两虚，久疟不止。

4. 润肠通便，用于肠燥便秘。生首乌滋润滑肠，常合火麻仁、当归等养血润肠之品，治精血亏虚、肠燥便秘。

【用法用量】煎服，10～30 g。补益精血用制首乌，截疟、解毒、润肠通便用生首乌。

【使用注意】便溏及有痰湿者不宜用。不宜与含铁离子的药物同用。

【现代研究】本品主含磷脂类物质。还含蒽醌类，主要是大黄酚、大黄素。有促进造血功能，增强免疫功能，降血脂、抗动脉粥样硬化及延缓衰老等功能，并有保肝、抗菌、泻下及增加冠脉流量、抗心肌缺血等作用。生首乌经炮制后，糖含量增加，结合蒽醌衍生物含量降低，游离蒽醌衍生物含量显著增加，故泻下作用不再出现。

白　芍

《药品化义》

为毛茛科植物芍药 *Paeonia lactiflora* Pall. 的根。生用或炒用、酒炒用。

【性味归经】苦、酸，微寒。归肝、脾经。

【功效与应用】

1. 养血调经，用于月经不调、崩漏等。本品能养肝血，敛肝阴，又能柔肝止痛，为妇科调经常用药。与当归、熟地、川芎同用，即四物汤，为调经基本方。治崩漏不止，可于上方加阿胶、艾叶炭；经行腹痛，可加香附、延胡索。

2. 平肝止痛，用于肝阳上亢之头痛眩晕及肝气不疏之胸胁、脘腹、四肢拘挛疼痛。本品能养阴柔肝，平抑肝阳，缓急止痛。治肝阳上亢之头痛眩晕，多配伍生地、牛膝、代赭石等，如建瓴汤。治血虚肝郁，胁肋疼痛，常以本品配伍当归、白术、柴胡等，如逍遥散。治脘腹手足挛急疼痛，常配伍甘草同用，即芍药甘草汤。

3. 敛阴止汗，用于自汗、盗汗。白芍既能养阴，又具收涩之性，能敛阴止汗，可治阴虚阳浮的自汗盗汗及营卫不和的表虚自汗。治阴虚之汗证，可配伍生地、浮小麦、牡蛎等同用；治表虚自汗，常配伍桂枝同用，如桂枝汤。

【用法用量】煎服，10～15 g；大量 15～30 g。平肝敛阴多生用，养血调经多炒用或酒炒用。

【使用注意】痰湿内盛不宜。反藜芦。

【现代研究】本品含芍药苷等多种苷类。对胃肠及子宫平滑肌有解痉作用，有镇静、镇痛、抗惊厥、降压、扩张血管、抗菌、抗炎等作用。能增强单核-巨噬细胞的吞噬功能。白芍总苷(TGP)有免疫调节及保肝作用。

第三节　补阳药

凡有补阳作用，以治疗阳虚证为主的药物，称补阳药。

阳虚多与心、脾、肾三脏有关，而肾为一身元阳，为诸阳之本，对人体各脏腑起着温煦生化的作用，所以阳虚诸证往往与肾阳不足有密切关系。本节所介绍的药物，大多以温补肾阳为主。

补阳药味多甘、咸或辛，性皆温热，多归肾经，主要用于肾阳虚之畏寒肢冷、腰膝酸软、阳痿早泄、宫冷不孕、尿频遗尿、白带清稀、苔白脉迟等。亦可用于脾肾阳衰之腹泻及肺肾两虚的虚喘。

使用补阳药时，除常与补气药、温里药及补肝肾药同用外，还当重视阴阳互根之理，注意配伍滋阴益精血之品，使“阳得阴助而生化无穷”。

补阳药性多温燥，阴虚火旺者禁用。

鹿　茸

《本经》

为鹿科动物梅花鹿 *Cervus nippon* Temminck 或马鹿 *Ceruus elaphus* Linnaeus 等雄鹿头上未骨化而带毛的幼角。前者称“花鹿茸”，后者称“马鹿茸”。横切薄片，或劈成碎块，研细粉用。

【性味归经】甘、咸，温。归肾、肝经。

【功效与应用】

1. 壮肾阳、益精血，用于肾阳不足、精血亏虚之证。本品峻补肾阳，作用强而全面，兼能益精血，是壮阳生精益血的要药。临床广泛用于阳虚精亏之阳痿早泄、宫冷不孕、腰膝酸软、遗尿尿频、肢冷神疲、头晕耳鸣、须发早白等。可单用研末服，也可配伍人参、熟地、枸杞子等同用，以增强疗效。现代以本品制成鹿茸精，口服、肌注均可获良效。

2. 强筋骨，用于肾虚骨痿、小儿发育不良。常与熟地、山药、山茱萸等同用，如加味地黄丸。

3. 调冲任，用于冲任虚寒之崩漏带下。本品有补肝肾、调冲任、固崩止带之功，合当归、乌贼骨、蒲黄等，可治崩漏不止；配伍狗脊、白蔹等，可治白带过多。

4. 托毒生肌，用于阳虚阴盛之疮疡久溃不敛或阴疽内陷不起。本品温补内托，并能生肌。可与黄芪、当归、肉桂等同用。

【用法用量】研细末，1～3 g，一日三次分服。如入丸、散，随方配制。

【使用注意】服用本品宜从小量开始，缓缓增加，不宜骤用大量，以免阳升风动，头晕目赤，或伤阴动血。凡阴虚阳亢、血分有热、胃火盛或肺有痰热以及外感热病均忌服。

【现代研究】鹿茸含激素鹿茸精，为性激素类物质。能促进蛋白质、核酸合成，促进骨髓造血，增强免疫功能，改善睡眠和食欲，延缓衰老，抗应激，并兼有雄激素和雌激素样作用。鹿茸多糖对实验性胃溃疡有保护作用。

淫羊藿

《本经》

为小檗科多年生草本植物淫羊藿 *Epimedium brevicornum* Maxim.、箭叶淫羊藿 *E. sagittatum*(Sieb. et Zucc.) Maxim.、柔毛淫羊藿 *E. pubescens* Maxim.、巫山淫羊藿 *E. wushanense* T. S. Ying 或朝鲜淫羊藿 *E. koreanum* Nakai 的地上部分。切丝生用或酥炒用。

【性味归经】辛、甘，温。归肝、肾经。

【功效与应用】

1. 温肾壮阳，用于肾阳虚的阳痿、不孕、尿频及妇女冲任虚损之宫冷不孕、性欲冷淡。本品有温肾壮阳，益精起萎之效。可单用浸酒服，也可与熟地、枸杞子、仙茅等补肾壮阳药同用。

2. 祛风除湿，用于风寒湿痹或肢体麻木，尤其是肾阳虚者。可单用浸酒服。或配伍威灵仙、苍耳子、桂心等同用，如仙灵脾散。

【用法用量】煎服，10～15 g。亦可浸酒、熬膏或入丸、散。

【使用注意】阴虚火旺者忌服。

【现代研究】本品具雄性激素样作用，能增强性腺功能。有免疫增强作用，有效成分主要为黄酮和多糖两类化合物。能抗心肌缺血、扩张血管、降压、改善微循环，促进阳虚动物的核酸、蛋白质合成，并有延缓衰老、抗炎、抗过敏、降血糖等作用。

肉 苁 蓉

《本经》

为列当科植物肉苁蓉 *Cistanche deserticola* Y. C. Ma 带鳞叶的肉质茎。主产于内蒙、新疆、甘肃、青海等地。春季采挖，晒干切片入药。经盐制者为咸苁蓉，漂去盐质并蒸熟者为淡苁蓉。

【性味归经】甘、咸，温。归肾、大肠经。

【功效与应用】

1. 补肾阳、益精血，用于肾阳不足、精血亏虚之阳痿、不孕、腰膝酸软、筋骨无力等。治肾虚阳痿，常配伍熟地、菟丝子、五味子等同用；治宫冷不孕，常配伍巴戟天、杜仲等同用。

2. 润肠通便，用于肠燥便秘。本品质地滋润，又无燥性，是治疗老年体弱、血虚及产后、病后津液不足而致肠燥便秘的常用药，对老人肾阳不足、精血亏虚者尤宜。可大剂量煎汤服，或伍火麻仁、沉香，如润肠丸。

【用法用量】煎服，10～15 g，单用可至 30 g。

【使用注意】腹泻便溏者忌服。胃肠实热而大便干结者亦不宜用。

【现代研究】本品含微量生物碱及结晶性中性物质。有抗衰老作用及抗家兔动脉粥样硬化作用，水浸液能降低实验动物血压。能促进小鼠唾液分泌，提高小鼠小肠推进度，缩短通便时间，同时对大肠的水分吸收有明显的抑制作用。

补 骨 脂

《雷公炮炙论》

为豆科植物补骨脂 *Psoralea corylifolia* L. 的种子。主产河南、四川、陕西等地。秋季果实成熟时采收，晒干。生用或盐水炙用。

【性味归经】苦、辛，温。归肾、脾经。

【功效与应用】

1. 补肾助阳，用于肾阳不足之阳痿，腰膝冷痛。治阳痿，可配伍菟丝子、沉香、胡桃肉等，如补骨脂丸。治腰膝冷痛，可配杜仲、胡桃肉同用，即青娥丸。

2. 固精缩尿，用于肾虚遗精、滑精及遗尿、尿频。治遗精、滑精，可与青盐等份同炒为末服用。治肾气虚冷、小便无度，可与茴香等份为丸服。

3. 温脾止泻，用于脾肾阳虚之泄泻。常伍肉豆蔻、五味子、吴茱萸同用，即四神丸。

此外，本品可治虚寒喘咳。外用可治白癜风。

【用法用量】煎服，5～15 g。亦可入丸、散。外用适量。

【使用注意】阴虚火旺及大便秘结者忌服。胃病患者慎用。

【现代研究】本品含脂肪油、树脂、补骨脂素等。能抑菌、杀虫、强心、扩张冠脉、抗肿瘤、抗衰老，收缩子宫，有致光敏及雌激素样作用。

益　智

《本草拾遗》

为姜科多年生植物益智 *Alpinia Oxyphylla* Miq. 的成熟果实。生用或盐水炒，捣碎用。

【性味归经】辛，温。归脾、肾经。

【功效与应用】

1. 温脾开胃摄唾，用于脾肾受寒，腹痛吐泻及中气虚寒，食少多唾。治腹痛吐泻，多配伍白术、干姜、党参等同用。治食少多唾，可配伍陈皮、党参、白术等同用。

2. 暖肾固精缩尿，用于肾气虚寒所致之遗精、滑精、遗尿、尿频。本品既能补肾助阳，又善固精缩尿。治遗尿、尿频，可与山药、乌药同用，如缩尿丸。治遗精滑精，可配补骨脂、龙骨、金樱子等同用。

【用法用量】煎服，3～10 g。

【使用注意】阴虚血燥及湿热淋证、吐泻、崩漏带下等，不宜用。

【现代研究】本品有健胃、抗利尿及减少唾液分泌等作用。

续　断

《本经》

为川续断科植物川续断 *Dipsacus asperoides* C. Y. cheng et T. M. Ai 的干燥根。生用，酒炒或盐水炒用。传统认为四川产者质量最好。

【性味归经】苦、辛，微温。归肝、肾经。

【功效与应用】

1. 补肝肾、强筋骨，用于肝肾不足的腰痛脚弱。常配杜仲、牛膝、萆薢同用，如《扶寿精方》续断丸。

2. 止血安胎，用于胎动欲坠、胎漏下血或崩漏经多。本品能补肝肾，调冲任而安胎，兼能止血。治胎动欲坠、胎漏下血，常配阿胶、菟丝子、桑寄生等同用。

3. 续折疗伤，用于跌打损伤、金疮、痈疽肿痛等。本品通利血脉，强筋健骨，兼能活血消肿，为续折疗伤要药，外科、伤科常用之品。治跌打损伤、金疮，可配伍自然铜、骨碎补、血竭、地鳖虫等同用。合蒲公英，可治乳痈。

【用法用量】煎服，10～15 g。外用适量。

【现代研究】本品含环烯醚萜糖苷、三萜皂苷等。川续断浸膏和总生物碱对冷血动物和温血动物的在体和离体心脏均有明显的正性肌力作用；能使去脑和麻醉猫心脏节律明显加快，脉搏幅度增大，并有刺激呼吸的作用。总黄酮能显著降低动脉压和平滑肌的紧张度。黄酮成分有抗氧化活性，并有抗炎作用，经小鼠和鸡试验，川续断有抗维生素 E 缺乏症的作用，对肺炎链球菌有抑制作用。

杜　仲

《本经》

为杜仲科植物杜仲 *Eucommia ulmoides* Oliv. 的干燥树皮。生用或盐炙用。

【性味归经】甘，温。归肝、肾经。

【功效与应用】

1. 补肝肾、强筋骨，用于肝肾不足的腰痛脚弱、阳痿尿频。杜仲为平补肝肾要药。治腰痛脚弱，常配伍补骨脂、胡桃肉同用，如《局方》青娥丸。治阳痿尿频，可与山茱萸、覆盆子、菟丝子等同用。合桑寄生、当归、川芎，又治妇女行经腰痛。

2. 安胎，用于肝肾不足、下元虚冷之胎动不安或习惯性流产。治胎动不安，可单用本品研末，枣肉为丸服；治习惯性流产，可配伍续断、山药同用。

【用法用量】煎服，10～15 g。炒用更佳。

【现代研究】本品有较好的降压作用，能减少胆固醇的吸收。能抑制子宫收缩，对实验性子宫痉挛性收缩也有拮抗作用。煎剂能明显加强家兔离体心脏心肌收缩力，并有镇静、镇痛、增强肾上腺皮质功能及免疫功能的作用。

菟丝子

《本经》

为旋花科植物菟丝子 *Cuscuta chinesis* Lam. 的干燥成熟种子。生用或盐水炙用。

【性味归经】甘，温。归肝、肾、脾经。

【功效与应用】

1. 补肾固精，缩尿止带，用于肾虚腰痛、阳痿遗精、尿频、带下等。治肾虚腰痛，常配伍杜仲。治阳痿遗精，常合五味子、覆盆子、枸杞子等，如五子衍宗丸。治小便频数或不禁，常配伍桑螵蛸、附子、五味子、鹿茸等；治带下，常配伍莲子、芡实、茯苓等。

2. 养肝明目，用于肝肾不足，目暗不明。本品滋补肝肾，为明目要药。常配伍枸杞子、熟地、车前子等同用，如驻景丸。

3. 温阳止泻，用于脾肾两虚之便溏腹泻。本品补肾暖脾，有止泻之功。常与茯苓、山药、莲子、白术等同用。

4. 安胎，用于肝肾不足之胎漏下血、胎动不安。常与阿胶、桑寄生、续断等配伍，如寿胎丸。

此外，本品可用于治消渴，单用即效。

【用法用量】煎服，10～15 g。

【现代研究】本品能增强心肌收缩力，抑制肠蠕动，兴奋离体子宫，延缓大鼠半乳糖性白内障的发展，增强非特异性抵抗力等。

蛤蚧

《雷公炮炙论》

为壁虎科动物蛤蚧 *Gekko gecko* Linnaeus 的干燥体。去内脏及头足，研末或浸酒服。

【性味归经】咸，平。归肺、肾经。

【功效与应用】

1. 补肾阳、益精血，用于肾阳不足、精血亏虚之阳痿。可单用浸酒服，或与人参、鹿茸、淫羊藿等同用，以加强疗效。

2. 补肺气、定喘嗽，用于肺气虚或肺肾两虚之久咳虚喘。本品为治虚喘劳嗽之要药，尤宜肾不纳气所致者。多配伍人参、杏仁、贝母等同用，如人参蛤蚧散。

【用法用量】研末服，每次 1～2 g，每日服 3 次。亦可浸酒服，或入丸、散剂。

【现代研究】本品有雄激素和雌激素样作用，能增强免疫功能，降低血糖，显著提高自由基代谢酶的活性及 GSH 的含量，并有抗炎、平喘及抗衰老作用。

第四节 补阴药

凡有补阴作用，以治疗阴虚证为主的药物，称补阴药。

阴虚证多发生于热病后期及慢性病证。多见肺阴虚、胃阴虚、肝阴虚和肾阴虚。肺阴虚则干咳少痰、咯血、虚热、口干舌燥；胃阴虚则舌绛、苔剥、咽干口渴，或不知饥饿，或胃中嘈杂、呕哕，或大便燥结；肝阴虚则两目干涩昏花、眩晕；肾阴虚则腰膝酸痛、手足心热、心烦失眠、遗精或潮热盗汗。补阴药多甘寒或甘凉，归肺、胃或肝、肾经，能滋养阴液、生津润燥，历代医家常以“甘寒养阴”概括其性用。

补阴药各有专长，应随证选用，并作相应配伍。如热病阴液已伤而邪热未尽者，当配伍清热药；阴虚阳亢者，当配伍平肝潜阳药；阴虚风动者，当配伍息风止痉药；阴虚内热者，当配伍清虚热药；阴血俱虚者，当配伍补血药。而据阴阳互根之理，对肾阴虚证，可适当辅以补阳药，于阳中求阴，使阴得阳升而源泉不竭。

补阴药大多滋腻，凡脾胃虚弱、痰湿内阻、腹胀便溏者不宜用。

北沙参

《本草汇言》

为伞形科植物珊瑚菜 *Glehnia littoralis* Fr. Schmidt ex Miq. 的根。切段生用。

【性味归经】甘、微苦，微寒。归肺、胃经。

【功效与应用】

1. 养阴清肺，用于阴虚燥咳、劳嗽咯血或肺热咳嗽。单用即效。亦可配伍麦冬、知母、川贝母、瓜蒌等药物同用。

2. 养胃生津，常用于热病伤津或胃阴虚证。常配伍麦冬、生地、玉竹等同用，如益胃汤。

【用法用量】煎服，10～15 g。

【现代研究】本品的乙醇提取物有降低体温和镇痛作用。水浸液低浓度时能加强离体蟾蜍心脏的收缩，浓度高则出现抑制。

南沙参

《本经》

为桔梗科植物轮叶沙参 *Adenophora tetraphylla*（Thunb.）Fisch. 或沙参 *Adenophora stricta* Miq. 的干燥根。生用。

【性味归经】甘，微寒。归肺、胃经。

【功效与应用】

1. 清肺养阴，化痰止咳，用于阴虚燥咳，肺热或痰热咳嗽。本品养肺阴，润肺燥，清肺热，并能化痰止咳，可合桑叶、川贝母、麦冬、知母等同用，治阴虚燥热咳嗽，干咳少痰或痰黏不易咳出者。

2. 益气，用于热病气阴两伤或脾胃虚弱之证。常与石斛、麦冬、山药、谷芽等配伍。

此外，可以本品煮猪肉食用，治产后无乳。亦可以本品研末，米汤调服，治七情内伤或下元虚冷而致赤白带下。

【用法用量】煎服，10～15 g。

【使用注意】反藜芦。

【现代研究】含皂苷。有祛痰、强心和抗真菌作用。

麦　冬

《本经》

为百合科植物麦冬 *Ophiopogon japonicus*（Thunb.）Ker-Gawt. 的块根。生用。

【性味归经】甘、微苦，微寒。归心、肺、胃经。

【功效与应用】

1. 润肺养阴，用于阴虚燥咳。本品为常用的养肺阴、润肺燥的药物，常与天冬配伍，治肺阴虚证，如二冬膏。合桑叶、杏仁、枇杷叶、阿胶等同用，可治温燥伤肺之干咳少痰、咽干鼻燥、气逆而喘、舌干无苔等，如清燥救肺汤。

2. 益胃生津，用于胃阴不足口渴、消渴，津亏便秘。本品既能益胃阴，又能清胃热，并能生津止渴。治胃阴不足，舌干口渴，多配伍沙参、生地、玉竹等同用，如益胃汤。治津液不足，肠燥便秘，多配伍玄参、生地等同用，如增液汤。合乌梅同用，又治消渴，喉干不可忍，饮水不止。

3. 清心除烦，用功于温病热扰营血及阴虚有热之心烦不眠。本品既能清心除烦，又能养心安神，常与黄连、竹叶心、生地、玄参等配伍，治温病热扰营血、身热夜甚、烦躁不安等证，如清营汤。合清热养阴及安神之品同用，又可治阴虚有热的虚烦失眠。

此外，麦冬与生地熬膏，可治血虚诸证。

【用法用量】煎服，10～15 g。宜久煎。

【现代研究】本品能增强垂体肾上腺皮质系统功能，提高机体适应性，增强网状内皮系统吞噬能力，升外周白细胞。有抗菌、抗缺氧、降血糖、抗心律失常及扩张外周血管等作用。

石　斛

《本经》

为兰科植物环草石斛 *Dendrobium loddigesii* Rolfe.、马鞭石斛 *Dendrobium fimbriatum* Hook. var. oculatum Hook.、黄草石斛 *Dendrobium chrysanthum* Wall.、铁皮石斛 *Dendrobium candidum* Wall. ex Lindl. 或金钗石斛 *Dendrobium nobile* Lindl. 的新鲜或干燥茎。干后切段，生用；或栽于湿砂内，以备鲜用。

【性味归经】甘，微寒。归胃、肾经。

【功效与应用】

1. 养阴清热，用于热病后期，虚热烦渴。常配生地黄、麦冬等同用。亦可用治肾阴不足，虚热不退。

2. 益胃生津，用于胃阴虚证。本品善养胃阴，生津液，是治胃阴不足，食少呕逆，胃脘嘈杂，口渴咽干等的良药。可单用泡服代茶。常配麦冬、白芍、沙参等同用。

此外，石斛还有明目及强腰膝之功，可用治肝肾亏虚，视物昏暗及腰膝软弱。

【用法用量】煎服，10～15 g。鲜品 15～30 g。

【现代研究】石斛含多种生物碱。能促进胃液分泌，有镇痛、退热、增强代谢及抗衰老等作用。

黄 精

《名医别录》

为百合科植物滇黄精 *Polygonatum kingianum* Coll. et Hemsl.、黄精 *polygonatum - Sibiricum* Red. 或多花黄精 *polygonatum cyrtonema* Hua 的干燥根茎。烫蒸后干燥，切片生用，或酒制用。

【性味归经】甘，平。归脾、肺、肾经。

【功效与应用】

1. 养阴润肺，用于阴虚肺燥、干咳少痰及肺肾阴虚的劳嗽久咳。治阴虚肺燥，可单用熬膏服或与沙参、贝母等同用。治劳嗽久咳，可配伍天冬、熟地、百部等同用。

2. 补肾益精，用于肾虚精亏之腰酸脚软、头昏眼花。如《奇效良方》以黄精、枸杞子等份，晒干研末制蜜丸服，用治肾虚精亏之证。

3. 补脾益气，用于脾胃虚弱。本品既补脾气，又益脾阴。如脾胃气虚而倦怠乏力、食欲不振、脉象虚软者，可配伍党参、茯苓、白术等同用。若脾胃阴虚而致口干食少、饮食无味、舌红无苔者，可配伍沙参、麦冬、谷芽等。

此外，本品还可用治消渴。

【用法用量】煎服，10～30 g。

【现代研究】本品能增强免疫功能，有抗衰老、耐缺氧、抗疲劳、降血糖等作用。对多种细菌和皮肤真菌有抑制作用。

枸 杞 子

《本经》

为茄科植物宁夏枸杞 *Lycium barbarum* L. 的干燥成熟果实。主产宁夏、甘肃等地。生用。产于宁夏者，称“西枸杞”，属道地药材。

【性味归经】甘，平。归肝、肾经。

【功效与应用】

补肾益精，养肝明目，用于肝肾亏虚、头晕目眩、视力减退、腰膝酸软、遗精消渴等证。本品滋补肝肾常用，且为明目要药。合菊花、地黄等同用，如杞菊地黄丸，为治肝肾阴虚之头晕目眩、视力减退的常用方剂。合干地黄、天门冬等，可治肝肾阴虚之腰膝酸软、遗精。单用本品蒸熟嚼食，可治消渴。

【用法用量】煎服，10～15 g。

【现代研究】本品含甜菜碱和多糖等。能增强和调节免疫功能，促进骨髓造血，有保肝、降脂、降血糖、抗突变、抗肿瘤、抗疲劳及延缓衰老等作用。

女 贞 子

《本经》

为本犀科植物女贞 *Ligustrum lucidum* Ait. 的干燥成熟果实。生用或酒制用。

【性味归经】甘、苦，凉。归肝、肾经。

【功效与应用】

滋补肝肾，明目乌发，用于肝肾阴虚之头昏目眩、视力减退、须发早白、腰膝酸软。常与旱莲草同用，如二至丸。用于肝肾阴虚之目暗不明，常配伍熟地、菟丝子、枸杞子等同用。用于阴虚发热，多配伍牡丹皮、地骨皮、生地等同用。

【用法用量】煎服，10～15 g。

【现代研究】本品含齐墩果酸、甘露醇等。能增强免疫功能，升高外周白细胞。并有强心、利尿、保肝、止咳、抗菌、缓泻、抗癌等作用。

龟　甲

《本经》

为龟科动物乌龟 *Chinemys reevesii* (Gray)的背甲及腹甲。砂炒后醋淬用。

【性味归经】甘、咸，微寒。归肝、肾、心经。

【功效与应用】

1. 滋阴潜阳，用于阴虚内热、阴虚阳亢及虚风内动。龟甲滋阴力胜，有较强的潜阳作用，并能退虚热，息内风。治阴虚内热，骨蒸盗汗，常与知母、黄柏、熟地等滋阴清热药同用，如大补阴丸。治阴虚阳亢，头晕目眩，常与菊花、石决明等同用。治虚风内动，舌干红绛，常与牡蛎、阿胶、生地等同用，如大定风珠。

2. 益肾健骨，用于肾虚腰痛脚弱，筋骨不健，小儿发育不良等。常配牛膝、熟地等补肝肾药同用。

3. 养血补心，用于心虚惊悸、失眠健忘。可与龙骨、远志、菖蒲同用，即孔圣枕中丹。

4. 固经止血，用于阴虚血热及冲任不固之出血。治崩漏下血，可合牡蛎为散，酒送服；或配伍黄柏、椿根皮、香附等，如固经丸。

【用法用量】先煎，15～30 g。

【使用注意】虚寒泄泻不宜用。

【现代研究】本品有免疫增强作用。

鳖　甲

《本经》

为鳖科动物鳖 *Trionyx sinensis* Wieqmann 的背甲。砂炒炮用或醋淬用。

【性味归经】咸，微寒。归肝、肾经。

【功效与应用】

1. 滋阴潜阳，用于阴虚阳亢、阴虚风动。治阴虚阳亢，头晕目眩，常配菊花、牡蛎等同用。治阴虚风动、手足蠕动、舌干红绛，常配龟甲、牡蛎、生地等同用。

2. 退热除蒸，用于阴虚发热、劳热骨蒸。本品治阴虚发热作用较龟甲为优，为退虚热要药，常配青蒿、知母等同用，如青蒿鳖甲汤。

3. 软坚散结，用于癥瘕积聚、疟母。治癥瘕积聚，可配伍大黄、琥珀同用，即鳖甲丸。治疟母，可配伍䗪虫、丹皮、柴胡等同用，如鳖甲煎丸。

【用法用量】先煎，15～30 g。滋阴潜阳生用，软坚散结，醋淬用。

【使用注意】脾胃虚寒，食少便溏及孕妇忌服。

【现代研究】本品能抑制肝脾结缔组织增生，提高血浆蛋白水平，并有抗肿瘤作用。

表 19－1　部分补虚药简表

分类	药　名	性味归经	功　效　与　应　用	用法用量
补气药	西洋参	甘，微苦，凉。归心、肺、肾经	补气养阴，清火生津。用于热病气虚津伤口渴，阴虚火旺喘咳痰血证	另煎兑服，3～6 g
	太子参	甘，微苦，平。归脾、肺经	补气生津。用于脾虚食少，倦怠乏力，心悸自汗，肺虚咳嗽，津亏口渴等	10～30 g
	白扁豆	甘，微温。归脾、胃经	健脾化湿。用于脾虚有湿，体倦乏力，食少便溏及暑湿吐泻	10～30 g
	蜂　蜜	甘，平。归脾、肺、大肠经	补中缓急，润肺止咳，滑肠通便。用于中虚腹痛，肺燥干咳，肠燥便秘。并能缓和药性	煎服或冲服，15～30 g。或入丸、膏、栓剂。外用适量
	大　枣	甘，温。归脾、胃经	补中益气，养血安神，缓和药性。用于脾胃虚弱，血虚，妇女脏躁。或用于药性峻猛方剂中	10～30 g
补血药	龙眼肉	甘，温。归心、脾经	补心脾，益气血。用于心脾两虚及气血不足之证	10～15 g。大剂量可用至 30～60 g
补阳药	巴戟天	甘、辛，微温。归肾、肝经	补肾阳，强筋骨，祛风湿。用于肾阳虚证及肝肾不足之筋骨痿软，风湿久痹	10～15 g
	锁　阳	甘，温。归脾、肾、大肠经	补肾阳，益精血，润肠通便，用于肾阳虚衰，精血津液不足之肠燥便秘	10～15 g
	仙　茅	辛，热。有毒。归肾、肝、脾经	温肾壮阳，强筋骨，祛风湿。用于肾阳不足，肾虚腰膝酸软、筋骨冷痛或寒湿久痹	煎服，3～10 g；或浸酒服
	冬虫夏草	甘，平。归肺、肾经	益肾补肺，止血化痰。用于肾虚腰痛、阳痿遗精，肺虚或肺肾两虚之久咳虚喘、劳嗽痰血	煎汤或炖服，5～10 g
	核桃仁	甘，温。归肾、肺、大肠经	补肾，温肺，润肠。用于肾阳虚证，肺肾两虚之咳喘，肠燥便秘	10～30 g
	海　马	甘，温。归肾、肝经	补肾壮阳，活血散结，消肿止痛。用于肾阳虚证，癥瘕积聚，跌打损伤，阴疽疮肿	研末服，每次 1～1.5 g。外用适量
	紫河车	甘、咸，温。归心、肺、肾经	补精，养血，益气。用于肾气不足、精血衰少之证，气血亏虚之证，肺肾两虚的咳喘	研末服，每次 1～3 g。鲜品水煮服食，每次半个或一个
	海狗肾	咸，热。归肾经	温肾壮阳，益精补髓。用于肾阳衰惫的阳痿精冷、腰膝酸软及精少不育等	研末服，每次 1～3 g。亦可入丸散或浸酒服
	沙苑子	甘，温。归肝、肾经	补肾固精，养肝明目。用于肾虚阳痿、遗精早泄，肝肾不足之眩晕目昏	10～15 g
补阴药	天　冬	甘、苦，寒。归肺、肾经	养阴润燥，清火生津。用于燥咳痰黏，劳嗽咯血，热病伤阴之舌干口渴或津亏消渴，肠燥便秘	10～15 g
	百　合	甘，寒。归肺、心经	润肺止咳，清心安神。用于肺热咳嗽，劳嗽咯血，虚烦惊悸，失眠多梦	10～30 g
	玉　竹	甘，微寒。归肺、胃经	滋阴润肺，生津养胃。用于肺胃阴伤，燥热咳嗽，舌干口渴	10～15 g
	桑椹子	甘、酸，寒。归肝、肾经	滋阴补血，生津润肠。用于阴血亏虚，津伤口渴，内热消渴，肠燥便秘	10～15 g
	墨旱莲	甘、酸，寒。归肝、肾经	滋肾养肝，凉血止血。用于肝肾阴虚，阴虚血热之出血，外伤出血	10～15 g。外用适量

【复习思考题】

*1. 试述补虚药的分类，每类药的性能特点、适应证及代表药物。

2. 在使用补虚药时，应注意什么问题？

3. 为何用补阳药治肾阳虚证时，常配伍滋阴之品？

4. 试述黄芪的性味、功效和应用。

*5. 试述人参的功效和不同品种的性能、功用特点。

6. 试述生首乌、制首乌的功效和主治特点。

7. 试述鹿茸的用法用量及使用注意。

*8. 分别比较人参和党参、白术和苍术、熟地和生地、赤芍和白芍、南沙参与北沙参、龟板和鳖甲性味、功效及主治的异同点。

（陈立军、赵志英）

第二十章　收涩药

【学习要求】

1. 掌握收涩药的含义、功效、适应范围，熟悉配伍方法和使用注意。

2. 掌握五味子、山茱萸、桑螵蛸、乌梅、椿皮、赤石脂、莲子、海螵蛸的性能、功效和应用，熟悉其配伍和应用特点，了解其来源和现代研究。

3. 了解其他收涩药的功效特点。

凡以收敛固涩为主要作用的药物，称收涩药。

本类药物大多是酸涩之品，有敛肺、敛汗、止泻、固精、缩尿、止带、止血等作用，适用于体虚正气不固所致的之久咳虚喘、久泻久痢、自汗盗汗、遗精滑精、遗尿尿频及崩带不止等滑脱不禁的证候。

在运用收涩药时，须与补虚药配合。因滑脱之证本是正气虚弱，收涩药只是治病之标，敛其耗散，以防正气衰竭，变生他证。

收涩药有敛邪之弊，凡表邪未解，内有湿滞以及郁热未清，均不宜用。

五味子

《本经》

为木兰科植物五味子 *Schisandra chinensis*（Turcz.）Baill. 的干燥成熟果实。生用，或经醋、蜜拌蒸晒干用。

【性味归经】酸、甘，温。归肺、心、肾经。

【功效与应用】

1. 敛肺滋肾，用于久咳虚喘。本品上敛肺气，下滋肾精，常用于肺虚及肺肾两虚的久咳虚喘。治肺虚久咳，每与罂粟壳同用，如《卫生家宝方》五味子丸。治肺肾两虚喘咳，常与熟地、山药、山茱萸等同用，如都气丸。合细辛、干姜等品，又可用治痰饮咳喘，如小青龙汤。

2. 敛汗生津，用于津伤口渴、阴虚消渴。治热伤气阴，汗多口渴，常与人参、麦冬同用，如生脉散。治阴虚内热，口渴多饮之消渴，多与知母、天花粉、山药等同用，如玉液汤。

3. 涩精止泻，用于遗精滑精及久泻。治肾虚遗精，可以本品熬膏服，或与龙骨、金樱子、桑螵蛸等同用。治脾肾阳虚之久泻，常与补骨脂、吴茱萸、肉豆蔻同用，即四神丸。

4. 宁心安神，用于心悸、失眠、多梦。可与远志、麦冬、酸枣仁、丹参等配伍，治心肾阴血亏损所致等，如天王补心丹。现代临床用治神经衰弱及精神病有效。

【用法用量】煎服，3～6 g。研末服，每次 1～3 g。

【使用注意】表邪未解，痧疹初发，咳嗽初起，内有实热，均不宜用。

【现代研究】含五味子素。本品有明显的镇静作用，对大脑皮层的兴奋和抑制过程有调整作用，能改善人的智力活动，提高工作效率。有扩血管作用，能提高心肌代谢酶活性，改善心肌的营养和功能。对免疫功能有双相调节作用。能促进肝糖原及肝细胞蛋白质合成，对肝细胞损伤有明显保护作用，并可抑制转氨酶的释放。尚有祛痰、镇咳、抗溃疡及延缓衰老作用。

山茱萸

《本经》

为山茱萸科植物山茱萸 *Cornus officinalis* sieb. et Zucc. 的干燥成熟果实。除去果核，生用。

【性味归经】酸、涩，微温。归肝、肾经。

【功效与应用】

1. 补益肝肾，用于肝肾亏虚。本品为平补肝肾要药。治肝肾阴虚，腰酸、耳鸣、头晕目眩、潮热盗汗，常与熟地、山药等配伍，如六味地黄丸；治肾阳不足，腰痛脚软、阳痿早泄、小便不利或小便多，常与附子、肉挂等同用，如肾气丸。

2. 固精缩尿，用于遗精、遗尿。本品既能补肾益精，又能固精缩尿，用治肾虚不固之遗精、遗尿，可标本兼顾，常与熟地、山药、金樱子、桑螵蛸等同用。

3. 敛汗固脱，用于大汗虚脱。本品既能敛汗，又能壮元气，常与人参同用。

4. 固崩止血，用于崩漏及月经过多。本品补肝肾、固冲任，可用治肝肾亏损、冲任不固所致的崩漏及月经过多。常与黄芪、龙骨、五味子等同用，如固冲汤。

【用法用量】煎服，5～10 g；大剂量可用至 30 g。

【使用注意】火热、湿热、痰热等实邪未去、小便淋涩及命门火旺、强阳不痿者不宜用。

【现代研究】本品含山茱萸苷、皂苷、鞣质、糖苷、熊果酸、没食子酸、苹果酸、维生素 A 及挥发油等。对免疫功能有调节作用，并能抗菌、抗炎、降血糖、升高白细胞、抗失血性休克、抗实验性肝损害、抑制血小板聚集。其煎剂能杀灭体外小鼠腹水癌细胞。连续服用本品能明显增加血红蛋白含量，增强小鼠体力、抗疲劳、耐缺氧、增强记忆力。本品注射液能增强猫心肌收缩性，提高心脏效率，扩张外周血管。

桑螵蛸

《本经》

为螳螂科昆虫大刀螂 *Tenodera sinensis* Saussure、小刀螂 *Statilia maculata* (Thunberg)或巨斧螳螂 *Hierodula patellifera* (Serville)的干燥卵鞘。采收后，蒸死虫卵，干燥，生用或炒用。

【性味归经】甘、咸，平。归肝、肾经。

【功效与应用】

1. 补肾助阳，用于肾虚阳痿。常与鹿茸、肉苁蓉、菟丝子等同用。

2. 固精缩尿，用于遗精滑精、遗尿尿频等。本品既能补肾阳，又能收涩肾精，且长于温肾缩尿，是治肾阳虚遗尿、尿频的要药。治肾虚遗精、滑精，常与龙骨、沙苑子、山茱萸等同用；治遗尿、尿频，常与益智仁同用。

【用法用量】煎服，6～10 g。一般炒用。

【使用注意】阴虚火旺、膀胱湿热者忌服。

乌　梅

《本经》

为蔷薇科植物梅 *Prunus mume* (Sieb.) Sieb. et Zucc. 的干燥近成熟果实。采收烘干后闷至色黑，去核生用或炒炭用。

【性味归经】酸、涩，平。归肝、脾、肺、大肠经。

【功效与应用】

1. 敛肺止咳，用于肺虚久咳少痰或无痰之证。如合罂粟壳等份为末，蜜汤调下，治久咳不已。

2. 涩肠止泻，用于久泻久痢。常与罂粟壳、诃子等同用，如《证治准绳》固肠丸。亦可单用乌梅肉水煎服，治久痢不止。

3. 生津止渴，用于津伤口渴。单用即效，或与天花粉、麦冬、人参等配伍，如玉泉丸。

4. 安蛔止痛，用于蛔厥腹痛。本品味酸，是重要安蛔药。常与细辛、川椒、附子、黄连等同用，治蛔厥腹痛呕吐，如乌梅丸。

此外，本品炒炭，有止血之功，可用治便下脓血及妇人血崩。外用又能消疮毒、平胬肉。

【用法用量】煎服，3～10 g；大剂量可用至 30 g。外用适量。止血止泻宜炒炭用。

【使用注意】表邪未解或有实热积滞者不宜服。

【现代研究】含柠檬酸等多种有机酸。本品能增强机体免疫功能，促进胆汁分泌，抑制离体兔肠管运动。体外能抑制蛔虫活动，对多种致病性细菌及皮肤真菌有抑制作用。

椿　皮

《新修本草》

为苦木科植物臭椿 *Ailanthus altissima*（Mill.）Swingle 的干燥根皮或干皮。生用或炒用。

【性味归经】苦、涩，寒。归大肠、胃、肝经。

【功效与应用】

1. 清热燥湿，涩肠止血，用于湿热泻痢及久泻、久痢、便血。配地榆，治湿热泻痢。合诃子、母丁香，即诃黎勒丸，可治休息痢，昼夜无度。合滑石为丸，空腹开水送服，可治湿气下痢、便血。单用本品研末服，可治赤白痢。

2. 止血止带，用于崩漏、带下。合黄芩、白芍、龟板等，如固经丸，可治崩漏不止。配伍黄柏、高良姜、芍药，即樗树根丸，可治湿热下注，赤白带下。

3. 杀虫止痒，用于蛔虫病及疮癣。本品内服可杀蛔虫，外用有燥湿杀虫止痒之功，常煎汤外洗或熬膏涂，用治疮癣。

【用法用量】3～5 g。外用适量。

【现代研究】本品含楂杷壬酮，有抗癌活性，对人体鼻咽癌、小鼠淋巴细胞白血病 P_{388} 瘤株均有一定效果。臭椿苦酮有较强的抗阿米巴原虫的作用。

赤 石 脂

《本经》

为硅酸盐类矿物多水高岭石族多水高岭石，主含四水硅酸铝 $Al_4(Si_4O_{10})(OH)_8 \cdot 4H_2O$。研末水飞或火煅水飞用。

【性味归经】甘、酸，温。归大肠、胃经。

【功效与应用】

1. 涩肠止泻，用于久泻久痢。本品甘温而涩，善固下焦滑脱，常用于虚寒性久泻久痢。合禹余粮，即赤石脂禹余粮汤，可治泻痢日久，滑泄不禁。

2. 止血止带，用于崩漏带下、便血。治崩漏、便血，常与禹余粮、乌贼骨等同用。治赤白带下，日久不愈，常与白芍、干姜等同用。

3. 敛疮生肌，用于疮疡久溃不敛。本品外用，能收湿敛疮生肌。如八宝丹，即以本品与龙骨、血竭、乳香等同用，研细末，掺于疮口，治疮疡久溃不敛。亦可用治湿疮流水、外伤出血等。

【用法用量】煎服，10～20 g。外用适量。

【使用注意】湿热积滞忌服。孕妇慎用。畏官桂。

【现代研究】本品主含含水硅酸铝，有吸附作用，能吸附消化道内的有毒物质、细菌毒素及食物异常发酵的产物，并保护消化道黏膜，制止胃肠道出血。

莲　子

《本经》

为睡莲科植物莲 *Nelumbo nucifera* Gaertn. 的干燥成熟种子。去心打碎用，或研粉服。

【性味归经】甘、涩，平。归脾、肾、心经。

【功效与应用】

1. 益肾涩精，用于肾虚遗精、滑精。常配芡实、金樱子等益肾涩精之品同用，如金锁固精丸。若有梦而遗，需配宁心安神之品，如远志、茯神、龙骨等。

2. 补脾止泻，用于脾虚泄泻。可单味常服，亦可配伍人参、白术、茯苓等同用，如参苓白术散。

3. 养心安神，用于心肾不交之虚烦、惊悸、失眠。本品既能养心，又可益肾，有交通心肾之功，常与茯神、远志、酸枣仁等同用。若暑热之邪扰心，可用鲜莲子以清心，如《未刻本叶氏医案》载："暑侵少寐，心阴不宁"，用鲜莲肉同辰砂拌麦冬、酸枣仁、细生地等同用。

【用法用量】煎服，10～15 g。

海螵蛸

《本经》

为乌贼科动物无针乌贼 *Sepiella maindroni* de Rochebrune 或金乌贼 *Sepia esculenta* Hoyle 的干燥内壳。打碎生用，或研末用。

【性味归经】咸、涩，温。归肝、肾经。

【功效与应用】

1. 固精止带，用于遗精、带下。治肾虚遗精，常与沙苑子、菟丝子、山茱萸等同用。合白芷、血余炭同用，可治赤白带下。

2. 收敛止血，用于崩漏下血、肺胃出血及创伤出血。治崩漏，常配茜草根同用，如固冲汤。治肺胃出血，常与白及同用，即乌及散。单用研末外敷，可止创伤出血。

3. 制酸止痛，用于胃痛吐酸。常与贝母同用，如乌贝散。

4. 收湿敛疮，用于湿疮湿疹及溃疡不敛。本品外用能收湿敛疮。治湿疮湿疹，可与黄柏、青黛等研末外敷。治溃疡不敛，可单用研末外敷，或与煅石膏、冰片、枯矾等同用。

【用法用量】煎服，6～12 g。散剂酌减。外用适量。

【现代研究】本品主含碳酸钙，能中和胃酸，保护黏膜，抗胃溃疡，抗辐射，并有促进骨缺损修复作用，尤以陈年海螵蛸作用明显。

表 20－1　部分收涩药简表

药　名	性味归经	功　效　与　应　用	用法用量
麻黄根	甘，平。归心、肺经	止汗。用于自汗、盗汗	3～9 g。外用适量
浮小麦	甘，凉。归心经	敛汗，益气，除热。用于自汗盗汗，骨蒸劳热	15～30 g
肉豆蔻	辛，温。归脾、胃、大肠经	温中行气，涩肠止泻。用于脾胃虚寒，久泻不止，脘腹胀痛，食少呕吐	3～9 g
五倍子	酸、涩，寒。归肺、肾、大肠经	敛肺降火，涩肠止泻，敛汗止血，收湿敛疮。用于肺虚久咳，肺热痰嗽，久泻久痢，盗汗，消渴，便血痔血，痈肿疮毒，皮肤湿烂	3～6 g。外用适量
芡　实	甘、涩，平。归脾、肾经	益肾固精，补脾止泻，祛湿止带。用于梦遗滑精，遗尿尿频，脾虚久泻，白浊，带下	9～15 g
诃　子	苦、酸、涩，平。归肺、大肠经	涩肠敛肺，降火利咽。用于久泻久痢，便血脱肛，肺虚喘咳，久嗽不止，咽痛音哑	3～9 g
石榴皮	酸、涩，温。归大肠经	涩肠止泻，止血，驱虫。用于久泻，久痢，便血，脱肛，崩漏，带下，虫积腹痛	3～9 g
罂粟壳	酸、涩，平。有毒。归肺、肾、大肠经	敛肺，涩肠，止痛。用于久咳，久泻，脱肛，脘腹疼痛	3～6 g
金樱子	酸、甘、涩，平。归肾、膀胱、大肠经	固精缩尿，涩肠止泻。用于遗精滑精，遗尿尿频，崩漏带下，久泻久痢	6～12 g
覆盆子	甘、酸，温。归肾、膀胱经	益肾，固精，缩尿。用于肾虚遗尿，小便频数，阳痿早泄，遗精滑精	6～12 g

【复习思考题】

*1. 试述收涩药的性能特点及其使用注意。

*2. 使用收涩药时须作怎样的配伍？为什么？

*3. 试述海螵蛸与桑螵蛸的功用异同。

4. 试述山茱萸、五味子、乌梅的性味、功效和应用。

（陈立军、赵志英）

第二十一章　消 食 药

【学习要求】

1. 掌握消食药的含义、功效、适应范围，熟悉配伍方法和使用注意。

2. 掌握山楂、麦芽、莱菔子、鸡内金的性能和功效与应用，熟悉其配伍和应用特点，了解其来源和现代研究。

3. 了解神曲、麦芽的功效特点。

凡以消食化积为主要功效的药物，称消食药。

本类药物一般味甘，药性平和，多归脾、胃经。除能消食化积外，多具健脾开胃之功。适用于食积不化所致的脘腹胀满、嗳气吞酸、恶心呕吐、大便失常，以及脾虚消化不良等。

使用消食药时，应据不同的证候，予以适当的配伍。食滞中焦，往往阻碍气机，形成气滞，故本类药常配理气药同用。食积化热者，当配伍清热药同用；证见寒象者，宜合温中和胃之品；湿浊中阻者，当配伍芳香化湿之品；脾胃虚弱者，又当配伍补气健脾之品。

山 楂

《本草经集注》

为蔷薇科植物山里红 *Crataegus pinnatifida* Bge. var. major N. E. Br. 或山楂 *Crataegus pinnatifida* Bge. 的干燥成熟果实。生用或炒用。

【性味归经】酸、甘，微温。归脾、胃、肝经。

【功效与应用】

1. 消食化积，用于肉食积滞证。本品为消食良药，尤善消油腻肉食积滞，单用即效。合白术、神曲为丸，可治一切食积。脘腹胀痛甚者，可合青皮、枳实等行气消积之品同用。

2. 行气散瘀，用于气滞血瘀之胸腹诸痛。治泻痢腹痛，常配伍木香、槟榔、枳壳等同用。治胸胁瘀痛，常配伍川芎、红花。治产后瘀阻腹痛，恶露不尽，或痛经，常配伍当归、川芎、益母草等同用。治疝气偏坠胀痛，可与小茴香、荔枝核等同用。现代临床用治冠心病、高血压、高血脂等。

【用法用量】煎服，10～15 g；大剂量 30 g。

【现代研究】本品含柠檬酸、山楂酸、黄酮、皂苷等。可促进脂肪和蛋白的消化，能增加胃消化酶的分泌，对胃肠平滑肌运动有调节作用。能增加冠脉流量，降低心肌耗氧量，增强心肌收缩力。尚有降压、降血脂、抗菌、抗癌、收缩子宫、抗动脉粥样硬化及促进免疫等功能。

麦 芽

《药 性 论》

为禾本科植物大麦 *Hordeum vulgare* L. 的成熟果实经发芽干燥而成。生用或炒用。

【性味归经】甘，平。归脾、胃经。

【功效与应用】

1. 消食健胃，用于米面薯芋食滞证。本品既能消食又能健胃，尤长于消米面诸果积滞，常与山楂、神曲等同用。若脾胃虚弱，食后饱胀，可合白术、陈皮等同用。

2. 回乳消胀，用于妇女断乳及乳汁郁积、乳房胀痛。单用 60～120 g 煎浓汁当茶饮。

此外，本品有缓和的疏肝解郁作用，对肝郁气滞或肝胃不和之证，可与疏肝理气药伍用。

【用法用量】煎服，10～15 g；大剂量 30～120 g。

【使用注意】授乳期妇女不宜使用。

【现代研究】本品所含淀粉酶、蛋白分解酶及维生素 B 等，有助消化作用。煎剂能促进胃酸和胃蛋白酶的分泌。浸膏口服能降低血糖。生麦芽所含麦角类化合物有抑制催乳素分泌的作用。所含淀粉酶不耐高温，煎剂消化淀粉的效力相当于粉剂的 1/3，炒黄后效价丧失约一半。

莱 菔 子

《日华子本草》

为十字花科植物萝卜 *Raphanus Sativus* L. 的干燥成熟种子。生用或炒用。

【性味归经】辛、甘，平。归脾、胃、肺经。

【功效与应用】

1. 消食除胀，用于食积气滞。本品消食化积，尤善行气消胀。多用于食积不化，中焦气滞，脘腹胀满、嗳腐吞酸等，常与山楂、神曲、陈皮等同用，如保和丸。兼脾虚者，可于前方中加白术，即大安丸。

2. 降气化痰，用于痰涎壅盛之喘咳。常与白芥子、苏子等同用，如三子养亲汤。

【用法用量】煎服，6～10 g。

【使用注意】气虚及无食积、痰滞者慎用。不宜与人参同用。

【现代研究】本品含芥子碱及其盐类。能增强兔离体回肠节律性收缩，抑制小白鼠胃排空，提高豚鼠离体胃幽门部环行肌紧张性和降低胃底部纵行肌紧张性。水提物抑制大肠杆菌、痢疾杆菌、伤寒杆菌、葡萄球菌及致病性皮肤真菌，尚有止咳、化痰、平喘、抗炎及降压作用。

鸡 内 金

《本经》

为雉科动物家鸡 *Gallus gallus* domesticus Brisson 的干燥砂囊内壁。研末生用或炒用。

【性味归经】甘，平。归脾、胃、小肠、膀胱经。

【功效与应用】

1. 消食健脾，用于饮食积滞及小儿疳积。本品既能消食化积，又能健运脾胃，广泛用于各种食滞证，尤宜素体脾胃虚弱者，单用即效，或与山楂、麦芽等同用。治小儿脾虚疳积，可与白术、山药、使君子等同用。

2. 固精止遗，用于遗尿、遗精。治遗尿，多与桑螵蛸、覆盆子等同用；治遗精，可合莲肉、菟丝子等同用。

此外，本品尚能化结石，用治尿路或胆囊结石，常与金钱草配伍使用。

【用法用量】煎服，3～10 g。研末服，每次 1.5～3 g。粉剂优于煎剂。

【现代研究】本品含胃激素及蛋白酶、淀粉酶。口服能使胃液分泌量、酸度和消化力均增高，使胃运动加强，胃排空加快。

表 21-1　部分消食药简表

药　名	性味归经	功　效　与　应　用	用法用量
神　曲	甘，辛，温。归脾、胃经	消食和胃。用于饮食积滞	6～15 g
谷　芽	甘，温。归脾、胃经	消食和中，健脾开胃。用于脾虚食少或食积不消，腹胀口臭	10～15 g；大剂量 30 g

【复习思考题】

1. 试述消食药的功效、适应证及使用注意。
2. 山楂、麦芽、莱菔子、鸡内金的消食作用各有哪些特点？

*3. 试述山楂的性味、功效和应用。

(陈立军、赵志英)

第二十二章　驱虫药

【学习要求】

1. 掌握驱虫药的含义、功效、适应范围，配伍方法和使用注意。

2. 掌握使君子、槟榔、苦楝皮、贯众的性能、功效和应用，熟悉其配伍和应用特点，了解其来源和现代研究。

3. 了解其他驱虫药的功效特点。

凡以驱除或杀灭人体寄生虫为主要作用的药物，称驱虫药。

本类药物多入脾、胃、大肠经，对人体内的寄生虫，特别是肠道寄生虫，有驱除或杀灭作用。故驱虫药主要用于肠道寄生虫病，如蛔虫病、蛲虫病、绦虫病、钩虫病等。不同的肠道寄生虫病有其特殊的表现，但也有共性。早期多见绕脐腹痛、不思饮食或善饥多食，久则形体消瘦，面色萎黄等。也有部分病人症状较轻，无明显证候，在检查大便时才发现。

使用本类药物时，必须根据寄生虫的种类及患者体质的强弱而选用适当的驱虫药，并配伍相应的药物。如有积滞者，当与消食药同用；脾胃虚弱者，当配伍健脾和胃之品；体质虚弱者，当先补后攻或攻补兼施。为促进虫体的排出，无泻下作用的驱虫药，一般须配伍泻下药同用。

驱虫药一般空腹服用。发热、腹痛时暂不使用。驱虫药多伤人正气，有些药具有毒性，对脾胃素亏，年老体弱及孕妇当慎用，并注意剂量、剂型和用法。

使君子

《开宝本草》

为使君子科植物使君子 *Quisqualis indica* L. 的干燥成熟果实。去壳，取种仁生用或炒香用。

【性味归经】甘，温。归脾、胃经。

【功效与应用】

1. 驱虫，用于蛔虫证、蛲虫证。本品善驱蛔虫和蛲虫，尤善驱蛔。因其味甘甜，故尤宜于小儿。轻证单用，炒香嚼服即可。重证当配伍苦楝皮、芜荑等驱虫之品。

2. 消积，用于小儿疳积。与槟榔、神曲、麦芽等同用，可治小儿疳积，面色萎黄，腹痛有虫，形瘦腹大，如肥儿丸。

【用法用量】煎服，10～15 g；炒香嚼服，6～9 g；小儿每岁、每日 1～1.5 粒，总量不得超过 20 粒。

【使用注意】大量服用能引起呃逆、呕吐、眩晕等反应。与热茶同服，亦能引起呃逆，故服用时当忌饮茶。

【现代研究】本品含使君子酸钾，为驱虫有效成分，对蛔虫、蛲虫均有较强的麻痹作用。水浸液对某些皮肤真菌有抑制作用。

槟　榔

《名医别录》

为棕榈科植物槟榔 *Areca catechu* L. 的干燥成熟种子。采收成熟果实，除去果皮(即大腹皮)，取出种子，切片或捣碎用。

【性味归经】苦、辛，温。归胃、大肠经。

【功效与应用】

1. 驱虫，用于多种肠道寄生虫病。本品对绦虫、钩虫、蛲虫、蛔虫、姜片虫、鞭虫等多种寄生虫均有驱杀作用，尤长于驱杀绦虫，常与南瓜子同用。合牵牛子制成片剂，治姜片虫病有良效。用治蛔虫证，多与使君子、苦楝皮同用。

2. 消积行气，用于食积气滞，泻痢后重。本品消食积兼能行气滞，饮食积滞而兼泻痢不爽者宜之。常与木香、青皮、大黄等同用，如木香槟榔丸。

3. 利水消肿，用于水肿、脚气肿痛。治水肿，常与商陆、泽泻、木通等同用，如疏凿饮子。治寒湿脚气肿痛，常与木瓜、吴茱萸、橘皮等配伍，如鸡鸣散。

此外，本品能截疟，与常山同用可治疟疾，能降低常山的毒副作用。

【用法用量】煎服，6～15 g；单用大剂量 60～120 g。

【使用注意】脾虚便溏及气虚下陷者忌用。

【现代研究】本品含槟榔碱，有拟胆碱作用，能麻痹猪肉绦虫的全体，对牛肉绦虫则仅能麻痹头部和未成熟节片。对蛔虫、蛲虫、钩虫、鞭虫、姜片虫等亦有驱杀作用。水浸液对皮肤真菌、流感病毒有抑制作用。

苦 楝 皮

《名医别录》

为楝科植物川楝 *Melia toosendan* Sieb. et Zucc. 或楝 *Melia azedarach* L. 的干燥树皮及根皮。鲜用或切片生用。

【性味归经】苦，寒。有毒。归肝、脾、胃经。

【功效与应用】

1. 杀虫，用于多种肠道寄生虫病。本品对蛔虫、钩虫、蛲虫，均有较强的毒杀作用。单用即效，亦可与槟榔、使君子等配伍使用，如化虫丸。单用水煎液保留灌肠，适用于小儿蛲虫病或小儿蛔虫性肠梗阻。

2. 疗癣，用于疥癣湿疮。可单用本品研末，醋或猪脂调涂患处。

【用法用量】煎服，6～9 g；鲜品 15～30 g。外用适量。

【使用注意】本品有毒，不可过量或持续服用。

【现代研究】本品主要成分苦楝素有驱蛔作用。其煎液在体外对蛲虫有麻痹作用，对猪钩虫有驱杀作用。其乙醇浸液对常见致病真菌有明显抑制作用。其毒性反应常为头晕、头痛、思睡、恶心、腹痛等，严重者可出现中毒性肝炎、精神失常、呼吸中枢麻痹及内脏出血，甚至死亡。

绵马贯众

《本经》

为鳞毛蕨科植物粗茎鳞毛蕨(绵马贯众)*Dryopteris crassirhizoma* Nakai. 的带叶柄基部

的根茎。切片生用或炒炭用。

【性味归经】苦，微寒。有小毒。归肝、胃经。

【功效与应用】

1. 杀虫，用于多种肠道寄生虫病。合槟榔、雷丸等同用，可驱杀绦虫；合榧子、槟榔等同用，可治钩虫病；合使君子、苦楝皮等同用，可治蛔虫病；单用煎汁，临睡时洗肛周，可治蛲虫病。

2. 清热解毒，用于风热感冒、温热斑疹及痄腮等。单用或配桑叶等可治流感，并有预防作用；合板蓝根、大青叶等同用，可治温热斑疹及痄腮。

3. 凉血止血，用于血热吐血、衄血、便血、崩漏等。本品炒炭，能凉血止血，可用于血热妄行之出血，尤善治崩漏。常与侧柏叶、仙鹤草、陈棕炭等同用。

【用法用量】煎服，10～15 g。止血炒炭用，余皆生用。

【使用注意】脾胃虚寒者慎用。

【现代研究】本品主要成分绵马酸、黄绵马酸有较强的驱虫作用，对绦虫有强烈毒性。本品能驱钩虫、蛔虫、鞭虫等。还能抑制流感病毒、乙脑病毒及腮腺炎病毒，对离体子宫有较强的收缩作用。

表 22-1　部分驱虫药简表

药　名	性味归经	功效与应用	用法用量
南瓜子	甘，平。归胃、大肠经	杀虫。用于绦虫病、血吸虫病	生用研粉，冷开水调服，60～120 g
鹤　虱	苦、辛，平。有小毒。归脾、胃经	杀虫消积。用于蛔虫、蛲虫、钩虫及绦虫等虫积腹痛	5～15 g
鹤草芽	苦、涩，凉。归肝、小肠、大肠经	杀虫。用于绦虫病。亦可外用于阴道滴虫病	研粉吞服，每次 30～45 g，小儿 0.7～0.8 g/kg。不宜入煎剂。外用适量
雷　丸	微苦，寒。归胃、大肠经	杀虫。用于绦虫、钩虫、蛔虫及脑囊虫病	入丸散，每次 6～15 g；驱绦虫每次 12～18 g，日服 3 次

【复习思考题】

1. 驱虫药常与哪些药配伍？使用时要注意什么？

*2. 试述槟榔的功效与应用。

（陈立军、赵志英）

第二十三章　涌吐药

【学习要求】

1. 熟悉涌吐药的含义、功效、适应范围及使用注意。
2. 了解各味药物的功效与应用的特点。

凡以促使呕吐为主要作用的药物，称涌吐药，又叫催吐药。

本类药物味多酸苦，能使停留于咽喉、胸膈、胃脘的痰涎、宿食、毒物从口中吐出，用于中风、癫狂、喉痹之痰涎壅塞，宿食停滞胃脘，毒物尚留胃中，以及干霍乱吐泻不得等，属病情急迫而急需吐出之证。

涌吐药作用峻猛，多具毒性，易伤正气，当注意用量用法。宜采取小量渐增的方法，且当中病即止，不可久服。年老体弱、孕妇、产后均宜慎用。若服后呕吐不止者，可服姜汁少许，或服用冷粥、冷开水以止之。倘仍吐不止，则应根据所服涌吐药的不同而进行解救。若吐后气逆不止，宜予和胃降逆之品以止之。药后不吐者，常以翎毛或手指探喉，亦可多饮开水，以助其吐。服药得吐后，须令病人避风，同时要注意调理脾胃，以稀粥自养，切勿骤进油腻及不易消化之品。

表 23-1　涌吐药简表

药　名	性味归经	功　效　与　应　用	用　法　用　量
常　山	苦、辛，寒。有毒。归肺、肝、心经	涌吐痰涎，截疟。用于胸中痰饮及疟疾	煎服，4.5～9 g。入丸、散酌减
瓜　蒂	苦，寒。有毒。归胃经	涌吐痰食，祛湿退黄。用于痰热郁于胸中及宿食停滞于胃，以及湿热黄疸	煎服，2.5～5 g。入丸、散，每次 0.3～1 g。外用适量
藜　芦	辛、苦，寒。有毒。归肺、胃、肝经	涌吐风痰，杀虫。用于痰涎壅盛及疥癣秃疮（注：藜芦反诸参）	入丸、散，0.3～0.9 g。外用研末，油调涂。反诸参、细辛及芍药
胆　矾	酸、辛，寒。有毒。归肝、胆经	涌吐痰涎，解毒收湿，祛腐蚀疮。用于风痰壅塞、喉痹、癫痫、误食毒物及风眼赤烂、口疮、牙疳，或肿毒不溃、胬肉	温水化服，0.3～0.6 g。外用适量
食　盐	咸，寒。归胃、肾、大肠、小肠经	涌吐，清火，凉血，解毒。用于食滞胃脘，胸中痰癖，齿龈出血，疮疡肿毒	溶化服，0.9～3 g。催吐宜炒黄，9～18 g。外用适量

【复习思考题】

*1. 试述涌吐药的适应证及使用注意。
2. 对服涌吐药后呕吐不止者，可采取哪些措施？

（陈立军、赵志英）

第二十四章　外用药

【学习要求】

1. 熟悉外用药的含义、适应范围及使用注意。

2. 掌握硫黄、雄黄、升药、轻粉、明矾、炉甘石、斑蝥、蟾酥、马钱子的功效与应用，熟悉其毒性、用法用量及使用注意，了解其来源及现代研究。

3. 了解其他外用药的功效特点。

凡以外用为主的药物，称外用药。

本类药物有解毒消肿、杀虫止痒、化腐排脓、敛疮生肌等功效，适用于痈疽疮疡、疥癣、外伤、蛇虫咬伤及五官疾患等。根据疾病发生的不同部位及表现，有不同的用药形式和方法，如膏贴、涂擦、熏洗、点眼、吹喉等。有些药物还可酌情内服。

外用药多有不同程度的毒性，当慎重使用。内服一般入丸、散。外用剂量不能太大，不宜长期使用，亦不可大面积使用，以防中毒。

硫　黄

《本经》

为自然元素类矿物硫族自然硫。生硫黄只供外用。供内服的硫黄须与豆腐同煮至豆腐呈黑绿色为度，取出漂净，阴干。研末用。

【性味归经】酸，温。有毒。归肾、大肠经。

【功效与应用】

1. 解毒杀虫止痒，用于湿疹、疥癣、秃疮等。本品外用能治疗多种皮肤病。治疥疮，每持为要药，可单用研末，麻油调涂患处；合风化石灰、铅丹、腻粉，生油调涂，可治一切干湿癣。治湿疹瘙痒，可单用硫黄粉外敷，或与明矾、蛇床子同用。

2. 补火助阳通便，用于肾虚喘息、阳痿及虚冷便秘。治下元虚冷之喘息，常与附子、肉挂等同用，如黑锡丹。治肾阳虚阳痿、尿频，可与鹿茸、补骨脂等补阳之品同用。治虚冷便秘，常与半夏同用，如半硫丸。

【用法用量】外用适量，研末撒或油调涂，或烧烟熏。内服入丸散，1～3 g。

【使用注意】阴虚火旺及孕妇忌用。畏朴硝。

【现代研究】本品主含硫，内服有泻下作用。外用可溶解角质，软化皮肤，杀灭疥虫、细菌、霉菌等。

雄　黄

《本经》

为硫化物类矿物雄黄族雄黄，主含二硫化二砷（As_2S_2）。研细粉或水飞用。

【性味归经】辛，温。有毒。归肝、大肠经。

【功效与应用】

1. 解毒疗疮，外用于痈肿疔疮、疥癣、蛇虫咬伤。本品长于解疮毒。治带状疱疹，以其乙醇混合液搽敷患处。治流行性腮腺炎，合明矾、冰片以乙醇调涂。治湿疹疥癣，配等量白矾为散，清茶调涂患处。治虫蛇咬伤，可单用，香油调涂患处或用黄酒冲服。

2. 杀虫止痛，内服用于虫积腹痛。可用于蛔虫等肠道寄生虫引起的虫积腹痛，常与槟榔等驱虫药同用。

此外，本品内服，还可用治哮喘、疟疾、惊痫等。

【用法用量】外用适量，研末撒敷，或香油调敷。入丸散服，每次 0.15～0.3 g。

【使用注意】毒性较强，内服宜慎。局部用药不能大面积涂搽及长期持续使用。孕妇忌服。忌火煅。煅后产生三氧化二砷（AS_2O_3）即砒霜，有剧毒。

【现代研究】本品含硫化砷及其他重金属盐，有抗菌、抗血吸虫及疟原虫等作用。对小白鼠肉瘤 S_{180} 有抑制作用。配寒水石研末内服有避孕作用。其所含砷化物可引起畸胎和死胎，并有致突变和致癌作用。

升　药

《外科图说》

为水银、火硝、白矾各等分混合升华而成。红色者称红升，黄色者称黄升。研细末入药，陈久者良。

【性味归经】辛，热。有大毒。归肺、脾经。

【功效与应用】

拔毒去腐，用于痈疽溃后，脓出不畅，或腐肉不去，新肉难生。本品拔毒化腐排脓效良，为外科要药。常配煅石膏研末外用。若溃疡后期，脓毒较轻，疮口不敛者，煅石膏与升药之比为 9∶1，称“九一丹”，以拔毒生肌；若溃疡中期，脓毒较盛者，煅石膏与升药之比为 1∶1，称“五五丹”，其拔毒排脓力较强；治痈疽初溃，脓毒盛，腐肉不去者，煅石膏与升药之比为 1∶9，称“九转丹”，其拔毒化腐排脓力最强。

【用法用量】外用适量，不用纯品，多与煅石膏配伍研末用。

【使用注意】本品有毒，只可外用，不可内服，外用亦不可大量持续使用。本品拔毒化腐作用强烈，故外疡腐肉已去或脓水已尽者，不宜用。

【现代研究】本品主含氧化汞，另含少量硝酸汞。其溶液体外对绿脓杆菌、乙型溶血性链球菌、大肠杆菌及金黄色葡萄球菌有不同程度的抑制作用。对绿脓杆菌的抑制作用与多黏菌素 E 相似。

轻　粉

《本草拾遗》

为水银、白矾、食盐等以升华法制得的氯化亚汞（Hg_2Cl_2）粉末。避光保存。研细末用。

【性味归经】辛，寒。有大毒。归大肠、小肠经。

【功效与应用】

1. 攻毒、杀虫、敛疮，外用于梅毒、疥癣、疮疡溃烂。本品药性毒烈，攻毒力强，治梅毒，可以本品与大风子肉等分为末外涂，亦可合槐花、胡桃肉等内服。治疥疮，可合硫黄等研末，油调涂。治疮疡溃烂，可合血竭、当归、紫草、白蜡、麻油等制成药膏外贴，如生肌玉红膏。

2. 利水通便,内服用于水肿臌胀,二便不利。本品内服有通利二便,逐水退肿之功。合大黄、牵牛、甘遂、大戟、芫花等同用,可治水肿便秘,如舟车丸。

【用法用量】外用适量,研末调涂或制膏外贴。入丸散服,每次 0.1～0.2 g。

【使用注意】本品有毒,内服外用,均不可过量及久用。服后须及时漱口,以免口腔糜烂,损伤牙齿。孕妇禁服。

【现代研究】本品主成分为氯化亚汞,内服有泻下作用,并能利尿,但过量能引起急性肾炎。其水浸剂在试管内对皮肤真菌有抑制作用。

白 矾

《本经》

为硫酸盐类矿物明矾石经加工提炼制成的结晶,主含含水硫酸铝钾 $KAl(SO_4)_2 \cdot 12H_2O$。生用或煅用。煅后称枯矾。

【性味归经】酸、涩,寒。归肺、肝、脾、大肠经。

【功效与应用】

1. 外用解毒、杀虫、止痒,用于疥癣、湿疹、湿疮。白矾外用能解毒杀虫,收湿止痒。治疥癣、湿疮,常配硫黄、雄黄同用;治湿疹,可配伍冰片、煅石膏等研末外撒;合胆矾为末吹喉,可治喉痹、乳蛾。

2. 清热化痰,用于风痰证。本品内服能清化痰涎,可用治风痰及痰热所致之昏厥、癫痫、癫狂等。治癫痫,常合细茶研末,制蜜丸服。治癫狂,常合郁金为丸服。治昏厥,常与半夏、猪牙皂同用。

3. 涩肠止泻,用于久泻久痢。如合诃子为散,粥汤调服,治老人久泻不止。

4. 收敛止血,用于便血、崩漏及创伤出血。治便血、崩漏,常合五倍子、地榆等同服。治创伤出血,可单用研末外敷。

此外,本品能清热去湿退黄,可用治湿热黄疸,单用研末内服即效。

【用法用量】外用适量,研末撒、敷或化水洗。内服 1～3 g,入丸散。

【现代研究】本品主含硫酸铝钾,体外有抗菌、抗阴道滴虫作用。外用有收敛作用,能止汗、止血、硬化皮肤。矾石矿尘可明显导致大鼠肺纤维化。

炉甘石

《外丹本草》

为碳酸盐类矿物方解石族菱锌矿,主含碳酸锌($ZnCO_3$)。炮制后用,称"制炉甘石"。研末、水飞用。

【性味归经】甘,平。归胃经。

【功效与应用】

1. 解毒明目退翳,用于目赤翳障、烂弦风眼。本品甘平无毒,副作用小,为眼科要药。如合硼砂、冰片、玄明粉研细点眼,可治一切火热眼病及翳膜胬肉。

2. 收湿生肌敛疮,用于湿疹湿疮、溃疡不敛。合儿茶为末,麻油调敷,可治下疳阴疮;合青黛、黄柏、煅石膏等研末外用,可治皮肤湿疹湿疮瘙痒及溃疡不敛,脓水淋漓。

【用法用量】外用适量,水飞点眼,研末撒或调敷。

【使用注意】一般煅制外用,不宜内服。

【现代研究】本品主含碳酸锌及其他金属盐类，煅制后主含氧化锌。能抑制葡萄球菌的生长，并有防腐收敛作用。

斑　蝥

《本经》

为芫菁科昆虫南方大斑蝥 *Mylabris phalerata* pallas 或黄黑小斑蝥 *Mylabris cichorii* Linnaeus 的干燥体。去头、足、翅，生用。或与糯米同炒至黄黑色，去米，研末用。

【性味归经】辛，热。有大毒。归肝、胃、肾经。

【功效与应用】

1. 外用攻毒蚀疮，用于顽癣、痈疽、瘰疬。治顽癣，可单用微炒为末，蜜调敷。治痈疽，以本品末和蒜捣膏加水外贴，有拔脓之功。治瘰疬，可配伍白矾、白砒、青黛等共研末，干掺疮上。

2. 内服破血逐瘀，内服用于经闭、癥瘕。本品能破血通经，消癥散结。如配伍桃仁、大黄为丸服，可治经闭不通。现代用治多种癌肿，如用斑蝥素治疗原发性肝癌，有一定效果。

此外，本品外用，尚能用治疟疾、秃发、剧烈头痛等。用糯米同本品炒后，去本品，研米为粉服用，可治狂犬咬伤。

【用法用量】外用适量，研末或浸酒醋，或制油膏涂敷患处。内服入丸散，0.03～0.06 g。

【使用注意】本品有大毒，内服宜慎。外用不宜大面积使用。孕妇禁用。

【现代研究】本品含斑蝥素，有抗肿瘤、抗真菌、抗病毒、促白介素生成、升高白细胞、抑制磷酸二酯酶活性及促雌激素样作用。局部外用可刺激人和动物皮肤发红起泡。内服过量对心、肝、脾、肾有损害，引起中毒反应甚至死亡。

蟾　酥

《药性论》

为蟾蜍科动物中华大蟾蜍 *Bufo bufo* gargarizans Cantor 或黑眶蟾蜍 *Bufo melanostictus* schneider 的耳后腺及皮肤腺分泌的白色浆液，经加工干燥而成。研细。

【性味归经】辛，温。有大毒。归心经。

【功效与应用】

1. 解毒消肿止痛，用于痈疽疔疮、瘰疬、咽喉肿痛及牙痛。外用内服，均有良效。治痈疽发背，无名肿毒，恶毒疔疮，合血竭、铜绿、蜗牛、枯矾、轻粉、朱砂等，以人乳汁为丸，裹捣烂葱根内吞服。治烂喉丹痧、喉风、乳蛾及咽喉肿痛，以本品为主，合牛黄、雄黄、冰片等，如六神丸。治牙痛，可单用本品为丸，以棉裹于痛处咬之。

2. 开窍醒神，用于痧胀腹痛，吐泻、神昏。本品辛温走窜，有辟秽开窍醒神之功，可用治伤暑湿秽浊之气及饮食不洁所致的痧胀腹痛吐泻不止，甚则昏厥之证。常与麝香、苍术等同用，如蟾酥丸。

本品有抗肿瘤作用，近用治各种癌肿有效。

【用法用量】入丸散，每次 0.015～0.03 g。外用适量。

【使用注意】外用不可入目。孕妇禁服，体虚之人慎服。

【现代研究】本品含蟾酥毒素，为甾族化合物，能抗炎、强心、升压、抗肿瘤，能增强免疫功能，促进造血功能，兴奋中枢，有局麻及镇痛作用。

马钱子

《本草纲目》

为马钱科植物马钱 *Strychnos nux-vomica* L. 的干燥成熟种子。炮制后入药。

【性味归经】苦，温。有大毒。归肝、脾经。

【功效与应用】

1. 消肿散结，用于痈疽肿痛。治痈疽初起，合山芝麻、乳香、穿山甲为末，酒送服。近代以本品配伍麸皮，治痈肿、急慢性丹毒，有较好疗效。

2. 通络止痛，用于跌打损伤、风湿痹痛、麻木瘫痪。本品有较强的通络止痛作用，并能消肿散结，是治疗上证的重要药物。治跌打损伤，常与红花、枳壳、血竭、乳香、没药、自然铜、土木鳖等合用为末服。治风湿痹痛，可配伍地龙、麻黄等同用。治麻木瘫痪，可以本品合甘草制蜜丸服。将其切薄片后排列于橡皮膏上外贴患侧，治面痹有良效。

【用法用量】外用适量，研末吹或调涂。内服制用，多入丸散，日服 0.3～0.6 g。

【使用注意】本品有毒，须严格控制用量，并注意炮制。孕妇禁用。体质虚弱、脾胃不实者慎用。

【现代研究】本品含番木鳖碱、马钱子碱等，能兴奋中枢神经系统，大剂量可引起惊厥。能增加胃液分泌，促进消化，对小鼠肉瘤 S_{180} 有抑制作用。尚有镇咳、祛痰及抑菌作用。

表 24－1 部分外用药简表

药 名	性味归经	功 效 与 应 用	用 法 用 量
蛇床子	辛、苦，温。有小毒。归肾经	温肾壮阳，燥湿，祛风，杀虫。用于阳痿，宫冷，寒湿带下，湿痹腰痛。外治外阴湿疹，妇人阴痒	外用适量，多煎汤熏洗，或研末调敷。内服入煎，3～9 g
儿 茶	苦、涩，微寒。归肺经	收湿生肌敛疮。用于溃疡不敛，湿疹，口疮，跌扑伤痛，外伤出血	外用适量。包煎，1～3 g。多入丸散服
砒 石	辛，大热。有大毒。归肺、肝经	外用蚀疮去腐，内服劫痰平喘。用于癣疮、瘰疬、牙疳、痔疮、溃疡腐肉不脱及寒痰哮喘	外用适量，研末撒、调敷或入膏药中贴之。内服入丸散，每次 0.002～0.004 g
铅 丹	辛，微寒。有毒。归心、肝经	拔毒生肌，杀虫止痒。用于疮疡溃烂，皮肤湿疮。内服可治癫痫、疟疾	外用适量，研末撒或熬膏用。内服入丸散，每次 0.3～0.6 g
硼 砂	甘、咸，凉。归肺、胃经	外用清热解毒，内服清肺化痰。用于咽喉肿痛、口舌生疮、目赤翳障及痰热咳嗽	外用适量，研细末撒或调敷。内服入丸散，每次 1.5～3 g
大 蒜	辛，温。归脾、胃、肺经	解毒消肿，杀虫止痢。用于痈肿疮毒，疥癣，泄泻，痢疾，肺痨，百日咳，钩虫、蛲虫病	外用适量，捣烂敷或切片擦。煎服或生食，5～10 g
土荆皮	辛，温。有毒。归肺、脾经	杀虫，止痒。用于疥癣瘙痒	外用适量，醋或酒浸涂擦，或研末调涂
猫爪草	甘、辛，温。归肝、肺经	散结，消肿。用于瘰疬未溃及淋巴结结核	外用适量。煎服，15～30 g。单味药可用至 120 g

【复习思考题】

1. 试述外用药的主要功效、适应病证及使用注意。
2. 试述硫黄、明矾、轻粉的功效和主治。

*3. 雄黄为矿石类药物，入药为什么忌火煅？

（陈立军、赵志英）

附录

附录一　中国药科大学成人教育学院《中药学》教学日历

说明：1. 自学时间按 20 周计，面授时间按 20 课时计，即自学 1 周的课程内容大致相当于面授 1 课时。

2. 教材：窦昌贵等主编《中药学》，东南大学出版社，2008 年版。

3. 学习内容要求分掌握、熟悉、了解三级，掌握、熟悉为重点。

周次	课程内容	学习要求	作业
1	总论 第一章 中药学发展概况 第二章 中药的采制	1. 了解中药学发展概况。 2. 掌握《神农本草经》、《本草经集注》、《新修本草》、《证类本草》、《本草纲目》、《本草纲目拾遗》的主要成就。 3. 了解道地药材的概念和药材采集方法。 4. 熟悉中药炮制目的，了解炮制方法和常用剂型。	1. 说明《神农本草经》、《新修本草》、《证类本草》、《本草纲目》的成书年代、作者、药数和主要贡献。 2. 中药炮制目的有哪些？举例说明。
2	第三章 中药的性能 第四章 中药的应用	1. 掌握中药性能的概念和所含内容及其意义。 2. 掌握中药四气五味、升降浮沉、归经与功效的相关性。 3. 熟悉影响中药功效的主要因素。 4. 熟悉中药有毒无毒概念及安全用药的基本原则。 5. 掌握中药配伍意义，理解药物七情含义及内容。 6. 掌握中药汤剂的煎服方法、药物的用量和禁忌。 7. 了解中药用法所含的内容及其意义。	1. 简述药物四气、五味的含义及作用，并举例说明其对临床用药的指导意义。 2. 如何正确看待中药有毒、无毒？学习和了解中药毒性应注意哪些方面？ 3. 说明药物七情含义与内容。 4. 十八反、十九畏的具体内容是什么？ 5. 举例说明煎药法中先煎、后下、包煎、另煎、烊化的意义。
3	各论 第一章 解表药	1. 掌握解表药的含义、功效、适应范围、分类及其性能特点，熟悉配伍方法和使用注意。 2. 掌握麻黄、桂枝、紫苏、生姜、荆芥、防风、羌活、白芷、薄荷、牛蒡子、蝉蜕、桑叶、菊花、葛根、柴胡的主要性能、功效与应用，熟悉配伍和使用特点，了解其来源和现代研究情况。 3. 了解其他解表药的分类位置和功效特点。	1. 试述两类解表药的性能、特点、功效与应用。 2. 比较麻黄与桂枝、荆芥与防风、桑叶与菊花、柴胡与升麻、麻黄与香薷功效应用之异同。

续表

周次	课程内容	学习要求	作　业
4～5	第二章 清热药	1. 掌握清热药的含义、功效、适应范围、配伍方法、使用注意及各类的性能特点。 2. 掌握石膏、知母、天花粉、栀子、夏枯草、黄芩、黄连、黄柏、龙胆草、生地黄、玄参、牡丹皮、赤芍、金银花、连翘、蒲公英、大青叶、板蓝根、牛黄、鱼腥草、射干、白头翁、败酱草、青蒿、地骨皮的性能、功效和应用，熟悉配伍和使用特点。 3. 了解其它清热药的分类和功效特点。	1. 试述清热药的含义、分类、使用注意及各类的性能特点及主要适应证。 2. 比较石膏与知母，黄芩、黄连与黄柏，鲜地黄与干地黄，金银花与连翘，丹皮与赤芍，银柴胡和柴胡性能、功效与应用之异同。
6	第三章 泻下药	1. 掌握泻下药的含义、功效、适应范围、配伍方法、使用注意及各类的性能特点。 2. 掌握大黄、芒硝、火麻仁、甘遂、巴豆的性能、功效和应用，熟悉配伍和使用特点。 3. 了解其它泻下药的分类和功效特点。	1. 试述泻下药的含义、分类、使用注意及各类的性能特点及主要适应证。 2. 比较大黄与芒硝，大黄与巴豆性能、功效与应用之异同。
7	第四章 祛风湿药 第五章 化湿药	1. 掌握祛风湿药的含义、性能、功效、适应范围及使用注意。 2. 掌握独活、威灵仙、防己、秦艽、徐长卿、木瓜、桑寄生、五加皮的性能、功效和应用，熟悉配伍和使用特点。 3. 了解其它祛风湿药的功效特点。 4. 掌握化湿药的含义、功效、适应范围、配伍方法、使用注意及性能特点。 5. 掌握苍术、厚朴、藿香、砂仁性能、功效和应用，熟悉配伍和使用特点。 6. 了解其它化湿药的功效特点。	1. 比较独活与羌活，广防己与汉防己，香加皮与五加皮的功效与应用之异同。 2. 比较苍术与厚朴性能、功效应与用之异同。
8	第六章 利水渗湿药	1. 掌握利水渗湿药的含义、功效、适应范围、配伍方法、使用注意及性能特点。 2. 掌握茯苓、泽泻、薏苡仁、车前子、滑石、木通、金钱草、茵陈的性能、功效和应用，熟悉配伍和使用特点。 3. 了解其它利水渗湿药的功效特点。	1. 试述中医常用的祛湿方法有几种，每种祛湿法的主要适应证及代表药物。 2. 比较茯苓与薏苡仁，茯苓、猪苓与泽泻性能、功效与应用之异同。
9	第七章 温里药 第八章 理气药	1. 掌握温里药的含义、功效、适应范围、配伍方法、使用注意及性能特点。 2. 掌握附子、干姜、肉桂、吴茱萸、细辛的性能、功效和应用，熟悉配伍和使用特点。 3. 了解其它温里药的功效特点。 4. 掌握理气药的含义、功效、适应范围及其性能特点，熟悉配伍方法和使用注意。 5. 掌握橘皮、枳实、木香、香附、沉香、薤白、川楝子的性能功效、应用，熟悉配伍和使用特点，了解其来源和现代研究情况。 6. 了解其他理气药功效的特点。	1. 试述温里药的含义、功效、适应证及性能特点。 2. 比较附子与干姜，附子与肉桂，肉桂与桂枝，干姜与生姜的性能、功效与应用之异同。 3. 试述理气药的含义、性能、功效、主要适应证及使用注意。 4. 比较橘皮与青皮、木香与沉香功效与应用之异同。

续表

周次	课程内容	学习要求	作业
10	第九章 止血药	1. 掌握止血药的含义、性能、功效、适应范围，熟悉配伍方法和使用注意。 2. 掌握小蓟、大蓟、地榆、白茅根、白及、仙鹤草、三七、茜草、蒲黄、艾叶的性能、功效、应用、特殊用法和使用注意。 3. 了解其它止血药的功效特点。	1. 止血药可分为几类？各类止血药的性能、功效特点如何？ 2. 比较三七与蒲黄、地榆与槐花的功效异同。
11	第十章 活血化瘀药	1. 掌握活血化瘀药的含义、性能、功效、适应范围，熟悉配伍应用和使用注意。 2. 掌握川芎、延胡索、郁金、丹参、牛膝、益母草、桃仁、红花、莪术、虎杖、水蛭的性能、功效应用、特殊用法和使用注意。 3. 了解其它活血药的功效特点。	1. 简述活血化瘀药的性能特点及配伍应用。 2. 比较桃仁与红花、三棱与莪术、川牛膝与怀牛膝的功效之异同。
12	第十一章 化痰止咳药	1. 掌握化痰药、止咳平喘药的含义、功效、主治、适应范围，熟悉配伍应用和使用注意。 2. 掌握半夏、天南星、白芥子、桔梗、旋覆花、瓜蒌、川贝母、浙贝母、竹茹、苦杏仁、枇杷叶、百部、桑白皮、葶苈子的性能、功效应用。特殊用法和使用注意。 3. 了解其它化痰止咳药的功效特点。	1. 试述化痰药、止咳平喘药的功效、主治和配伍特点。 2. 比较半夏与天南星、旋覆花与桔梗、川贝母与浙贝母、桑白皮与葶苈子功效主治之异同。
13	第十二章 平肝息风药	1. 掌握平肝潜阳药、息风止痉药的含义、功效、主治，熟悉配伍应用和使用注意。 2. 掌握石决明、牡蛎、代赭石、羚羊角、天麻、钩藤、地龙、全蝎、蜈蚣的性能、功效与应用、特殊用法和使用注意。 3. 了解其它平肝、息风药的功效特点。	1. 平肝息风药的功效及主治病证是什么？ 2. 试比较牡蛎与龙骨、全蝎与蜈蚣功用的异同。
14	第十三章 安神药 第十四章 开窍药	1. 掌握安神药的含义、功效、适应范围、分类及其性能特点，熟悉配伍方法与使用注意。 2. 掌握酸枣仁、远志、朱砂、龙骨、磁石的性能、功效与应用，熟悉其配伍和应用特点，了解其来源及现代研究。 3. 了解其他安神药的功效特点。 4. 掌握开窍药的含义、功效、适应范围，熟悉配伍方法和使用注意。 5. 掌握麝香、冰片、石菖蒲的性能、功效和应用，熟悉配伍和应用特点，了解其来源和现代研究。 6. 了解其他开窍药的功效特点。	1. 试述安神药的分类，每类药的特点及适应证。 2. 试比较龙骨和牡蛎、朱砂和磁石性能功效的异同。 3. 开窍药为何只宜于闭证，忌用于脱证？

续表

周次	课程内容	学习要求	作　业
15～16	第十五章 补虚药	1. 掌握补虚药的含义、功效、适应范围、分类及其性能特点。 2. 熟悉配伍方法和使用注意。 3. 掌握人参、党参、黄芪、白术、山药、甘草、熟地、当归、阿胶、何首乌、白芍、鹿茸、淫羊藿、肉苁蓉、补骨脂、益智仁、续断、杜仲、菟丝子、蛤蚧、南沙参、北沙参、麦冬、石斛、黄精、枸杞子、女贞子、龟甲、鳖甲的性能、功效和应用，熟悉其配伍和使用特点，了解其来源和现代研究。 4. 了解其他补虚药的功效特点。	1. 试述补虚药的分类，每类药的性能特点、适应证及代表药物。 2. 试述人参的功效和不同品种的性能功用特点。 3. 比较人参和党参、白术和苍术、熟地和生地、赤芍和白芍、南沙参与北沙参、龟甲、鳖甲的性味、功效及主治的异同。
17	第十六章 收涩药	1. 掌握收涩药的含义、功效、适应范围，熟悉配伍方法和使用注意。 2. 掌握五味子、山茱萸、桑螵蛸、乌梅、椿皮、赤石脂、莲子、海螵蛸的性能、功效和应用，熟悉其配伍和应用特点，了解其来源和现代研究。 3. 了解其他收涩药的功效特点。	1. 试述收涩药的性能特点及其使用注意。 2. 使用收涩药时须作怎样的配伍？为什么？ 3. 试述海螵蛸与桑螵蛸的功用异同？
18	第十七章 消食药 第十八章 驱虫药	1. 掌握消食药的含义、功效、适应范围，熟悉配伍方法和使用注意。 2. 掌握山楂、麦芽、莱菔子、鸡内金的性能和功效与应用，熟悉其配伍和应用特点，了解其来源和现代研究。 3. 了解神曲、麦芽的功效特点。 4. 掌握驱虫药的含义、功效、适应范围，配伍方法和使用注意。 5. 掌握使君子、槟榔、苦楝皮、贯众的性能、功效和应用，熟悉其配伍和应用特点，了解其来源和现代研究。 6. 了解其他驱虫药的功效特点。	1. 试述山楂的性味、功效和应用。 2. 试述槟榔的功效与应用。槟榔用于驱杀绦虫时，常与何药配伍，为什么？
19	第十九章 涌吐药 第二十章 外用药	1. 熟悉涌吐药的含义、功效、适应范围及使用注意。 2. 了解各味药物的功效应用的特点。 3. 熟悉外用药的含义、适应范围及使用注意。 4. 掌握硫黄、雄黄、升药、轻粉、明矾、炉甘石、斑蝥、蟾酥、马钱子的功效应用，熟悉其毒性、用法用量及使用注意，了解其来源及现代研究。 5. 了解其他外用药的功效特点。	1. 试述涌吐药的适应证及使用注意。 2. 雄黄为矿石类药物，入药为什么忌火煅？
20		总复习。	

附录二　中药功效术语简释

按本书之药物分类，将有关功效术语作简要解释。有些功效涉及几类药物，置于此功效较为多见的类别中。

术语均以粗黑体标出以醒目。排列次序：以本类主要功效在前，相关功效次之，其他功效在后。

1. 解表类

解表　发散表邪，解除表证。又称发散、发表、发汗、发汗解表。多具辛味，又称辛散。代表药为麻黄、薄荷。

发散风寒　发散风寒表邪，用于风寒表证。又称解表散寒。多味辛、性温，又称辛温解表。药如麻黄、桂枝。

发散风热　发散风热表邪，用于风热表证。又称解表清热。多味辛，性偏寒凉，又称辛凉解表。药如薄荷、牛蒡子。

祛风解表　祛除风邪，解除表证，用于风寒表证或风热表证。或称疏风、疏表、疏风解表。药如荆芥、防风。

发散风湿　发散风湿表邪，用于风湿表证、风寒夹湿之表证或风寒湿痹初起。或称祛风胜湿。药如羌活、藁本。

解肌　解除肌腠之邪，发汗力缓和，用于表证有汗。药如桂枝、葛根。

透疹　透发皮疹，用于麻疹初起，疹点透而不畅。药如荆芥、薄荷。

清头目　清解肝经风热，用于风热上扰头目所致发热头痛、目赤肿痛。药如蔓荆子、薄荷。祛风明目专指用于风热目赤肿痛、羞明流泪，如桑叶、菊花。

通窍　宣通鼻窍，用于鼻渊，或风寒表证鼻塞流涕。药如辛夷、白芷。

通阳　温通阳气以散寒化饮，用于寒饮内停咳喘或胸痹。又称通阳化饮。药如桂枝、薤白。

升阳　提举下陷之中焦阳气使之上升，用于中气下陷之久泻脱肛、子宫脱垂或内脏下垂。或称升阳举陷、升举中气、升提中气。药如柴胡、升麻、葛根、黄芪。

和解　调和少阳经半表半里之邪正交争，以解除寒热往来之证。又称和解少阳、和解退热。药如柴胡、黄芩。

解鱼蟹毒　解除鱼、蟹的“毒性”，主要指预防或减轻食鱼蟹引起的腹痛、吐泻。药如紫苏、生姜。

2. 清热类

清热　清解热邪，用于热证，或解除发热症状。药如石膏、黄芩。

泻火　清泻火邪，用于火热亢盛之证。药如石膏、山栀。又称清热泻火、清火。泻火属清热功效范畴，但比一般清热作用要强，主要用于温热病气分大热之证或脏腑火热之证。前者又称清气分热，药如石膏、知母；后者又称清脏腑热，详见下述各条。

清心火 清泄心经火热，用于心火亢盛之烦躁失眠，心火上炎之口舌生疮，心火下移之热淋涩痛，热入心营之壮热神昏等证。药如黄连、山栀。

清肝火 清泄肝经火热，用于肝火亢盛之头痛目赤，肝经热盛之胁痛口苦或黄疸，肝经湿热下注之小便黄赤、阴痒阴肿，又称凉肝、泻肝。药如夏枯草、龙胆草。清肝明目为通过清泄肝火而达到明目的功效，主要用于肝热目赤肿痛，药如夏枯草、决明子。部分清肝明目、祛风明目药可用于目生翳障，有明目退翳功效，如蝉衣、谷精草。

清肺火 清解肺经火热，用于肺热、痰热咳喘。又称泻肺火、清肺止咳。药如黄芩、桑白皮。

清胃火 清泄胃经火热，用于伤寒阳明经证，或温病热入气分之壮热烦渴，或胃火上炎之头痛、牙痛、牙宣、口臭，或胃热呕哕、吐血。药如石膏、黄连。后者又称清胃止呕，药如黄连、竹茹。

清肾火 清泄肾经火邪，用于下焦水虚火盛，相火偏亢之潮热盗汗，遗精早泄，下肢痿弱或阳痿。又称泻相火、制相火、泻火坚阴、苦味坚阴。药如知母、黄柏。

清三焦火 清泄三焦火邪，用于三焦火盛，一身大热烦躁。药如山栀。

生津 滋生津液，用于津液不足之口渴、消渴。包括两类：① 清热生津：清泄热邪，滋生津液，用于热盛津伤之证，又称清热保津，药如石膏、知母。② 养阴生津：甘寒养阴以滋生津液，用于热病后期，阴液已伤、余热未清之证，如沙参、麦冬。

清热燥湿 既能清泄热邪，又能苦燥湿邪，用于湿热互结的泻痢、黄疸、淋浊及湿温病。味苦性寒，又称苦寒燥湿。药如黄连、黄柏。

清热解毒 既能清热，又能解毒，用于热毒病证，包括温热病及痈肿疮毒等。药如金银花、连翘。

清热凉血 清除血分热邪，用于温病热入营血，壮热神昏，或血热妄行，吐血衄血。简称凉血。药如水牛角、生地。凉血止血专指通过清泄血分热邪达到止血功效，用于血热妄行之证，药如生地、大蓟（参见“理血类”）。凉血化斑，指凉血兼解血分热毒，用于温毒斑疹，或称凉血消斑，药如大青叶、青黛、紫草。

清虚热 清解体虚之发热，用于阴虚火旺之骨蒸潮热，又称退虚热、除骨蒸；或用于热病后期，热伤阴津，夜热早凉；以及小儿疳积发热，又称清疳热。药如青蒿、鳖甲、银柴胡、胡黄连。

清暑热 清解暑热之邪，用于暑温病、暑湿病之身热烦渴。或称清热解暑、清热祛暑。药如滑石、荷叶。

3. 泻下类

泻下 通利大便，解除便秘。药如大黄、火麻仁、甘遂。

攻下 泻下通便力强，大多兼能清热泻火，用于肠道实热积滞，大便燥结不通。又称泻下实热、清热攻下。药如大黄、芒硝。其中盐类泻药芒硝，味咸能软坚，用于燥屎坚结之证，称泻下软坚、软坚攻下。个别攻下药性热，用于寒实积滞便秘，即巴豆，称泻下冷积、温下。以热性的温里祛寒药配伍寒性攻下药，亦可达到温下效果。

润下 润滑肠道，使粪便易于排出，用于年老、病后、产后、体虚津枯之肠燥便秘。又称润燥滑肠、润肠通便。药如火麻仁、蜂蜜。养血兼能润下，称养血润肠，用于血虚肠燥便秘，如当归、何首乌。养阴兼能润下，称养阴润肠，用于阴虚肠燥便秘，如生地、天冬。温肾兼能润下，称助阳通便，用于阳虚便秘，如肉苁蓉、锁阳、硫黄。

峻下逐水　泻下作用峻猛，引起强烈腹泻，使体内水分大量排出，用于水肿、臌胀、胸胁停饮之实证。又称攻逐水饮，简称逐水，或称下水气。药如甘遂、芫花。

4. 除湿类

除湿　祛除湿邪，用于湿邪引起的病证，又称祛湿。根据所治湿邪病证的不同，可分为燥湿、化湿、祛风湿、利湿等功效。

燥湿　以苦味药燥除湿邪，用于湿邪偏性的病证。又称苦燥。根据药性寒热，有苦寒燥湿和苦温燥湿之别。苦寒燥湿药，有清热燥湿功效，用于湿热病证，药如黄柏、黄连。苦温燥湿药，有散寒燥湿功效，用于寒湿病证，药如苍术、厚朴。湿浊困阻，每多脾运不健，脾虚与湿性互为因果。有些燥湿药兼能健脾，用于脾虚湿胜的病证，药如苍术、白术。苍术以苦温燥湿为主，兼能健运脾胃，称为燥湿健脾，用于湿胜为主，脾虚较轻的病证；白术以健补脾气为主，兼能苦温燥湿，称为健脾燥湿，用于脾虚为主，湿浊较轻的病证。

化湿　化除湿浊，用于湿困中焦的病证，此类药气味芳香，又称芳香化湿。湿困脾胃，运化无力，食少、腹胀、便溏、苔腻。芳香化湿以化除湿浊，恢复脾胃运化能力，又称醒脾化湿、运脾化湿、化湿悦脾。药如藿香、苍术、砂仁。暑多挟湿，暑湿易伤脾胃，芳香化湿药常用于暑湿之证，称为解暑化湿、芳香解暑，药如藿香、佩兰。

祛风湿　祛除风湿之邪，用于风湿侵袭经络、肌肉、筋骨、关节而致的风湿痹证。又称祛湿通痹或称宣痹、蠲痹、利痹。多数祛风湿药性温，祛除风湿兼能散寒，用于风寒湿痹证，称为祛风湿散寒，或祛风寒湿，药如独活、威灵仙。其中部分药性热，散寒力强，用于寒胜痛痹或其他寒性痛证，称散寒通痹，药如川乌、草乌。有些祛风湿药性属寒凉，祛除风湿兼能清热，用于湿热痹证，称为祛风湿清热，或清热通痹，药如秦艽、防己。有些祛风湿药兼能通经活络，称为祛风通络，简称通络，用于风湿痹痛、肢体麻木，或中风半身不遂、口眼歪斜，药如威灵仙、络石藤、秦艽。有些动物药祛风通络作用较强，称为搜风通络，用于风邪留滞经络筋骨之顽痹、麻木、拘挛等证，如蕲蛇、乌梢蛇、全蝎、蜈蚣。

利湿　或称利水渗湿、利尿、利小便，指通利水道，渗除水湿，用于水湿停留而致小便不利、水肿、腹水、痰饮及淋证、黄疸等。其中药味甘淡者称淡渗利湿，能通利小便，使水湿下泄，用于水湿内停之水肿、腹水、小便不利及痰饮，药如茯苓、薏苡仁。药性寒凉者称清热利湿，利湿兼能清热，用于湿热内盛的黄疸、湿温，或湿热下注之小便赤涩、淋浊癃闭等证，药如车前子、木通。

利湿功效随所治病证不同，常用专门术语表达。如：利水消肿：用于水肿、腹水，如茯苓、猪苓；其中性寒可用于湿热水肿者，称清热利水，如薏苡仁、泽泻；渗湿止泻或称利水止泻，用于湿性泄泻，如泽泻、车前子；健脾利湿用于脾虚湿盛之水肿、痰饮、泄泻，如茯苓、薏苡仁；利尿通淋或称清热通淋，简称通淋，主要用于湿热淋证，如车前子、木通；利湿浊或称分清别浊，主要用于白浊、白带，如萆薢、泽泻；利湿退黄或称利胆退黄，指通利胆道，增加胆汁分泌，用于湿热黄疸，如茵陈蒿、虎杖；排石，指排除体内结石，包括利胆排石、通淋排石，用于肝胆结石、尿路结石，如金钱草、海金沙。

5. 温里类

温里　温运脏腑阳气，驱除在里之寒邪，用于里寒证或阳虚寒证，又称温里散寒。药如附子、肉桂、干姜、吴茱萸。

温阳　温补阳气，用于阳气虚寒证，又称助阳。药如附子、鹿茸。

温中　温运脾胃阳气，驱除中焦寒邪，用于中焦虚寒证，又称温中散寒、温中祛寒、温脾阳。药如干姜、高良姜。中焦虚寒证多有腹痛或呕吐、泄泻，通过温运中焦驱散寒邪达到止痛、止呕、止泻效果，用于中寒腹痛、胃寒呕吐、脾寒泄泻，称为温中止痛或温中止呕、温中止泻。

温肝　温暖肝经，驱散肝经寒邪，用于肝寒腹痛、痛经、疝痛，又称温肝散寒、温肝止痛、暖肝。药如小茴香、肉桂、吴茱萸。若兼能疏肝理气，可用于肝寒犯胃之脘痛呕逆，称温肝和胃，药如吴茱萸、荔枝核。

温肺　温散肺经寒邪，用于风寒犯肺或寒饮伏肺之咳喘，又称温肺散寒、温肺止咳、温肺化饮。药如干姜、细辛。

温经　温通经脉，驱散寒邪，用于冲任虚寒，经脉血滞之痛经、月经不调，又称温经散寒、温经通脉。药如桂枝、艾叶。通过温经散寒达到止痛效果，用于寒性痛经，称温经止痛。通过温经散寒治疗虚寒经闭、宫冷不孕，称暖宫。通过温经散寒达到止血效果，用于虚寒出血，称温经止血（参见“理血类”）。

温心阳　温补心阳，用于心阳不足，血脉运行不利之心悸气短、胸痹心痛。药如附子、肉桂。

温肾阳　又称补肾阳（参见“补益类”）。

回阳　挽回阳气，救治逆证，用于亡阳厥逆之证。又称回阳救逆。药如附子、干姜。

引火归原　温补肾阳，引导上浮的虚火下归于肾，用于肾阳虚弱、虚火浮越的火不归原证。药如肉桂、附子。

助阳化气　通过温肾补阳，促使膀胱气化功能恢复，用于肾阳不足，膀胱气化不行之小便不利、水肿，又称通阳化气。药如桂枝、肉桂。

6. 理气类

理气　调理气机，用于气机运行失常的病证。亦称调气。包括行气、破气、降气，分别用于气滞、气结、气逆的病证，各详专条。

行气　疏畅气机，用于气机郁滞的病证。亦称利气。行气药多用于气滞疼痛，又称行气止痛。

行气宽中　调畅中气，用于脾胃气滞之证。又称行脾气、行中气、宽中。药如橘红、木香。

行气宽胸　调畅胸中心肺之气，用于胸膈胀闷、胸痛或伴咳喘。又称利气宽胸、宽胸开膈。药如枳实、香橼。

行气疏肝　疏泄肝气，用于肝气郁结之胁肋、乳房胀痛，或少腹痛、疝痛、痛经等。亦称疏肝解郁、疏肝、行肝气、散郁结。药如青皮、香附。

行气散结　疏通气机以消除寒痰、湿浊与气滞互结之胸胁胀满、咳嗽气喘，或胸痹，或痰滞肢体之麻木疼痛、阴疽流注等证。药如薤白、白芥子。

行气安胎　行气滞而安胎元，用于胎气郁滞之胎动不安。药如砂仁、苏梗。

破气　行气作用较强，用于气滞较重的气结证，或食积气滞之证，又称破气散结、破气消积。药如青皮、枳实。

降气　平降上逆之气，用于气逆证。又称下气、顺气、降逆。主要用于肺胃气逆证，药如旋覆花、沉香、厚朴。降胃气专用于胃气上逆之呕吐、呃逆、嗳气，又称降逆止呕、下气止呃、降气止噫，药如代赭石、丁香、柿蒂。降肺气用于肺气上逆之咳嗽气喘，药如苏子、白前。

和中　调和中焦气机，主要指调和胃气，用于胃失和降之胃脘胀满、嗳气吐酸、纳食不香等证。又称和胃、调中。药如橘红、砂仁。和中兼能消食，称为调中化食、消食和中，用于食积停滞，胃失和降之证，药如麦芽、谷芽。

7. 理血类

理血　调理血分，治疗血分疾病。包括止血、活血、凉血、补血等功效。

止血　制止出血，用于各种出血证。出血原因多样，止血功效有收敛止血、凉血止血、化瘀止血、温经止血的不同。

收敛止血　收敛固涩以制止出血，用于各种内外出血无瘀滞者，尤适用于气虚不能固摄之出血证。药如白及、仙鹤草。

凉血止血　清泄血分邪热以制止出血，用于血热妄行的出血证。药如大蓟、小蓟、地榆、生地（参见"清热类"）。

化瘀止血　既能止血，又能化瘀，用于瘀血内阻，血不循经之出血，或出血而兼有瘀滞者。又称散瘀止血。药如三七、蒲黄。

温经止血　温暖内脏、经脉，使能统摄血液以制止出血，用于虚寒性出血。其中温暖中焦，治疗中焦虚寒，脾不统血之吐血、便血，又称温中止血，药如炮姜、灶心土；温暖下焦，治疗冲任虚寒之崩漏或胎漏下血，又称固冲止血，药如艾叶、阿胶。

活血　通畅血行，消散瘀血，用于各种瘀血阻滞之证。亦称活血化瘀、活血祛瘀、通利血脉。按照作用由弱到强，通畅血行的功效可称为和血、活血、行血、破血，药如当归、丹参、川芎、䗪虫；消散瘀血的功效可称为化瘀、散瘀、祛瘀、行瘀、逐瘀，药如三七、五灵脂、红花、牛膝、莪术。

活血止痛　活血祛瘀，用于瘀血疼痛，药如五灵脂、红花。若兼能行气，可用于血瘀气滞的多种疼痛，称为活血行气，药如川芎、延胡索。

调经　调理气血，使月经恢复正常，用于月经不调及痛经、闭经、经量过多或过少等病证。可通过养血活血，行气疏肝等作用达到调经效果，分别适用于血虚、血瘀及肝郁气滞的月经不调。

活血调经　通畅血行，消散瘀血，使月经恢复正常，用于瘀血阻滞的月经不调或痛经，药如丹参、益母草、鸡血藤。若作用较强，称活血通经，用于瘀滞较重之经闭，或过期腹痛，经来紫黑有块，简称通经，药如红花、牛膝、王不留行。作用更为峻烈者，称逐瘀通经，或破血消癥，用于瘀阻经闭、癥瘕积聚之证，药如莪术、三棱、水蛭、虻虫。

活血疗伤　通过活血化瘀，治疗跌打损伤，瘀血肿痛，或筋断骨折之证。又称活血消肿、消肿止痛。药如䗪虫、苏木、乳香、没药。部分活血疗伤药，能促进骨折愈合，有续筋接骨功效，用于筋断骨折之证，简称接骨、续折伤。药如䗪虫、自然铜、骨碎补、续断。

祛瘀生新　祛除瘀血，促进新血生成，用于瘀血内停，新血难生之证。药如丹参、当归、鸡血藤。

下瘀血　攻下瘀血，促使下焦瘀血从下而泄，用于瘀血经闭，产后瘀阻腹痛。多用逐瘀通经药，如䗪虫、水蛭、虻虫、大黄。

通经下乳　疏通乳房经脉，促进乳汁分泌，用于产后乳闭、乳少或乳痈，简称通乳、催乳。药如穿山甲、王不留行、木通、漏芦、冬葵子。

引火下行　泄降上炎之火，使之下行，用于眩晕、头痛、目赤、口疮、牙痛、喉肿、吐衄等证。

又称引血下行。药如牛膝。

8. 化痰止咳类

化痰 化除痰浊，用于痰浊引起的病证。痰证变化多端，化痰功效强弱不同，表达方式有别。

祛痰 祛除呼吸道痰涎，用于咳喘痰多之证。又称祛痰止咳、祛痰平喘。药如桔梗、前胡、皂荚、远志。

消痰 化痰作用较强，能消除留滞难化之痰，用于痰饮壅肺之咳喘胸痛，或痰浊结聚之瘿瘤、瘰疬、阴疽流注。药如白芥子、旋覆花、海藻、昆布。

豁痰 化痰作用更强，能开豁痰浊，用于痰浊蒙蔽清窍之神志不清，或痰涎壅塞咽喉之气道不利，语言不清。前者又称豁痰开窍，药如竹沥、猴枣；后者又称豁痰利气、豁痰降气，药如白芥子、苏子、莱菔子。

涤痰 药性峻猛或有毒，能荡涤顽痰、伏饮，用于痰饮停聚胸胁，或实热老痰发为癫狂。前者又称逐饮，药如芫花、大戟、甘遂；后者又称涤痰开窍，药如礞石、皂荚。

坠痰 质重性降，能消能利，坠降上壅之顽痰，用于顽痰壅塞于上之咳喘、癫狂、惊痫等证。药如礞石。

温化寒痰 温散寒凝而化痰浊，用于寒痰阻肺之咳嗽痰液清稀，及痰阻经络之肢节酸痛，阴疽流注等证。药如半夏、白芥子。

燥湿化痰 苦温燥湿而化痰浊，用于湿痰内阻之胸闷咳嗽痰白量多。药如半夏、橘红、天南星。

清化热痰 清除邪热而化痰浊，用于痰热咳嗽之黄痰稠厚，或痰热蒙闭心窍之神昏谵语，亦称清热化痰。药如贝母、瓜蒌、竹黄、竹沥。

润燥化痰 滋润肺燥而化痰浊，用于燥痰内结之咳嗽咽干、痰稠难咯，又称润肺化痰。药如贝母、瓜蒌、沙参。

祛风化痰 祛风止痉而化痰浊，用于眩晕、中风、惊痫、破伤风等风痰壅盛之证，又称祛风痰。药如天南星、白附子、僵蚕。

软坚化痰 味咸，能软化坚硬结块而化痰浊，用于瘰疬、瘿瘤、痰核。药如昆布、海藻、海蛤壳、瓦楞子。

止咳 制止或减轻咳嗽，用于各种咳嗽。有宣肺止咳、清肺止咳、温肺止咳、润肺止咳、敛肺止咳、化痰止咳之分。

平喘 平定或减轻气喘，用于各种气喘病证，又称定喘。有宣肺平喘、泻肺平喘、敛肺平喘、纳气平喘之分。

宣肺 宣通肺气，用于外邪袭肺或痰浊壅肺，肺气闭郁之胸闷咳喘，又称宣肺止咳、宣肺平喘。药如麻黄、桔梗。

清肺 清解肺经火热，用于肺热咳嗽或痰热咳喘。又称清肺热、泻肺火、清肺止咳、泻肺平喘。药如黄芩、枇杷叶、桑白皮、葶苈子。泻肺平喘还包括泻肺中水气，治疗肺中水气上逆之胀满喘急，并有通调水道，利水消肿之效，又称泻肺利水，如桑白皮、葶苈子。

温肺 温散犯肺之风寒或温化伏肺之寒饮。前者又称温肺散寒，用于风寒咳嗽，药如生姜、紫苏；后者又称温肺化饮，用于寒饮咳喘，药如干姜、细辛。统称温肺止咳，用于肺寒咳喘（参见“温里类”）。

润肺 养阴润肺，以治燥咳。包括：滋养肺阴，用于阴虚劳嗽痰血，药如沙参、麦冬；润肺化燥，用于燥邪伤肺之干咳痰少，药如瓜蒌、贝母；润肺止咳，用于新久咳嗽，如百部、款冬、蜂蜜。

纳气 补益肺肾之气，用于肺肾两虚，失于摄纳，气短而喘。又称补肾纳气、纳气平喘。药如蛤蚧、胡桃仁、紫河车。

9. 平肝类

平肝 平定上亢之肝阳，用于肝阳上亢所致头痛眩晕，又称平抑肝阳。药如石决明、刺蒺藜、羚羊角、天麻。其中有些矿物药、介类药（软体动物贝壳及爬行动物甲壳）质重潜降，称为平肝潜阳、重镇潜阳、介类潜阳，简称潜阳，药如代赭石、磁石、石决明、龙骨、牡蛎、龟甲。肝阳上亢多由阴虚所致，爬行动物甲壳既能滋养肝肾之阴，又能潜镇上亢之虚阳，用于阴虚阳亢之眩晕耳鸣，故又称滋阴潜阳，如龟甲、鳖甲。

息风 平息内动之肝风，用于温病热极生风、急慢惊风、中风癫痫之痉厥抽搐。又称息风止痉。药如羚羊角、钩藤、天麻、全蝎。其中部分药既能清解热邪，又能息风止痉，适用于温热病热极生风，高热抽搐，小儿急惊，称清热息风，药如羚羊角、牛黄、钩藤、地龙。

平肝息风 平定上亢之肝阳，平息内动之肝风，既可用于肝阳眩晕，又可用于肝风痉厥。药如羚羊角、天麻、钩藤。

祛风止痉 祛除风邪以制止痉厥，用于外风引起的痉挛抽搐，如破伤风、小儿惊风。药如全蝎、蜈蚣、僵蚕、白附子、天南星。

10. 安神开窍类

安神 安宁心神，用于心神不安之心悸、怔忡、烦躁、失眠、多梦或癫狂等证。又称宁神、宁心、安魂魄。

养心安神 滋补阴血以安宁心神，用于心神失养，虚烦不安之证。亦称养血安神。主要为植物种子类甘润滋补药品，如酸枣仁、柏子仁。

镇心安神 质重沉降以镇定心神，用于心火、痰热、肝阳、惊吓等引起的烦躁不安及惊痫、癫狂等证。又称重镇安神、镇心定惊。主要为矿物、化石及介类质重沉降之品，如朱砂、琥珀、磁石、珍珠母、紫贝齿。

清心安神 清泄心火以安宁心神，用于心火亢盛或热扰心神之烦躁失眠或神昏谵语。药如黄连、朱砂（参见“清热类”）。

解郁安神 舒肝解郁以安宁心神，用于忧郁失眠。或称安神解郁。药如郁金、合欢皮。

化痰安神 化除痰浊以安宁心神，用于痰浊内扰之心神不安，惊悸失眠。药如远志、石菖蒲。

开窍 开通心窍，苏醒神志，用于神昏窍闭之证。又称开闭、醒神、醒脑。因开窍药大多辛香走窜，又称芳香开窍。药如麝香、冰片、苏合香、樟脑。

清心开窍 清解心经邪热，以开通心窍，回苏神志，用于温病热入心包之壮热神昏，中风窍闭神昏及小儿高热惊厥。药如牛黄、冰片。

化痰开窍 化除痰浊以开通心窍，回苏神志，用于热痰或痰湿蒙蔽之窍闭神昏。药如牛黄、竹沥、菖蒲、远志。

辟秽 辟除秽浊之气，以开窍醒神或消胀止痛，用于感受秽浊之气，神昏窍闭或胸腹胀痛。又称辟恶、芳香辟秽。药如苏合香、樟脑、蟾酥。部分芳香药烟熏或佩戴有消毒防病功效，亦称芳香辟秽，如苍术、艾叶、吴萸。

11. 补虚类

补虚　补益人体，治疗虚证，亦称补益、补养。

补气　补益正气，主要补脾、肺二脏之气，用于气虚证，主要用于脾气虚、肺气虚证，又称益气。

补脾气　补益脾脏之气，用于脾气虚弱之疲倦乏力、食少、便溏，又称补脾、益脾、补中益气。药如党参、白术、山药。

健脾　增强或恢复脾的运化功能。补气健脾指通过补气增强脾的运化功能，用于脾虚生湿之证，药如白术、扁豆；燥湿健脾指通过燥除湿邪恢复脾的运化功能，用于湿浊困脾之证，药如苍术、厚朴。

补肺气　补益肺脏之气，用于肺气虚弱之少气喘促、懒言声微、畏风自汗。药如人参、黄芪。

大补元气　补气作用最强，能峻补即将虚脱之元气，用于元气大虚之证。又称补气救脱、益气固脱。药如人参。

补气升阳　补中益气，升举下陷之脾阳，用于中虚气陷之久泻、脱肛、内脏下垂等证。药如黄芪（参见“解表类”）。

补气固表　补益卫气以固护肌表，用于气虚卫表不固，表虚自汗，又称益卫固表、固表止汗。药如黄芪、白术。

安胎　安定胎元，防止流产，用于胎动不安或胎漏下血。既能补气，又能安胎，称补气安胎，或健脾安胎，用于气虚胎动不安，腹部坠胀，身倦乏力之证，药如白术。补养阴血，用于血不养胎所致胎动不安、胎漏下血，称养血安胎，药如阿胶、熟地。既能补肾，又能安胎，用于肝肾不足，腰膝酸软，胎漏下血，易于流产者，称补肾安胎，或补肝肾而安胎，药如熟地、枸杞、鹿茸、菟丝子、桑寄生。清解热邪，保护胎元，防止流产，用于胎热不安，腹痛下血等证，称清热安胎，药如黄芩。能行气滞而安胎气，用于胎气郁滞之胎动不安，伴有腹胁胀痛，食欲不振，恶心呕吐等症，称行气安胎，药如砂仁、苏梗。既能止血，又能安胎，用于胎漏下血，胎动不安，称止血安胎，药如阿胶、苎麻根。

益智　增强智力以安定心神，用于气血不足之心神不安，失眠健忘，智力不足，又称益智安神。药如人参、龙眼、茯苓。

益气生津　既能补气，又能养阴生津，用于热病气津两伤之口渴、消渴，又称补气养阴。药如西洋参、人参、太子参、黄芪、党参。

益气生血　补益中气，促进血液生成，用于气血两虚之证。药如党参、黄芪、人参、龙眼肉。

补气摄血　补益中气，使气能摄血，用于气虚不能摄血的便血、崩漏。药如黄芪、人参。

补气利水　通过补益中气，增强运化水湿功能，用于气虚水湿不运之浮肿、小便不利。药如黄芪、白术。

托疮生肌　扶助正气，以托疮毒脓液外出，促进新肉生长，用于疮疡患者气血不足，疮形平塌，难以成脓；或溃后脓液清稀，疮口难敛。药如黄芪、肉桂、鹿茸。

甘缓　指甘味药具有的缓和、缓急、调和诸药的功效。① 缓和、缓和药性：减低某些烈性药的毒副作用。如甘草缓和附子、麻黄的烈性。② 缓急、缓急止痛：缓解拘急疼痛，用于里急腹痛、筋脉拘挛等证。如芍药、甘草、饴糖。③ 调和诸药：调和复方内药物之间的作用。又称调和药性、和百药。如甘草、大枣。

补血　滋养营血，用于面色萎黄、唇爪苍白、头晕目花、心悸心慌或月经不调、色淡量少等血虚证。又称养血、养营、益血。药如当归、熟地、白芍。根据应用范围不同，有养血安神（参见“安神类”）、养血润肠（参见“泻下类”）、养血安胎（参见本类安胎条）、养血调经等区别。

养血调经　通过补养营血，调治月经疾病，用于血虚月经不调或痛经、经闭等证。药如白芍、当归、鸡血藤。

补阳　补益阳气，用于阳虚证，又称助阳、温阳。以补肾阳为主，涉及脾阳、心阳。

补肾阳　补益肾脏阳气，用于肾阳不足，畏寒肢冷，腰膝酸软，阳痿滑精，尿频遗尿等证。又称补肾助阳、补元阳、补命门火。药如肉桂、附子、鹿茸、巴戟天。

壮阳　强壮肾阳，用于男子肾阳虚弱之阳痿、不育等证。药如鹿茸、仙茅、淫羊藿、海马。

强筋骨　补益肝肾，强壮筋骨，用于肝肾不足，筋骨痿软，或痹证日久，腰膝腰痛之证。药如桑寄生、牛膝、鹿茸、杜仲。

温阳止泻　温肾暖脾，用于脾肾阳虚之久泻或五更泻。又称暖脾止泻。药如补骨脂、益智仁。

温脾摄唾　温脾散寒，收敛唾液，用于脾气虚寒，口多涎唾，或小儿流涎等症。又称摄涎唾。药如益智仁。

益精补髓　补充肾精，增益骨髓，用于肾精不足，髓海空虚，头晕耳鸣，腰膝酸软，阳痿精少，小儿发育不良，或称补精益髓，简称补精。多指动物药的补肾功效，为血肉有情之品。药如海马、海狗肾、鹿茸、蛤蚧。

补阴　补养阴液，用于阴虚诸证，又称滋阴、养阴、益阴、育阴。① 甘润：亦称润燥，多数养阴药味甘质润，滋阴润燥以治疗阴虚干燥之证。② 育阴：以味厚滋腻之品补养阴液，用于阴液枯竭之证，药如熟地、阿胶、龟板、鳖甲。

补肺阴　补益肺脏阴液，用于肺阴不足，干咳无痰，或痰少带血，咽干音哑，舌红少苔。又称养肺阴、润肺养阴。药如沙参、麦冬、百合、天冬、玉竹。

补胃阴　补充胃腑阴液，以生津止渴，用于胃阴伤之口渴、消渴，胃痛干呕，舌红少苔或无苔。又称养胃阴。药如石斛、麦冬、沙参、玉竹。

补心阴　补益心脏阴液，用于心阴不足，心烦不眠，心悸健忘，舌红苔少。亦称养心阴。药如麦冬、柏子仁、酸枣仁、阿胶。

补肝阴　补益肝脏阴液，用于肝阴不足之证。① 治疗目涩、目暗、目眩、目生翳障、视力减退，称养肝明目，药如枸杞子、桑葚子、菟丝子；② 治疗热灼肝阴，虚风内动，手足蠕动，甚则痉厥，称养肝息风，药如鳖甲、龟甲、阿胶、白芍。

补肾阴　补益肾脏阴液，用于肾阴不足，眩晕耳鸣，心烦口干，午后潮热颧红，舌红少苔。亦称滋肾阴。药如地黄、龟甲、鳖甲、女贞子。

滋阴清热　滋养阴液，清解虚热，用于阴虚发热，骨蒸、潮热、盗汗。又称滋阴降火、养阴退蒸。药如龟甲、鳖甲、生地、知母。

12. 收涩类

收涩　收敛津气，固涩滑泄，用于各种津气耗散，滑脱不禁的病证。又称收敛固涩、酸收。

敛汗　收敛汗液，用于表虚不固之自汗、盗汗。又称收敛止汗。药如浮小麦、麻黄根、五味子、糯稻根。

敛肺　收敛肺气，用于咳喘日久，肺气耗散之证。又称敛肺止咳、敛肺定喘。药如五味子、白果、诃子。

涩肠　固涩大肠以止泻，用于久泻、久痢或脱肛。又称涩肠止泻。药如五味子、乌梅、赤石脂、肉豆蔻。

制酸　制止胃酸，用于胃痛吐酸。又称制酸止痛。药如乌贼骨、牡蛎、瓦楞子。

固精　补肾并能固涩精气，用于肾气不固，遗精、滑精、遗尿、尿频等症，又称涩精、缩尿。药如益智仁、补骨脂、金樱子、覆盆子、山茱萸、桑螵蛸。

止带　制止带下，有收涩止带和利湿止带之不同。收涩止带药性酸涩，用于脾肾虚亏，带脉不固之带下不止，药如赤石脂、禹余粮、莲子、芡实。有些药兼能收敛止血，称固崩止带，用于崩漏带下，药如海螵蛸、龙骨、赤石脂、禹余粮。利湿止带药多苦寒，能清利湿热，用于湿热下注之带下不止，药如黄柏、苦参、椿皮。

13. 胃肠类

消食　消化饮食积滞，用于饮食过量或脾虚运化无力而致消化不良，脘腹胀满，不思饮食，嗳气吞酸，亦称消食积。药如山楂、麦芽、谷芽、神曲。

消导　促进消化，通导积滞，用于食积停滞，脘痞腹胀，腹痛便秘或泻痢后重，又称下食、消积导滞。药如枳实、槟榔、青皮、山楂。

健胃　增进食欲，促进胃的消化功能，用于胃虚食少，多食则胀，或小儿疳积。药如麦芽、谷芽、神曲、鸡内金。

驱虫　驱除或杀灭人体寄生虫，主要指肠道寄生虫，用于蛔虫病、绦虫病、钩虫病、蛲虫病等，或称杀虫。药如使君子、苦楝皮、槟榔、南瓜子。

杀虫　除驱肠虫外，还包括杀灭阴道滴虫，抑制或杀灭皮肤寄生虫和真菌，用于阴痒、疥癣等。又称杀虫止痒。药如苦参、蛇床子、鹤草芽、鸦胆子。

安蛔　安定蛔虫，制止扰动，用于蛔厥腹痛、呕吐。药如乌梅。

涌吐　诱发呕吐，以排出胃中毒物、宿食或胸膈痰涎，用于误食毒物、食积停胃或痰涎壅盛之证。又称催吐。药如常山、瓜蒂、藜芦。

劫痰　以辛烈有毒之品，强力祛除痰浊，用于痰浊壅塞之证。药如常山(劫痰截疟)、砒石(劫痰平喘)。

14. 外用类

解毒　解除毒邪，用于痈疽、疮疖等热毒病证或蛇虫咬伤。药如雄黄、硫黄、白矾、硼砂。部分药具有毒性，解毒力强，习称攻毒，取“以毒攻毒”之义；或兼能杀虫，又称攻毒杀虫。药如大枫子、轻粉。部分药性善穿透，能排除肌肤深层脓毒，促使外泄，称为拔毒，或提脓、提脓拔毒，药如升药、铅丹。

消肿毒　通过解毒、活血，促使肿胀消散，用于痈疽疮疖初起，局部肿胀疼痛尚未成脓。又称解毒消肿、消肿止痛。药如蒲公英、紫地丁、乳香、没药。

生肌　促进疮口肉芽的生长。收敛生肌：收敛疮口，促进肉芽生长，用于疮疡溃后，脓腐已尽，疮口不收，又称敛疮。药如炉甘石、煅石膏、轻粉、龙骨、赤石脂、冰片。

收涩敛疮　吸收疮面水湿，减少分泌，促使疮口愈合，用于湿疮、湿疹。又称收湿敛疮。药如乌贼骨、明矾、炉甘石。

蚀疮　腐蚀疮面以除去腐肉或瘘管，用于疮疡腐肉不脱或溃久形成瘘管者。亦称蚀疮去腐、去恶肉。通过蚀疮去腐，可促使新肉生长，故又称化腐生肌。药如升丹、砒石、斑蝥。

发疱　利用药物的刺激性，引发皮肤水疱，以治疗疾病。又称发疱引赤、提疱。药如斑蝥、毛茛、巴豆。

（窦昌贵）

附录三　选方简介

二 画

二气汤(《圣济总录》)

［组成］牵牛子　甘遂

［功效］攻逐水饮。

［主治］水肿胀满。

二冬膏(《摄生秘剖》)

［组成］天门冬　麦门冬

［功效］清肺益肾,降火生津。

［主治］肺胃燥热,痰嗽咯血。

二母散(《医方考》)

［组成］知母　贝母

［功效］清肺润燥,化痰止咳。

［主治］肺热咳嗽,或阴虚燥咳痰稠者。

二至丸(《医方集解》)

［组成］女贞子　旱莲草

［功效］补肾养肝。

［主治］肝肾阴虚。

二妙散(《丹溪心法》)

［组成］黄柏　苍术

［功效］清热燥湿。

［主治］湿热下注证。

二陈汤(《和剂局方》)

［组成］半夏　橘红　白茯苓　甘草

［功效］燥湿化痰,理气和中。

［主治］痰湿内阻,脾胃不和,胸脘痞闷,呕吐恶心。

二姜丸(《和剂局方》)

［组成］高良姜　干姜

［功效］温中散寒止痛。

［主治］脘腹冷痛。

十全大补汤(《和剂局方》)

［组成］人参　肉桂　川芎　地黄　茯苓　白术　甘草　黄芪　当归　白芍

［功效］温补气血。

［主治］气血不足证。

十灰散(《十药神书》)

［组成］大蓟　小蓟　柏叶　荷叶　茅根　茜根　大黄　山栀　牡丹皮　棕榈皮

［功效］凉血止血。

［主治］劳证呕血、吐血、咯血、嗽血。

十枣汤(《伤寒论》)

［组成］大戟　甘遂　芫花　大枣

［功效］攻逐水饮。

［主治］悬饮及水肿水胀,属于实证者。

七宝美髯丹(《本草纲目》)

［组成］赤、白首乌　赤、白茯苓　牛膝　当归　枸杞子　菟丝子　补骨脂

［功效］补益肝肾,乌发壮骨。

［主治］肝肾不足证。

七厘散(《良方集腋》)

［组成］血竭　麝香　冰片　乳香　没药　红花　朱砂　儿茶

［功效］活血化瘀,止痛止血,生肌。

［主治］瘀血肿痛,刀伤出血,无名肿毒,烧烫伤。

人参养营汤(《三因极一病证方论》)

［组成］黄芪　当归　桂心　甘草　橘皮　白术　人参　白芍　熟地　五味子　茯苓　远志

［功效］益气补血,养心安神。

［主治］气血不足,心虚惊悸。

人参蛤蚧散(《卫生宝鉴》)

［组成］人参　蛤蚧　甘草　杏仁　茯苓　贝母　桑白皮　知母

［功效］补肺益肾,止咳定喘。

［主治］肺肾气虚喘息、咳嗽。

八正散(《和剂局方》)

［组成］木通　车前子　山栀　滑石　瞿麦　萹蓄　大黄　炙草

［功效］清热泻火，利水通淋。

［主治］湿热淋证。

八宝丹(《疡医大全》)

［组成］珍珠　牛黄　象皮　琥珀　龙骨　轻粉　冰片　炉甘石

［功用］生肌长肉，收口。

［主治］痈疽不能收口。

九味羌活汤(《此事难知》)

［组成］羌活　防风　苍术　细辛　川芎　白芷　生地　黄芩　甘草

［功效］发汗祛湿，兼清里热。

［主治］外感风寒湿邪，兼有里热证。

三 画

三子养亲汤(《杂病广要》)

［组成］紫苏子　白芥子　萝卜子

［功效］顺气降逆，化痰消食。

［主治］高年咳嗽，气逆痰痞。

三仁汤(《温病条辨》)

［组成］白蔻仁　生苡仁　杏仁　滑石　白通草　竹叶　厚朴　半夏

［功效］宣畅气机，清利湿热。

［主治］湿温初起及暑温夹湿。

三妙丸(《医学正传》)

［组成］黄柏　苍术　牛膝

［功效］清热燥湿。

［主治］湿热下注，足膝肿痛，或两脚麻木，或如火烙。

三拗汤(《和剂局方》)

［组成］麻黄　杏仁　甘草　生姜

［功效］发汗解表，宣肺止咳。

［主治］外感风寒表证。

三物备急丸(《金匮要略》)

［组成］巴豆　干姜　大黄

［功效］攻逐寒积。

［主治］寒实腹痛。

下瘀血汤(《金匮要略》)

［组成］大黄　桃仁　䗪虫

［功效］破血下瘀。

［主治］产妇腹痛，有瘀血著脐下；血瘀而致经水不利。

大安丸(《丹溪心法》)

［组成］山楂　神曲　半夏　茯苓　陈皮　萝卜子　连翘　白术

［功效］消食健脾。

［主治］脾虚食积。

大半夏汤(《金匮要略》)

［组成］半夏　人参　白蜜

［功效］补中降逆。

［主治］胃反呕吐，朝食暮吐，或暮食朝吐。

大补阴丸(《丹溪心法》)

［组成］熟地　龟板　知母　黄柏　猪脊髓　蜂蜜

［功效］滋阴降火。

［主治］肝肾阴虚，虚火上炎。

大定风珠(《温病条辨》)

［组成］生白芍　阿胶　生龟板　干地黄　麻仁　五味子　生牡蛎　麦冬　炙甘草　鸡子黄　鳖甲

［功效］滋阴熄风。

［主治］阴虚动风证。

大承气汤(《伤寒论》)

［组成］大黄　芒硝　枳实　厚朴

［功效］峻下热结。

［主治］阳明腑实证。

大陷胸丸(《伤寒论》)

［组成］大黄　葶苈子　芒硝　杏仁

［功效］泻热开结，化饮通便。

［主治］结胸证，胸脘痞满，大便不通。

大黄牡丹皮汤(《金匮要略》)

［组成］大黄　牡丹皮　芒硝　桃仁　冬瓜子

［功效］泻热破瘀，散结消肿。

［主治］肠痈初起。

大补阴丸(《丹溪心法》)

［组成］熟地　龟板　黄柏　知母

［功效］滋阴降火。

［主治］阴虚火旺。

川芎茶调散(《和剂局方》)

［组成］川芎　白芷　防风　细辛 羌活

荆芥　薄荷　甘草　茶

［功效］疏风止痛。

［主治］外感风邪头痛。

小半夏汤(《金匮要略》)

［组成］半夏　生姜

［功效］温胃止呕。

［主治］胃寒或寒饮所致的呕吐。

小青龙汤(《伤寒论》)

［组成］麻黄　桂枝　细辛　干姜　五味子　半夏　芍药　甘草

［功效］解表散寒，温肺化饮。

［主治］外寒内饮证。

小建中汤(《伤寒论》)

［组成］芍药　桂枝　炙甘草　生姜　大枣　饴糖

［功效］温中补虚，和里缓急。

［主治］虚劳里急证。

小蓟饮子(《玉极微义》)

［组成］生地黄　小蓟根　通草　滑石　山栀仁　蒲黄　淡竹叶　当归　藕节　甘草

［功用］凉血止血，利水通淋

［主治］下焦结热血淋，小便频数，赤涩红肿，血尿。

小活络丹(《太平惠民和剂局方》)

［组成］天南星　川乌　草乌　地龙　乳香　没药

［功效］祛风通络，散寒止痛。

［主治］风湿痹痛，麻木不仁。

小承气汤(《伤寒论》)

［组成］大黄　厚朴　枳实

［功效］轻下热结。

［主治］阳明腑实证；或痢疾初起，里急后重者。

小柴胡汤(《伤寒论》)

［组成］柴胡　黄芩　半夏　生姜　人参　大枣　甘草

［功效］和解少阳。

［主治］伤寒邪在少阳。

小陷胸汤(《伤寒论》)

［组成］黄连　半夏　瓜蒌实

［功效］清热化痰，宽胸散结。

［主治］小结胸病，痰热互结，胸脘痞闷，按之则痛。

己椒苈黄丸(《金匮要略》)

［组成］防己　椒目　大黄　葶苈子

［功效］泻热逐饮，前后分消。

［主治］肠间有水气，症见腹满口燥。

四　画

天麻钩藤饮(《杂病证治新义》)

［组成］天麻　钩藤　石决明　山栀　黄芩　川牛膝　杜仲　益母草　桑寄生　夜交藤　朱茯神

［功效］平肝降逆

［主治］肝阳偏亢，肝风上扰，头痛眩晕。

天王补心丹(《摄生秘剖》)

［组成］生地黄　人参　丹参　元参　白茯苓　五味子　远志　桔梗　当归身　天门冬　麦门冬　柏子仁　酸枣仁

［功效］滋阴养血，补心安神。

［主治］阴亏血少，心神失宁。

天台乌药散(《医学发明》)

［组成］天台乌药　茴香　木香　青皮　高良姜　槟榔　巴豆　川楝子

［功效］行气疏肝，散寒止痛。

［主治］寒凝气滞的小肠疝气，少腹痛引睾丸。

木瓜煎(《本事方》)

［组成］木瓜　乳香　没药　生地

［功效］舒筋活血通络。

［主治］筋急项强，不可转侧。

木香槟榔丸(《儒门事亲》)

［组成］木香　槟榔　青皮　陈皮　大黄　莪术　黄连　黄柏　香附子　黑牵牛

［功效］行气导滞，攻积泄热。

［主治］积滞内停。

不忘散(《千金方》)

［组成］菖蒲　茯苓　茯神　人参　远志

［功效］安神增智。

［主治］健忘。

五仁丸(《世医得效方》)

［组成］桃仁　杏仁　柏子仁　松子仁　郁李仁

［功效］润肠通便。

［主治］年老体虚,大肠闭滞,传导艰难者。

五皮饮(《三因极一病证方论》)

［组成］桑白皮　大腹皮　茯苓皮　生姜皮　陈皮

［功效］利水消肿。

［主治］皮水。

五子衍宗丸(《摄生众妙方》)

［组成］枸杞子　菟丝子　五味子　覆盆子　车前子

［功效］填精补髓,疏利肾气。

［主治］肾虚腰痛,遗精早泄,阳痿不育。

五苓散(《伤寒论》)

［组成］茯苓　猪苓　泽泻　桂枝　白术

［功效］利水渗湿,温阳化气。

［主治］蓄水证;水湿内停或痰饮内停。

五加皮散(《保婴撮要》)

［组成］五加皮　川牛膝　木瓜

［功效］补肝肾,强筋骨。

［主治］小儿行迟。

五味消毒饮(《医宗金鉴》)

［组成］蒲公英　野菊花　紫花地丁　紫背天葵子　金银花

［功效］清热解毒,消散疔疮。

［主治］各种痈疮、疔毒、疖肿。

五虎追风散(《中医杂志》)

［组成］蝉蜕　天南星　明天麻　全蝎　僵蚕

［功效］祛风解痉。

［主治］破伤风。

不换金正气散(《和剂局方》)

［组成］藿香　苍术　厚朴　陈皮　半夏　甘草

［功效］化湿和中,兼散表邪。

［主治］湿阻中焦,兼有外感。

止嗽散(《医学心悟》)

［组成］桔梗　荆芥　紫菀　百部　白前　陈皮　甘草

［功效］止嗽化痰,宣肺解表。

［主治］诸般咳嗽。

内消散(《医宗金鉴》)

［组成］银花　贝母　皂角刺　穿山甲　知母　天花粉

［功效］清热解毒,透脓消痈。

［主治］痈疽发背,对口疔疮,乳疮,无名肿毒,一切恶疮。

内消瘰疬丸(《医学启蒙》)

［组成］夏枯草　玄参　青盐　海藻　海粉　贝母　天花粉　白蔹　连翘　桔梗　当归　生地　枳壳　大黄　薄荷叶　消石　甘草

［功效］软坚散结,消肿化痰。

［主治］瘰疬。

牛黄散(《证治准绳》)

［组成］牛黄　朱砂　蝎尾　钩藤　天竺黄　麝香

［功效］清热定惊息风。

［主治］温热病及小儿惊风,壮热神昏,痉挛抽搐等证。

牛黄散(《幼科金针》)

［组成］陈胆星　蝉蜕　防风　白附子　天麻　僵蚕　麝香　全蝎　牛黄

［功效］息风止痉。

［主治］风痫。

牛黄解毒丸(《常用中成药》)

［组成］牛黄　黄芩　生大黄　生石膏　雄黄　冰片　桔梗　甘草

［功效］清热解毒。

［主治］热毒郁结所致的咽喉肿痛溃烂,牙龈肿痛,口舌生疮,痈疽疔毒等。

牛蒡汤(《证治准绳》)

［组成］薄荷　荆芥　牛蒡子　防风　大黄　甘草

［功效］疏散风热,清肺利咽。

［主治］风热上壅,咽喉肿痛。

升麻葛根汤(《小儿药证直诀》)

［组成］升麻　葛根　芍药　甘草

［功效］解表透疹。
［主治］麻疹未发，或发而不透。

化虫丸(《太平惠民和剂局方》)
［组成］铅粉　鹤虱　槟榔　苦楝根　白矾
［功效］驱杀肠中诸虫。
［主治］虫积。

化血丹(《医学衷中参西录》)
［组成］花蕊石　三七　血余炭
［功效］止血化瘀。
［主治］咳血，吐血，衄血，二便下血；并治妇女闭经成癥瘕者。

乌梅丸(《伤寒论》)
［组成］乌梅　细辛　干姜　黄连　当归　附子　蜀椒　桂枝　人参　黄柏
［功效］温脏安蛔。
［主治］蛔厥证。

乌贝散[《江西中医药》1955;(12):50]
［组成］乌贼骨　象贝母
［功效］收敛止血。
［主治］胃、十二指肠溃疡。

乌及散[《上海中医药杂志》1958;(9):15]
［组成］乌贼骨　生白及
［功效］收敛止血。
［主治］胃、十二指肠溃疡及合并出血。

丹参饮(《时方歌括》)
［组成］丹参　檀香　砂仁
［功用］活血祛瘀，行气止痛。
［主治］心痛、胃脘诸痛。

六一散(《伤寒标本》)
［组成］滑石　甘草
［功效］清暑利湿。
［主治］暑湿证。

六味地黄丸(《小儿药证直诀》)
［组成］熟地　山药　山茱萸　泽泻　丹皮　茯苓
［功效］滋阴补肾。
［主治］肾阴虚证。

六神丸(《药奁启秘》)
［组成］犀黄　濂珠　麝香　杜蟾酥　百草霜
［功效］豁痰，解毒，消肿。
［主治］一切痈疽痰毒。

孔圣枕中丹(《备急千金要方》)
［组成］龟板　龙骨　远志　菖蒲
［功效］补肾宁心，益智安神。
［主治］心肾不足，心神不安。

五 画

玉女煎(《景岳全书》)
［组成］石膏　知母　熟地　麦冬　牛膝
［功效］清胃热，滋肾阴。
［主治］胃热阴虚证。

玉泉丸(《直指方》)
［组成］麦门冬　人参　茯苓　黄芪　乌梅肉　天花粉　干葛
［功效］除烦止渴。
［主治］烦渴口干。

玉屏风散(《医方类聚》)
［组成］防风　黄芪　白术
［功效］益气固表止汗。
［主治］表虚自汗。

玉真散(《外科正宗》)
［组成］防风　白芷　羌活　天麻　南星　白附子
［功效］祛风化痰，定搐解痉。
［主治］破伤风。

玉液汤(《医学衷中参西录》)
［组成］生黄芪　葛根　知母　天花粉　生山药　生鸡内金　五味子
［功效］益气滋阴，固肾止渴。
［主治］消渴。

正柴胡饮(《景岳全书》)
［组成］柴胡　防风　陈皮　芍药　甘草　生姜
［功效］解表退热。
［主治］发热恶寒，头疼身痛。

甘草附子汤(《伤寒论》)
［组成］甘草　附子　桂枝　白术
［功效］温阳散寒，祛湿止痛。

［主治］风湿相搏于关节证。

甘露消毒丹(《温病条辨》)

［组成］滑石　黄芩　茵陈　石菖蒲　川贝母　木通　藿香　射干　连翘　薄荷　白豆蔻

［功效］利湿化浊，清热解毒。

［主治］湿温时疫，邪在气分，湿热并重之证。

艾附暖宫丸(《仁斋直指》)

［组成］艾叶　香附　吴茱萸　川芎　白芍　黄芪　续断　生地　肉桂　当归

［功效］暖宫温经，养血活血

［主治］妇人子宫虚冷，经脉不调。

龙胆泻肝汤(录自《医方集解》)

［组成］龙胆草　柴胡　黄芩　栀子　木通　泽泻　车前子　生地黄　当归尾　甘草

［功效］清肝胆实火，泻下焦湿热。

［主治］肝胆实火上炎证；及肝经湿热下注证。

平胃散(《和剂局方》)

［组成］苍术　厚朴　陈皮　甘草　生姜　大枣

［功效］燥湿运脾，行气和胃。

［主治］湿浊中阻证。

左金丸(《丹溪心法》)

［组成］黄连　吴茱萸

［功用］泻肝火，降逆止呕。

［主治］肝火犯胃，嘈杂吞酸，呕吐胁痛，筋疝痞结，霍乱转筋。

四生丸(《妇人良方》)

［组成］生地黄　生柏叶　生荷叶　生艾叶

［功效］凉血止血。

［主治］血热妄行所致的吐血、衄血、咯血等。

四君子汤(《和剂局方》)

［组成］人参　白术　茯苓　甘草

［功效］益气健脾。

［主治］脾胃气虚证。

四苓散(《明医指掌》)

［组成］茯苓　泽泻　猪苓　白术

［功效］渗湿利水。

［主治］内伤饮食有湿，小便赤少，大便溏泄。

四物汤(《和剂局方》)

［组成］熟地　白芍　当归　川芎

［功效］补血和血。

［主治］营血虚滞证。

四逆汤(《伤寒论》)

［组成］附子　干姜　炙甘草

［功效］回阳救逆。

［主治］少阴病阳衰阴盛；亦可用于亡阳证。

四神丸(《内科摘要》)

［组成］补骨脂　肉豆蔻　五味子　吴茱萸　生姜　大枣

［功效］温肾暖脾，固肠止泻。

［主治］脾肾虚寒之久泄、五更泄泻等。

四妙勇安汤(《验方新编》)

［组成］金银花　玄参　当归　甘草

［功效］清热解毒，活血止痛。

［主治］脱疽。

生化汤(《傅青主女科》)

［组成］当归　川芎　桃仁　炮姜　炙草

［功效］活血化瘀，温经定痛。

［主治］产后瘀血，腹痛。

生肌玉红膏(《外科正宗》)

［组成］白芷　甘草　归身　瓜儿血竭　轻粉　白占　紫草　麻油

［功效］去腐肉，生新肉，敛疮口。

［主治］痈疽发背，诸般溃烂。

生脉散(《医学启源》)

［组成］人参　麦门冬　五味子

［功效］益气生津，敛阴止汗。

［主治］气阴两虚证。

失笑散(《和剂局方》)

［组成］五灵脂　蒲黄

［功效］活血祛瘀，散结止痛。

［主治］瘀血停滞，心腹刺痛，痛经，或产

后恶露不行。

代赭石散(《集验良方》)

[组成] 旋覆花　代赭石

[功效] 降逆止呕。

[主治] 一切呕吐不止。

仙方活命饮(《校注妇人良方》)

[组成] 白芷　贝母　防风　赤芍　当归尾　甘草节　皂角刺　穿山甲　天花粉　乳香　没药　金银花　陈皮

[功效] 清热解毒,消肿溃坚,活血止痛。

[主治] 痈疡肿毒初起。

仙灵脾散(《圣惠方》)

[组成] 淫羊藿　威灵仙　芎穷　桂心　苍耳子

[功效] 温阳散寒,祛风除湿。

[主治] 风湿痹痛。

白虎汤(《伤寒论》)

[组成] 石膏　知母　甘草　粳米

[功效] 清热生津。

[主治] 温病气分实热证或伤寒阳明经证。

白虎加人参汤(《伤寒论》)

[组成] 知母　石膏　甘草　粳米　人参

[功效] 清热,益气,生津。

[主治] 热伤气阴证。

白金丸(《普济本事方》)

[组成] 白矾　郁金

[功效] 豁痰安神。

[主治] 癫狂。

白头翁汤(《伤寒论》)

[组成] 白头翁　黄连　黄柏　秦皮

[功效] 清热解毒,凉血止痢。

[主治] 湿热泻痢,热毒血痢,发热腹痛,下痢脓血。

白带丸(《中国药典》)

[组成] 黄柏　椿皮　白芍　当归　香附

[功效] 清湿热,止带下。

[主治] 湿热下注,赤白带下。

瓜蒌薤白白酒汤(《金匮要略》)

[组成] 瓜蒌实　薤白　白酒

[功效] 通阳散结,行气祛痰。

[主治] 胸痹。

瓜蒌薤白半夏汤(《金匮要略》)

[组成] 瓜蒌实　薤白　半夏　白酒

[功效] 行气通阳,祛痰散结。

[主治] 胸痹。

归脾汤(《济生方》)

[组成]黄芪　人参　白术　甘草　茯神　龙眼肉　酸枣仁　木香　生姜　大枣　当归　远志

[功效] 益气补血,健脾养心。

[主治] 心脾气血两虚证或脾不统血证。

半夏厚朴汤(《金匮要略》)

[组成] 半夏　厚朴　茯苓　生姜　苏叶

[功效] 行气散结,降逆化痰。

[主治] 梅核气。

半夏白术天麻汤(《医学心悟》)

[组成] 半夏　白术　天麻　陈皮　茯苓　炙甘草　生姜　大枣　蔓荆子

[功效] 燥湿化痰,平肝息风。

[主治] 痰饮上逆,头昏眩晕,恶心呕吐。

半夏泻心汤(《伤寒论》)

[组成] 半夏　干姜　黄芩　黄连　人参　甘草　大枣

[功效] 寒热平调,散结除痞。

[主治] 寒热互结之痞证。

半硫丸(《和剂局方》)

[组成] 半夏　硫黄

[功效] 温肾逐寒,通阳开秘,泄浊祛痰。

[主治] 肾阳衰微,阴寒内结之便秘、久泻、痰咳。

加味地黄丸(《医统》)

[组成] 熟地　山茱萸　山药　泽泻　牡丹皮　白茯苓　鹿茸　牛膝

[功效] 补肾填精,益气养血。

[主治] 肾虚精亏,气血不足。

加味甘桔汤(《景岳全书》)

[组成] 桔梗　甘草　牛蒡子　射干　防风　玄参

[功效] 祛风宣肺,清热解毒。

［主治］风热上侵，咽喉肿痛。

六　画

地骨皮汤(《圣济总录》)

［组成］地骨皮　知母　鳖甲　柴胡　秦艽　贝母　当归

［功效］滋阴清退虚热。

［主治］虚劳，阴阳不和，有偏胜，早晚潮热。

芍药甘草汤(《伤寒论》)

［组成］芍药　甘草

［功效］酸甘化阴，缓急止痛。

［主治］阴血不足，腿脚挛急或腹中疼痛。

耳聋左慈丸(《饲鹤亭集方》)

［组成］熟地　山茱萸　茯苓　山药　丹皮　泽泻　磁石　柴胡

［功效］滋阴清热，益气平肝。

［主治］肾水不足，虚火上升。

百合固金汤(《慎斋医书》)

［组成］百合　熟地　生地　玄参　桔梗　贝母　当归　生甘草　麦冬　芍药

［功效］滋肾保肺，止咳化痰。

［主治］肺肾阴虚，虚火上炎。

托里黄芪汤(《圣济总录》)

［组成］黄芪　当归　人参　桂心　茯苓　远志　麦冬　五味子

［功效］温补气血，透脓生肌。

［主治］诸疮溃后，脓多清稀。

当归六黄汤(《兰室秘藏》)

［组成］当归　生地黄　黄芩　黄连　黄柏　黄芪　熟地黄

［功效］滋阴泻火，固表止汗。

［主治］阴虚火旺盗汗。

当归补血汤(《内外伤辨惑论》)

［组成］当归　黄芪

［功效］补气生血。

［主治］血虚发热证。

当归散(《金匮要略》)

［组成］白术　当归　芍药　川芎　黄芩

［功效］养血清热安胎。

［主治］妊娠小便不利之证。

朱砂安神丸(《医学发明》)

［组成］朱砂　黄连　炙甘草　生地黄　当归

［功效］镇心安神，泻炎养阴。

［主治］心火偏亢，阴血不足。

血府逐瘀汤(《医林改错》)

［组成］当归　生地　桃仁　红花　枳壳　赤芍　柴胡　甘草　桔梗　川芎　牛膝

［功效］活血祛瘀，行气止痛。

［主治］胸中血瘀证。

冰硼散(《外科正宗》)

［组成］冰片　硼砂　玄明粉　朱砂

［功效］清热解毒，消肿止痛。

［主治］咽喉口齿肿毒碎烂，及痰火久嗽，音哑咽痛等证。

舟车丸(《景岳全书》)

［组成］黑丑　甘遂　芫花　大戟　大黄　青皮　陈皮　木香　槟榔　轻粉

［功效］行气逐水。

［主治］水热内壅，气机阻滞。

安冲汤(《医学衷中参西录》)

［组成］白术　黄芪　生龙骨　生牡蛎　生地　白芍　海螵蛸　茜草　川续断

［功效］补气养血，固涩安冲。

［主治］妇女月经过多，过期不止，或不时漏下。

安宫牛黄丸(《温病条辨》)

［组成］牛黄　麝香　犀角　郁金　黄芩　黄连　雄黄　山栀　朱砂　梅片　珍珠　金箔

［功效］清热开窍，豁痰解毒。

［主治］邪热内陷心包证。

安神定志丸(《医学心悟》)

［组成］茯苓　茯神　人参　远志　石菖蒲　龙齿

［功效］安神定志。

［主治］神志不安。

异功散(《小儿药证直诀》)

［组成］人参　白术　茯苓　炙甘草

陈皮
[功效] 健脾益气和胃。
[主治] 脾胃虚弱而兼气滞。

导赤散(《小儿药证直诀》)
[组成] 木通　生地　甘草梢　竹叶
[功效] 清心利水养阴。
[主治] 心经火热证。

导痰汤(《重订严氏济生方》)
[组成] 半夏　天南星　橘红　枳实　赤茯苓　甘草
[功效] 燥湿豁痰,行气开郁。
[主治] 痰厥眩晕,胸膈痞塞,喘急痰嗽。

导气散(《兰室秘藏》)
[组成] 黄芪　甘草　青皮　升麻　柴胡　当归　泽泻　橘红　红花　五味子
[功效] 行气活血。
[主治] 两腿麻木沉重。

阳和汤(《外科全生集》)
[组成] 鹿角胶　肉桂　姜炭　熟地　麻黄　白芥子　甘草
[功效] 温阳补血,散寒通滞。
[主治] 一切阴疽、贴骨疽、流注、鹤膝风等属于阴寒之证。

防己汤(《金匮要略》)
[组成] 防己　乌头　肉桂　生姜　白术　茯苓　人参
[功效] 益气祛风,健脾利水。
[主治] 风寒湿痹。

防己黄芪汤(《金匮要略》)
[组成] 防己　白术　黄芪　生姜　大枣　甘草
[功效] 益气祛风,健脾利水。
[主治] 风水或风湿。

如意金黄散(《外科正宗》)
[组成] 天花粉　黄柏　姜黄　白芷　大黄　厚朴　陈皮　甘草　苍术　南星
[功效] 清热解毒,消肿定痛。
[主治] 外科一切顽恶肿毒。

七 画

杏苏散(《温病条辨》)
[组成] 杏仁　紫苏　陈皮　生姜　苦桔梗　茯苓　半夏　甘草　前胡　枳壳　大枣
[功效] 轻宣凉燥,宣肺化痰。
[主治] 外感凉燥证。

苇茎汤(《千金方》)
[组成] 苇茎　冬瓜子　薏苡仁　桃仁
[功效] 清肺化痰,逐瘀排脓。
[主治] 肺痈。

苏合香丸(《太平惠民和剂局方》)
[组成] 苏合香　龙脑　麝香　安息香　青木香　香附　白檀香　丁香　沉香　荜茇　乳香　白术　诃黎勒　朱砂　水牛角
[功效] 芳香开窍,行气温中。
[主治] 寒闭证。

苍耳子散(《济生方》)
[组成] 苍耳子　辛夷　香白芷　薄荷叶
[功效] 祛风清热,通鼻窍。
[主治] 鼻渊。

苏子降气汤(《太平惠民和剂局方》)
[组成] 苏子　厚朴　陈皮　半夏　前胡　肉桂　当归　炙草　生姜　大枣　薄荷
[功效] 降气平喘,祛痰止咳。
[主治] 上实下虚之喘咳。

寿胎丸(《医学衷中参西录》)
[组成] 菟丝子　桑寄生　续断　阿胶
[功效] 补肝肾固胎。
[主治] 滑胎。

赤石脂禹余粮汤(《伤寒论》)
[组成] 赤石脂　禹余粮
[功效] 涩肠止泻。
[主治] 下利不止。

杞菊地黄丸(《医极》)
[组成] 熟地　山药　山茱萸　泽泻　丹皮　茯苓　枸杞子　菊花
[功效] 滋肾养肝明目。
[主治] 肝肾阴虚,目暗不明。

远志丸(《医方大成》)

［组成］远志　石菖蒲　茯神　白茯苓　人参　龙齿　辰砂

［功效］安神定志。

［主治］因事有惊，心神不定。

吴茱萸汤(《伤寒论》)

［组成］吴茱萸　人参　生姜　大枣

［功效］温中补虚，降逆止呕。

［主治］虚寒呕吐。

何人饮(《景岳全书》)

［组成］何首乌　当归　人参　陈皮　煨生姜

［功效］截疟。

［主治］气血俱虚，久疟不止。

何首乌汤(《疡医大全》)

［组成］何首乌　防风　金银花　荆芥　苍术　白鲜皮　甘草　苦参　连翘　木通

［功效］清热解毒，除湿敛疮。

［主治］湿热风毒。

沉香四磨汤(《卫生家宝》)

［组成］沉香　乌药　木香　槟榔

［功效］温中行气止痛。

［主治］冷气攻冲，心腹作痛。

沉香桂附丸(《医学发明》)

［组成］沉香　附子　干姜　良姜　官桂　茴香　川乌头　吴茱萸

［功效］退阴助阳，除脏腑冷气，回阳逐邪。

［主治］中气虚弱，脾胃虚寒。中寒心腹冷痛，霍乱转筋。

补中益气汤(《脾胃论》)

［组成］黄芪　炙甘草　人参　当归　陈皮　升麻　柴胡　白术

［功效］益气升阳，调补脾胃。

［主治］脾胃气虚，中气下陷。

补阳还五汤(《医林改错》)

［组成］黄芪　当归　赤芍　地龙　川芎　桃仁　红花

［功效］补气活血

［主治］半身不遂，口眼歪斜。

补肺阿胶汤(《小儿药证直诀》)

［组成］阿胶　牛蒡子　甘草　马兜铃　杏仁　糯米

［功效］养阴补肺，清热止血。

［主治］小儿肺虚有热证。

补骨脂丸(《本草纲目》)

［组成］补骨脂　菟丝子　胡桃肉　乳香　没药　沉香

［功效］壮筋骨，益元气。

［主治］下元虚败，脚手沉重。

良附丸(《良方集腋》)

［组成］高良姜　香附　生姜汁

［功效］温中祛寒，行气止痛。

［主治］肝郁气滞，胃有寒凝之证。

羌活胜湿汤(《内外伤辨惑论》)

［组成］羌活　独活　藁本　防风　炙甘草　川芎　蔓荆子

［功效］祛风胜湿。

［主治］外感风湿表证。

诃黎勒丸(《脾胃论》)

［组成］诃子　椿根皮　母丁香

［功效］涩肠止痢。

［主治］休息痢。

含巴绛矾丸(《血吸虫病防治研究论文集》)

［组成］绛矾　巴豆霜

［功效］攻逐水饮。

［主治］晚期血吸虫病肝硬化腹水。

附子理中汤(《和剂局方》)

［组成］附子　干姜　白术　人参　甘草

［功效］温阳祛寒，益气健脾。

［主治］脾胃阳虚之重证，或脾肾虚寒者。

鸡鸣散(《证治准绳》)

［组成］木瓜　吴茱萸　陈皮　槟榔　苏叶　桔梗　生姜

［功效］行气降浊，温化寒湿。

［主治］寒湿郁结所致的湿脚气。

八 画

青蒿鳖甲汤(《温病条辨》)

［组成］青蒿　鳖甲　细生地　丹皮

知母

［功效］养阴透热。

［主治］温病后期，邪伏阴分证。

青娥丸（《局方》）

［组成］胡桃　补骨脂　杜仲

［功效］温肾暖腰，益精养血。

［主治］肾虚腰痛，妇女白带。

苓桂术甘汤（《金匮要略》）

［组成］茯苓　桂枝　甘草　白术

［功效］温阳化饮，健脾利湿。

［主治］痰饮。

肾气丸（《金匮要略》）

［组成］干地黄　山药　山茱萸　泽泻　茯苓　丹皮　桂枝　附子

［功效］补肾助阳。

［主治］肾阳虚证。

固肠丸（《证治准绳》）

［组成］人参　苍术　茯苓　木香　诃子肉　乌梅肉　肉豆蔻　罂粟壳

［功效］涩肠止泻。

［主治］久泻不止。

固冲汤（《医学衷中参西录》）

［组成］白术　生黄芪　龙骨　牡蛎　萸肉　生杭菊　海螵蛸　茜草　棕边炭　五倍子

［功效］益气健脾，固冲止血。

［主治］脾气虚弱，冲脉不固证。

固经丸（《丹溪心法》）

［组成］黄柏　黄芩　椿根皮　白芍　龟板　香附

［功效］滋阴清热，固经止血。

［主治］崩漏。

易黄汤（《傅青主女科》）

［组成］黄柏　芡实　山药　车前子　白果

［功效］补肾清热，祛湿止带。

［主治］脾虚湿热带下。

金锁固精丸（《医方集解》）

［组成］沙苑　蒺藜　芡实　莲须　龙骨　牡蛎

［功效］补肾涩精。

［主治］肾虚精亏。

金铃子散（《圣惠方》）

［组成］金铃子　延胡索

［功效］疏肝泄热，活血止痛。

［主治］肝郁有热证。

肥儿丸（《太平惠民和剂局方》）

［组成］神曲　黄连　肉豆蔻　使君子　麦芽　槟榔　木香

［功效］健脾消食，清热驱虫。

［主治］小儿疳积。

炙甘草汤（《伤寒论》）

［组成］炙甘草　生姜　人参　生地黄　桂枝　阿胶　麦门冬　麻仁　大枣

［功效］益气养血，滋阴复脉。

［主治］气虚血少。

知柏地黄丸（《医宗金鉴》）

［组成］知母　黄柏　熟地　山茱萸　山药　茯苓　泽泻　丹皮

［功效］滋阴降火。

［主治］阴虚火旺证。

泻心汤（《金匮要略》）

［组成］黄连　大黄　黄芩

［功效］清热泻火，凉血止血。

［主治］心胃火炽，迫血妄行；或三焦炽热。

泻白散（《小儿药证直诀》）

［组成］桑白皮　地骨皮　粳米　甘草

［功效］清泻肺热，平喘止咳。

［主治］肺热咳嗽气喘。

泽泻汤（《金匮要略》）

［组成］泽泻　白术

［功效］健脾利水。

［主治］痰饮眩晕。

参苓白术散（《太平惠民和剂局方》）

［组成］莲子肉　薏苡仁　缩砂仁　桔梗　白扁豆　白茯苓　人参　甘草　白术　山药

［功效］益气健脾，渗湿止泻。

［主治］脾虚夹湿证。

参附汤(《正体类要》)

［组成］人参　附子

［功效］益气回阳。

［主治］阳气暴脱。

建瓴汤(《医学衷中参西录》)

［组成］生山药　怀牛膝　生赭石　生龙骨　生牡蛎　生地黄　生杭菊　柏子仁

［功效］镇肝息风,滋阴安神。

［主治］肝阳上亢。

驻景丸(《圣惠方》)

［组成］菟丝子　车前子　熟干地黄

［功效］补肝肾,明目。

［主治］肝肾亏虚,眼常昏暗。

九 画

枳术丸(《脾胃论》)

［组成］枳实　白术

［功效］健脾消痞。

［主治］脾虚气滞,饮食停聚之证。

枳实导滞丸(《内外伤辨惑论》)

［组成］枳实　大黄　黄连　黄芩　神曲　白术　茯苓　泽泻

［功效］消导化积,清热除湿。

［主治］积滞内阻,蕴湿生热之证。

枳实消痞丸(《兰室秘藏》)

［组成］枳实　厚朴　半夏曲　白术　干生姜　炙甘草　麦芽　白茯苓　人参　黄连

［功效］行气消痞,健脾和胃。

［主治］脾胃虚弱。

枳实薤白桂枝汤(《伤寒论》)

［组成］枳实　薤白　桂枝　瓜蒌　厚朴

［功效］通阳散结,祛痰下气。

［主治］胸痹气结在胸。

荆防败毒散(《摄生众妙方》)

［组成］荆芥　防风　羌活　柴胡　前胡　川芎　枳壳　独活　茯苓　桔梗　甘草

［功效］发汗解表,消疮止痛。

［主治］疮疡初起。

茵陈蒿汤(《伤寒论》)

［组成］茵陈蒿　栀子　大黄

［功效］清热利湿退黄。

［主治］湿热黄疸。

茵陈四逆汤(《玉机微义》)

［组成］茵陈蒿　附子　干姜　甘草

［功效］温阳祛寒,利湿退黄。

［主治］寒湿阴黄。

茯苓甘草汤《伤寒论》)

［组成］茯苓　甘草　生姜　桂枝

［功效］温中化饮,通阳利水。

［主治］水厥证。

牵正散(《杨氏家藏方》)

［组成］白附子　白僵蚕　全蝎

［功效］祛风化痰解痉。

［主治］中风口眼歪斜,半身不遂。

胃苓汤(《丹溪心法》)

［组成］苍术　陈皮　厚朴　白术　茯苓　猪苓　桂枝　甘草　泽泻

［功效］健脾和中利湿。

［主治］湿滞伤食证。

香苏散(《和剂局方》)

［组成］紫苏叶　香附子　陈皮　炙甘草

［功效］理气解表。

［主治］外感风寒,内有气滞。

香连丸(《兵部手集方》)

［组成］木香　黄连

［功效］清热燥湿,行气化滞。

［主治］湿热痢疾。

香砂六君子汤(《古今名医方论》)

［组成］木香　砂仁　人参　白术　茯苓　半夏　陈皮　甘草

［功效］益气化痰,行气温中。

［主治］脾胃气虚,痰阻气滞证。

保和丸(《丹溪心法》)

［组成］山楂　神曲　半夏　茯苓　陈皮　连翘　萝卜子

［功效］消食和胃。

［主治］食积。

独参汤(《医方类聚》)

［组成］人参

［功效］大补元气。

［主治］气虚欲脱及出血。

独活寄生汤(《千金方》)

［组成］独活　桑寄生　地黄　杜仲　牛膝　细辛　秦艽　茯苓　肉桂心　防风　川芎人参　甘草　当归　白芍

［功效］祛风湿，止痹痛，益肝肾，补气血。

［主治］痹证日久，肝肾两亏，气血不足。

钩藤饮(《婴童百问》)

［组成］钩藤　茯神　茯苓　川芎　当归　木香　甘草　白芍

［功效］安神平肝。

［主治］小儿脏寒夜啼，以及肠盘气。

宣郁通经汤(《傅青主女科》)

［组成］白芍　当归　丹皮　山栀　白芥子　柴胡　香附　川郁金　黄芩　生甘草

［功效］疏肝泻火，理气调经。

［主治］妇女经前腹痛，少腹为甚，经来多紫黑瘀块者。

宣痹汤(《温病条辨》)

［组成］防己　薏苡仁　滑石　杏仁　连翘　山栀　半夏　蚕沙　赤小豆皮

［功效］清热祛湿，通络止痛。

［主治］湿热痹证。

复元活血汤(《医学发明》)

［组成］大黄　桃仁　红花　当归　炮山甲　柴胡　瓜蒌根　甘草

［功效］活血祛瘀，疏肝通络。

［主治］跌打损伤，瘀血留于胁下，痛不可忍者。

栀子豉汤(《伤寒论》)

［组成］栀子　淡豆豉

［功效］清热除烦。

［主治］热扰胸膈，心烦懊侬。

栀子柏皮汤(《伤寒论》)

［组成］栀子　黄柏　甘草

［功效］清热利湿。

［主治］伤寒身热发黄。

活络效灵丹(《医学衷中参西录》)

［组成］当归　丹参　乳香　没药

［功效］活血祛瘀，通络止痛。

［主治］气血郁滞。

神应丸(《证治准绳》)

［组成］威灵仙　桂心　当归

［功效］祛湿通络。

［主治］风湿或跌打损伤。

十　画

蚕矢汤(《霍乱论》)

［组成］蚕沙　薏苡仁　黄连　吴茱萸　黄芩　大豆黄卷　陈木瓜　制半夏　通草　焦山栀

［功效］清热利湿，升清降浊。

［主治］湿热内蕴，霍乱吐泻。

秦艽天麻汤(《医学心悟》)

［组成］秦艽　天麻　羌活　陈皮　当归　川芎　炙甘草　生姜　桑枝

［功效］祛风湿，止痹痛。

［主治］肩背臂膊痛。

秦艽鳖甲散(《卫生宝鉴》)

［组成］秦艽　鳖甲　青蒿　知母　地骨皮　柴胡　当归　乌梅

［功效］滋阴养血，清热除蒸。

［主治］风劳病。

桂枝汤(《伤寒论》)

［组成］桂枝　芍药　甘草　生姜　大枣

［功用］解肌发表，调节营卫。

［主治］外感风寒，汗出恶风，头痛发热。

桂附八味丸(《医方集解》)

［组成］肉桂　附子　熟地　山茱萸　山药　茯苓　泽泻　丹皮

［功效］温阳补肾。

［主治］肾阳不足。亦治消渴、脚气。

桂枝附子汤(《金匮要略》)

［组成］桂枝　附子　生姜　甘草　大枣

［功效］温里散寒。

［主治］风湿相搏，身体疼烦，不能自转侧。

桂枝茯苓丸(《金匮要略》)

［组成］桂枝　茯苓桃仁　芍药　丹皮

［功效］活血化瘀，缓消癥块。

［主治］瘀阻胞宫证。

桂枝加厚朴杏子汤(《伤寒论》)

[组成] 桂枝 白芍 甘草 生姜 大枣 厚朴 杏子

[功效] 解肌发表,降气平喘。

[主治] 宿有喘病而外感风寒表虚证者。

桔梗汤(《伤寒论》)

[组成] 桔梗 甘草

[功效] 清热解毒利咽。

[主治] 咽喉肿痛。

桃红四物汤(《医宗金鉴》)

[组成] 桃仁 红花 熟地 当归 白芍 川芎

[功效] 养血活血。

[主治] 瘀血证。

真武汤(《伤寒论》)

[组成] 附子 白术 生姜 茯苓 芍药

[功效] 温阳利水。

[主治] 脾肾阳虚,水气内停。

柴葛解肌汤 [医学心悟])

[组成] 柴胡 葛根 赤芍 甘草 黄芩 知母 贝母 生地 丹皮

[功效] 透表清热。

[主治] 春温夏热之病,其症发热头痛,与正伤寒同,但不恶寒而口渴。

柴胡疏肝散(《景岳全书》)

[组成] 柴胡 芍药 陈皮 香附 川芎 枳壳 炙甘草

[功效] 疏肝行气,和血止痛

[主治] 肝郁气滞证。

逍遥散(《和剂局方》)

[组成] 柴胡 芍药 当归 白术 茯苓 生姜 炙甘草 薄荷

[功效] 疏肝解郁,健脾和营。

[主治] 肝郁血虚证。

透脓散(《外科正宗》)

[组成] 生黄芪 当归 穿山甲 皂角刺 川芎

[功效] 托毒溃脓。

[主治] 痈疡肿痛,正虚不能托毒。

射干马兜铃汤(《痧胀玉衡》)

[组成] 射干 马兜铃 桑白皮 桔梗 贝母 玄参 花粉 金银花 菊花 甘草 薄荷

[功效] 清肺化痰,止咳平喘。

[主治] 肺热咳嗽,痰黄黏稠。

射干麻黄汤(《金匮要略》)

[组成] 射干 麻黄 生姜 细辛 紫菀 款冬花 五味子 大枣 半夏

[功效] 宣肺祛痰,下气止咳。

[主治] 痰饮郁结,肺气上逆。

胶艾汤(《金匮要略》)

[组成] 川芎 阿胶 甘草 艾叶 当归 芍药 干地黄

[功效] 养血止血,调经安胎。

[主治] 冲任虚损,崩漏下血。

凉惊丸(《小儿药证直诀》)

[组成] 龙胆草 黄连 牛黄 钩藤 青黛 冰片 麝香 防风

[功效] 清热凉肝息风。

[主治] 肝经热盛,急惊抽搐。

消风散(《外科正宗》)

[组成] 荆芥 防风 牛蒡子 蝉蜕 苍术 苦参 石膏 知母 当归 胡麻仁 生地 木通 甘草

[功效] 疏风养血,清热除湿。

[主治] 风疹,湿疹。

消瘰丸(《医学心悟》)

[组成] 玄参 贝母 牡蛎

[功效] 清热化痰,软坚散结。

[主治] 瘰疬痰核。

海藻玉壶汤(《外科正宗》)

[组成] 海藻 贝母 陈皮 昆布 青皮 川芎 当归 连翘 半夏 甘草 独活 海带

[功效] 化痰软坚,理气散结。

[主治] 瘿瘤初起。

润肠丸(《济生方》)

[组成] 肉苁蓉 沉香 火麻仁

[功效] 润肠通便。

［主治］津亏便秘。

益胃汤(《温病条辨》)

［组成］沙参　麦冬　冰糖　细生地　玉竹

［功效］养阴益胃。

［主治］阳明温病，胃阴损伤证。

调胃承气汤(《伤寒论》)

［组成］大黄　芒硝　甘草

［功效］缓下热结。

［主治］阳明燥热内结。

通窍活血汤(《医林改错》)

［组成］赤芍　川芎　桃仁　红花　老葱　生姜　大枣　麝香　黄酒

［功效］活血通窍。

［主治］瘀阻上焦。

桑杏汤(《温病条辨》)

［组成］桑叶　杏仁　象贝　沙参　香豉　栀皮　梨皮

［功效］清宣凉润。

［主治］外感温燥。

桑菊饮(《温病条辨》)

［组成］桑叶　菊花　杏仁　桔梗　连翘　薄荷　芦根　甘草

［功效］疏风清热，宣肺止咳。

［主治］外感风热及温病初起。

十一画

理中丸(《伤寒论》)

［组成］人参　干姜　白术　甘草

［功效］温中健脾。

［主治］中焦虚寒证。

都气丸(《证因脉治》)

［组成］熟地　山药　山茱萸　泽泻　茯苓　丹皮　五味子

［功效］补肾纳气。

［主治］肺肾两虚，久咳虚喘。

黄土汤(《金匮要略》)

［组成］甘草　干地黄　白术　附子　阿胶　黄芩　灶心黄土

［功效］温阳健脾，养血止血。

［主治］阳虚便血。

黄龙汤(《伤寒六书》)

［组成］人参　当归　大黄　芒硝　甘草　枳实　厚朴

［功效］攻下热结，益气养血。

［主治］阳明腑实，气血不足证。

黄芩滑石汤(《温病条辨》)

［组成］黄芩　滑石　通草　白蔻仁　茯苓皮　猪苓　大腹皮

［功效］清热利湿。

［主治］湿温邪在中焦，湿热并重。

黄连阿胶汤(《伤寒论》)

［组成］黄连　黄芩　芍药　鸡子黄　阿胶

［功效］扶阴散热，降火归元。

［主治］少阴病，心烦失眠，或热伤阴血，下利脓血。

黄连解毒汤(《外台秘要》)

［组成］黄连　黄柏　黄芩　山栀

［功效］泻火解毒。

［主治］三焦火毒证。

控涎丹(《三因极一病证方论》)

［组成］甘遂　大戟　白芥子

［功效］攻逐痰饮。

［主治］痰饮内伏，胸膈。

银翘散(《温病条辨》)

［组成］金银花　连翘　薄荷　桔梗　淡竹叶　生甘草　荆芥穗　牛蒡子　芦根

［功效］辛凉透表，清热解毒。

［主治］外感风热及温病初起。

猪苓汤(《伤寒论》)

［组成］茯苓　猪苓　滑石　泽泻　阿胶

［功效］清热利水养阴。

［主治］水热互结证。

旋覆代赭汤(《伤寒论》)

［组成］旋覆花　人参　代赭石　甘草　半夏　生姜　大枣

［功效］降逆化痰，益气和胃。

［主治］胃气虚弱，痰浊内阻，心下痞硬，噫气不除者。

麻子仁丸(《伤寒论》)

[组成] 麻子仁　大黄　枳实　厚朴　杏仁　芍药

[功效] 润肠泻热，行气通便。

[主治] 肠胃燥热，大便鞭，小便数。

麻杏石甘汤(《伤寒论》)

[组成] 麻黄　杏仁　石膏　甘草

[功效] 清宣肺热。

[主治] 邪热壅肺。

麻杏薏甘汤(《金匮要略》)

[组成] 麻黄　杏仁　薏苡仁　甘草

[功效] 解表祛湿。

[主治] 汗出当风或久伤取冷所致的风湿。

麻黄汤(《伤寒论》)

[组成] 麻黄　桂枝　杏仁　炙甘草

[功效] 发汗解表，宣肺平喘。

[主治] 外感风寒表实证。

麻黄附子细辛汤(《伤寒论》)

[组成] 麻黄　细辛　附子

[功效] 阳虚外感风寒者。

[主治] 助阳解表。

清胃汤(《医宗金鉴》)

[组成] 石膏　黄连　生地　牡丹皮　黄芩　升麻

[功效] 清胃泻火。

[主治] 胃火上炎证。

清骨散(《证治准绳》)

[组成] 银柴胡　地骨皮　青蒿　甘草　胡黄连　知母　秦艽　鳖甲

[功效] 清虚热，退骨蒸。

[主治] 骨蒸劳热。

清宫汤(《温病条辨》)

[组成] 玄参心　连心麦冬　莲子心　竹叶卷心　连翘心　犀角尖

[功效] 清心热，养心液。

[主治] 温病邪陷心包证。

清营汤(《温病条辨》)

[组成] 犀角　生地　丹参　玄参　麦冬　黄连　竹叶心　连翘　银花

[功效] 清营解毒，透热养阴。

[主治] 温病热入营分证。

清气化痰丸(《医方考》)

[组成] 陈皮　杏仁　枳实　黄芩　瓜蒌仁　茯苓　胆南星　制半夏

[功效] 化痰清肺。

[主治] 热痰内结，咳嗽痰黄，胸膈痞满。

清金丸(《活人方》)

[组成] 黄芩　黄连　黄柏　栀子

[功效] 清肺泄热。

[主治] 脏腑实火内炽，以致肺金枯燥，气喘咳嗽。

清瘟败毒饮(《疫疹一得》)

[组成] 生石膏　栀子　桔梗　甘草　犀角　生地　赤芍　玄参　黄芩　黄连　鲜竹叶　连翘　牡丹皮　知母

[功效] 清热解毒，凉血泻火。

[主治] 温疫热毒，气血两燔证。

清燥救肺汤(《医门法律》)

[组成] 桑叶　石膏　甘草　人参　胡麻仁　阿胶　麦门冬　杏仁　枇杷叶

[功效] 清燥润肺。

[主治] 温燥伤肺证。

羚角钩藤汤(《通俗伤寒论》)

[组成] 羚角　双钩藤　菊花　桑叶　生地　白芍　川贝母　淡竹茹　茯神木　生甘草

[功效] 凉肝息风，增液舒筋。

[主治] 肝经热盛，热极动风证。

续断丸(《扶寿精方》)

[组成] 续断　破故纸　牛膝　杜仲　木瓜　萆薢

[功效] 补肝肾，强腰膝。

[主治] 肾虚腰痛脚软。

十二画

葛根汤(《伤寒六书》)

[组成] 柴胡　葛根　羌活　白芷　黄芩　芍药　甘草　桔梗

[功效] 解肌清热。

［主治］感冒风寒，郁而化热证。

葛根芩连汤(《伤寒论》)

［组成］葛根　黄芩　黄连　甘草

［功效］解表清里。

［主治］协热下利。

葶苈大枣泻肺汤(《金匮要略》)

［组成］葶苈子　大枣

［功效］泻肺去痰，利水平喘。

［主治］痰涎壅塞，喘咳胸满，亦治肺痈。

紫金锭(《片玉心书》)

［组成］山慈姑　红大戟　千金子霜　五倍子　麝香　雄黄　朱砂

［功效］化痰开窍，辟秽解毒，消肿止痛。

［主治］感受秽恶痰浊之邪。

紫雪丹(《太平惠民和剂局方》)

［组成］犀角　羚羊角　石膏　寒水石　磁石　滑石　青木香　沉香　玄参　升麻　甘草　朱砂　丁香　朴硝　硝石　麝香　黄金

［功效］清热开窍，熄风止痉。

［主治］热盛动风证。

黑锡丹(《和剂局方》)

［组成］附子　肉桂　黑锡　硫黄　阳起石　破故纸　胡芦巴　金铃子　木香　肉豆蔻　沉香　茴香

［功效］温壮下元，镇纳浮阳。

［主治］真阳不足，肾不纳气；或寒疝腹痛，男子阳痿精冷，女子血海虚寒等。

痛泻要方(《景岳全书》)

［组成］防风　白术　陈皮　白芍

［功效］补脾柔肝，祛湿止泻。

［主治］肝郁脾虚。

滋燥饮(《沈氏尊生书》)

［组成］天花粉　天冬　麦冬　生地　白芍　秦艽

［功效］养阴润燥。

［主治］肺燥咳嗽，口燥作渴。

温经汤(《金匮要略》)

［组成］吴茱萸　当归　川芎　芍药　人参　桂枝　阿胶　牡丹皮　生姜　甘草　半夏　麦冬

［功效］活血祛瘀，温经散寒，益气养血。

［主治］冲任虚寒，瘀血阻滞证。

温胆汤(《三因极一病证方论》)

［组成］半夏　竹茹　枳实　陈皮　甘草　茯苓

［功效］理气化痰，清胆和胃。

［主治］胆胃不和，痰热内扰证。

温脾汤(《千金方》)

［组成］人参　附子　干姜大黄　甘草

［功效］攻下寒积，温补脾阳。

［主治］寒积腹痛。

普济消毒饮(《东垣试效方》)

［组成］黄芩　黄连　人参　橘红　玄参　生甘草　柴胡　桔梗　连翘　牛蒡子　马勃　板蓝根　白僵蚕　升麻

［功效］清热解毒，疏风散邪。

［主治］大头瘟。

滑石散(《圣济总录》)

［组成］木通煎汤，送服滑石粉。

［功效］清热利尿通淋。

［主治］热淋。

普济消毒饮(《东垣试效方》)

［组成］黄芩　黄连　陈皮　柴胡　桔梗　板蓝根　连翘　牛蒡子　玄参　马勃　薄荷　僵蚕　升麻　甘草

［功效］清热解毒，疏风散邪。

［主治］大头瘟。

遂心丹(《济生方》)

［组成］辰砂　猪心

［功效］逐水开窍。

［主治］风痰迷心癫痫。

寒降汤(《医学衷中参西录》)

［组成］代赭石　半夏　瓜蒌仁　白芍　竹茹　牛蒡子　甘草

［功效］和胃降逆，凉血止血。

［主治］胃热而气不降，吐血、衄血。

疏凿饮子(《济生方》)

［组成］泽泻　商陆　赤小豆　羌活　大腹皮　椒目　木通　秦艽　茯苓皮　槟榔

［功效］泻下逐水，疏风发表。

［主治］阳水实证。

犀黄丸（《外科全生集》）

［组成］犀黄　麝香　乳香　没药　黄米饭

［功效］清热解毒，化痰散结，活血化瘀。

［主治］乳癌，横痃，瘰疬，痰核，流注，痈毒。

犀角地黄汤（《千金方》）

［组成］犀角　生地黄　牡丹皮　赤芍

［功效］清热解毒，凉血散瘀。

［主治］热盛动血，血热妄行所致之证。

十四画

酸枣仁汤（《金匮要略》）

［组成］酸枣仁　甘草　知母　茯苓　川芎

［功效］养血安神，清热除烦。

［主治］虚劳虚烦不得眠。

磁朱丸（《备急千金要方》）

［组成］磁石　朱砂　神曲

［功效］重镇安神，潜阳明目。

［主治］水火不济，亦治癫痫。

蝉花散（《银海精微》）

［组成］蒺藜　蝉蜕　菊花　蔓荆子　草决明　车前子　防风　黄芩　甘草

［功效］祛风明目退翳。

［主治］黑睛生白翳，凹入不平成陷，羞明而不痛者。

缩泉丸（《魏氏家藏方》）

［组成］乌药　益智　川椒　吴茱萸

［功效］缩尿止遗。

［主治］小便频数。

十五画

增液汤（《温病条辨》）

［组成］生地　玄参　麦冬

［功效］增液润燥。

［主治］阳明温病，津液不足。

增液承气汤（《温病条辨》）

［组成］生地　玄参　麦冬　大黄　芒硝

［功效］滋阴增液，通便泻热。

［主治］阳明温病，热结阴亏，燥屎不行，下之不通者。

震灵丹（《太平惠民和剂局方》）

［组成］禹余粮　紫石英　赤石脂　代赭石　乳香　五灵脂　没药　朱砂

［功效］补脾肾，固冲任，镇心神。

［主治］真元衰惫，五劳七伤。

镇肝息风汤（《医学衷中参西录》）

［组成］怀牛膝　生赭石　生龙骨　生牡蛎　生龟板　生杭菊　玄参　天冬　川楝子　生麦芽　茵陈　甘草

［功效］镇肝息风，滋阴潜阳。

［主治］肝肾阴亏，肝阳上亢，气血逆乱。

十六画

橘皮汤（《金匮要略》）

［组成］橘皮　生姜

［功效］和胃止呕。

［主治］胃失和降，恶心呕秽。

橘皮竹茹汤（《金匮要略》）

［组成］橘皮　竹茹　大枣　生姜　甘草　人参

［功效］理气降逆，益胃清热。

［主治］胃虚有热，气逆不降，呃逆或呕吐。

薏仁附子败酱散（《金匮要略》）

［组成］薏苡仁　附子　败酱草

［功效］排脓消肿。

［主治］肠痈脓已成者。

醒脾丸（《本事方》）

［组成］厚朴　白术　硫黄　天麻　全蝎　防风　官桂　人参

［功效］益气平肝。

［主治］小儿慢脾风。

醒消丸（《外科全生集》）

［组成］乳香　没药　麝香　雄精　黄米饭

［功效］消肿止痛。

［主治］痈肿及翻花起肛，久烂不堪。

十九画

藿香正气散(《和剂局方》)

［组成］藿香 紫苏 白芷 半夏曲 厚朴(姜汁炙) 大腹皮 茯苓 白术 陈皮 苦桔梗 生姜 大枣 炙甘草

［功效］解表化湿，理气和中。

［主治］外感风寒，内伤湿滞证。

蟾酥丸(《饲鹤亭集方》)

［组成］苍术 生军 麻黄 天麻 沉香 檀香 丁香 广木香 麝香 雄黄 朱砂 甘草 蟾酥

［功效］祛湿辟邪，利湿开窍。

［主治］痧胀吐泻，心腹暴痛。

鳖甲煎丸(《金匮要略》)

［组成］鳖甲 乌扇 黄芩 鼠妇 干姜 大黄 桂枝 石韦 厚朴 瞿麦 紫菀 阿胶 柴胡 蜣螂 芍药 牡丹 䗪虫 蜂窝 赤硝 桃仁 人参 半夏 葶苈

［功效］行气活血，祛湿化痰，软坚消癥。

［主治］疟母。

二十三画

蠲痹汤(《百一选方》)

［组成］羌活 姜黄 当归 黄芪 赤芍 防风 甘草

［功效］益气和营，祛风除湿。

［主治］营卫两虚，风湿痹痛。

(黄 芳)

附录四　药名索引

五 画

六 画

七 画

八 画

九　画

十　画

十一画

十二画

十三画

十四画

十五画

十六画

十七画

十八画

十九画

二十一画

（黄　芳）